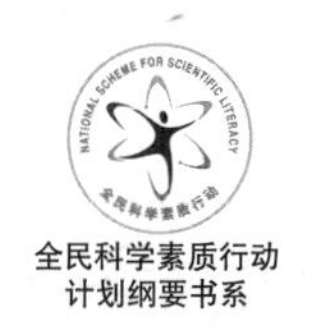

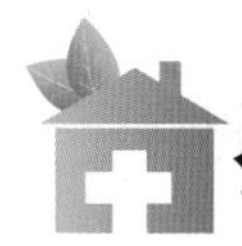

人生必须知道的健康知识

科普系列丛书

女性生殖健康（上）

女性保健及妇科疾病

NVXING BAOJIAN JI FUKE JIBING

郑静晨　总主编
张咏梅　主　编

中国科学技术出版社
·北　京·

图书在版编目（CIP）数据

女性生殖健康：女性保健及妇科疾病. 上 / 张咏梅主编. —北京：中国科学技术出版社，2017.1

（人生必须知道的健康知识科普系列丛书 / 郑静晨总主编）

ISBN 978-7-5046-7112-7

Ⅰ. ①女… Ⅱ. ①张… Ⅲ. ①女性—生殖医学 Ⅳ. ①R339.2

中国版本图书馆CIP数据核字（2016）第053514号

策划编辑 徐扬科 谭建新
责任编辑 王 珅
责任校对 杨京华
责任印制 马宇晨
封面设计 周新河 程 涛
版式设计 潘通印艺文化传媒·ARTSUN

出版发行 中国科学技术出版社
地　　址 北京市海淀区中关村南大街16号
邮　　编 100081
发行电话 010-63583170
传　　真 010-62173081
投稿电话 010-62176522
网　　址 http://www.cspbooks.com.cn

开　　本 720mm×1000mm 1/16
字　　数 256千字
印　　张 16
印　　数 1—10000册
版　　次 2017年1月第1版
印　　次 2017年1月第1次印刷
印　　刷 北京东方明珠印刷有限公司

书　　号 ISBN 978-7-5046-7112-7/R·1933
定　　价 45.00元

（凡购买本社图书，如有缺页、倒页、脱页者，本社发行部负责调换）

人生必须知道的健康知识科普系列丛书

编委会

总 主 编 郑静晨

副总主编 沈中阳 王发强 梁立武 刘惠亮 孙振学
刘海峰 陈金宏 李晓雪

编 委 （按姓氏笔画排序）

马伏英 马春梅 王 奇 王 莉 王贵生
王晓东 王梅康 王鲜平 王黎娜 邓笑伟
白晓东 白晓东 邢更彦 刘 勇 刘 静
刘卫星 刘庆春 刘振华 刘爱兵 刘惠亮
许建阳 孙 勍 纪小龙 杜明奎 杨 成
杨贵荣 李向晖 李志强 李晓雪 吴士文
吴海洋 张 华 张利岩 张建荣 张咏梅
陈秀荣 陈金宏 陈湘龙 金哈斯 郑静晨
单希征 郝晋东 赵京石 侯世科 徐 红
徐 春 袁 红 唐红卫 陶 海 曹 力
韩承新 程 芮 雷志礼 樊毫军 黎 功
穆学涛

《女性生殖健康（上）：女性保健及妇科疾病》

编委会

主　　编　张咏梅

副 主 编　夏义欣　赵春艳　刘卫红

编　　委　（按姓氏笔画排序）

万　琼　王　蕾　同　军　刘卫红　李　梅

李晓雪　杨　炯　宋　琪　张卓梅　张咏梅

张颖莹　陈　琳　陈金宏　赵春艳　夏义欣

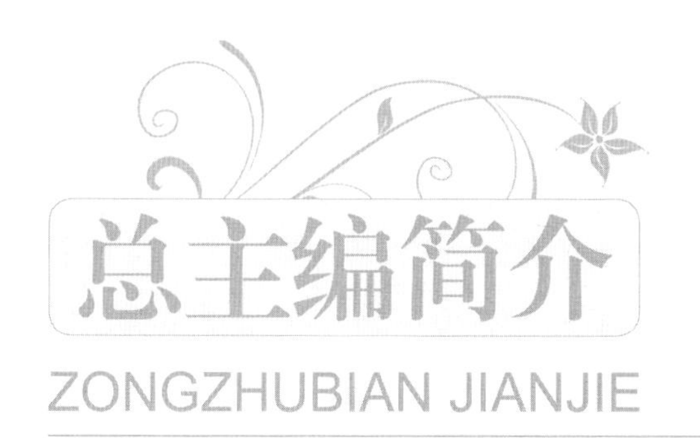

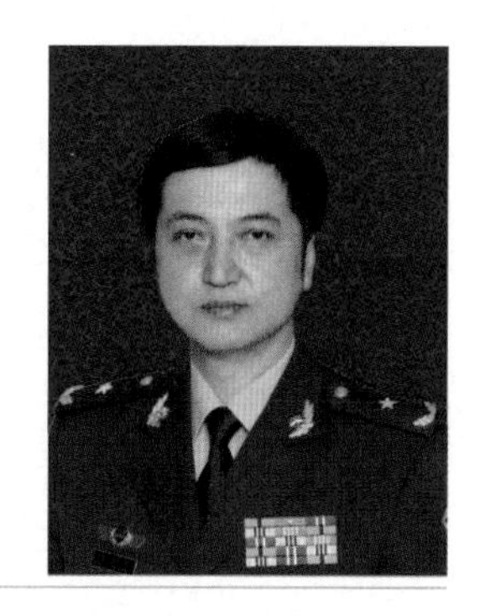

郑静晨，中国工程院院士、国务院应急管理专家组专家、中国国际救援队首席医疗官、武警后勤部副部长兼武警总医院院长，博士生导师。现兼任中国医院协会副会长、《中华灾害救援医学》杂志主编、《中国急救复苏与灾害医学杂志》常务副主编等。先后被授予“中国优秀医院院长”“中国最具领导力院长”“杰出救援医学专家”荣誉称号，2006年被国务院、中央军委授予一等功。

“谦谦为人，温润如玉；激情似火，和善如风”和敬业攀登、意志如钢是郑静晨院士的一贯品格。在他带领的团队中，秉承了“特别能吃苦、特别能学习、特别能合作、特别能战斗、特别能攻关、特别能奉献”的六种精神，瞄准新问题、开展新思维、形成新思路、实现新突破，攻克前进道路上的一个又一个堡垒，先后在现代化医院管理、灾害救援医学、军队卫勤保障、医学科学普及、社会公益救助等领域取得了可喜成就。

在现代化医院管理方面，凭借创新思维实施了“做大做强、以优带强”与“整体推进、重点突破”的学科发展战略，秉承“不图顶尖人才归己有，但揽一流专家为我用”的广义人才观，造就了武警总医院在较短时间内形成肝移植外科、眼眶肿瘤、神经外科、骨科等一批知名学科，推动医疗技术发展的局面。凭借更新理念，实施“感动服务”“极致化服务”“快捷服务补救”等新举措，通过开展“说好接诊一句话，温暖病人一颗心”和“学习白求恩，争当合格医务人员”等培训，让职业化、标准化、礼仪化走进医院、走进病区，深化了前卫生部提出的开展“三好一满意”活动的实践。凭借“他山之石可以攻玉”的思路，在全军医院较先推行了“标杆管理”“精细化管理”“落地绩效管理”“质量内涵式管理”“临床路径管理”“研究型医院管理”等，有力地促进了医院的可持续发展。

在灾害救援医学领域，以重大灾害医学救援需求为牵引，主持建立了灾害救援医学这门新的学科，并引入系统优化理论，提出了“三位一体”救治体系及制定预案、人员配备、随行装备、技能培训等标准化方案，成为组建国家和省（市）救援体系的指导性文件。2001年参与组建了第一支中国国际救援队，并带领团队先后十余次参加国内外重大灾害医疗救援，圆满完成了任务，为祖国争得了荣誉，先后多次受到党和国家领导人的接见。

在推广医学科普上，着眼于让医学走近公众，提高公众的科学素养，帮助公众用科学的态度看待医学、理解医学、支持医学，有效贯通医患之间的隔阂。提出了作为一名专家、医生和医务工作者，要承担医学知识传播链中“第一发球员”的神圣职责，促使医、患“握手”，让医患关系走向和谐的明天。科普是一项重要的社会公益事业，受益者是全体公民和整个国家。面对科普队伍严重老龄化、科普创作观念陈旧、运行机制急功近利等现象，身为中华医学会科学普及分会主任委员，他首次提出了“公众健康学”“公众疾病学”“公众急救学”等概念，并吸纳新鲜血液，培养年轻科普专家，广泛开展学术活动，利用电视和报纸两大载体，加强对灾害救援、现场急救、科技推广、营养指导、健康咨询等进行科普宣传，极大地提高了我国公众的医学科学素养。

在社会公益救助方面，积极响应党中央、国务院、中央军委的号召，发扬人民军队的优良传统，为解决群众“看病难、看病贵”及构建和谐社会，自2005年武警总医院与中国红十字会在国内率先开展了“扶贫救心”活动，先后救助贫困家庭心脏病患儿2000余人。武警总医院由此获得了“中国十大公益之星”殊荣，郑静晨院士获得全国医学人文管理奖。2001年，武警总医院与中华慈善总会联手启动了“为了我们的孩子——救治千名少数民族贫困家庭先心病患儿”行动，先后赴新疆、西藏少数民族地区开展先心病儿童筛查，将有手术适应证的患儿转运北京治疗，以实际行动践行了党的惠民政策，密切了民族感情，受到中央多家主流媒体的跟踪报道。

“书山有路勤为径，学海无涯苦作舟。”郑静晨院士勤奋好学、刻苦钻研，不仅在事业上取得了辉煌成就，在理论研究、学术科研领域也成绩斐然。先后主编《灾害救援医学》《现代化医院管理》《内科循证诊治学》等大型专著5部，发表学术论文近百篇，先后以第一完成人获得国家和省部级科研成果二等奖以上奖7项，其中《重大自然灾害医疗救援体系的创建及关键技术、装备研发与应用》获得国家科技进步二等奖，《国际灾害医学救援系列研究》获得华夏高科技产业创新一等奖，《国内国外重大灾害事件中的卫勤保障研究》获得武警部队科技进步一等奖等。目前，还承担着多项国家、全军和武警科研课题，其中“各种自然灾害条件下医疗救援队的人员、装备标准化研究”为国务院指令性课题。

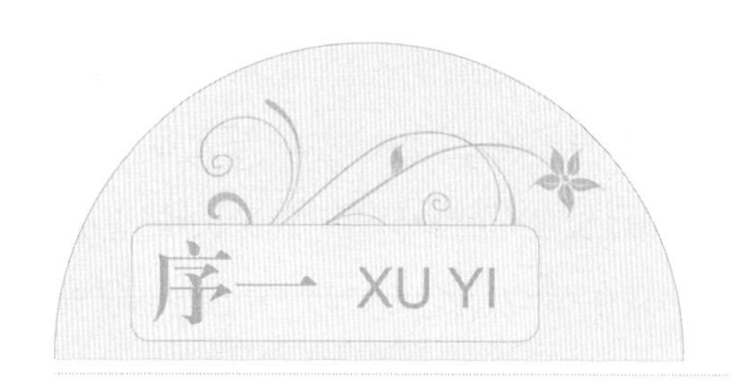

健康是人类的基本需要，人人都希望身心健康。世界卫生组织公布的数据表明，人的健康和寿命状况40%取决于客观环境因素，60%取决于人体自身因素。长期以来，人们把有无疾病作为健康的标准。这个单一的健康观念仅关注疾病的治疗，而忽视了疾病的预防，是一种片面的健康观。

在我国，人口老龄化及较低的健康素养教育水平，构成了居民疾病转型的内在因素，慢性非传染性疾病已经成为危害人民健康的主要公共卫生问题，其发病率一直呈现明显上升趋势。据统计，在我国每年约1000万例各种因素导致的死亡中，以心血管疾病、糖尿病、慢性阻塞性肺病和癌症为主的慢性病所占比例已超过80%，已成为中国民众健康的“头号杀手”。慢性病不仅严重影响社会劳动力的发展，而且已经成为导致“看病贵”“看病难”的主要原因，由慢性病引起的经济负担对我国社会经济的和谐发展形成越来越沉重的压力，考验着我国的医疗卫生体制改革。

从某种层面理解，作为一门生命科学，医学是一门让人遗憾的学科，大多数疾病按现有的医学水平是无法治愈的。作为医生该如何减少这样的困境和尴尬？怎样才能让广大普通老百姓摆脱疾病、阻断或延缓亚健康而真正享受健康的生活？众所周知，国家的繁荣昌盛，离不开高素质的国民，离不开科学精神的浸染；同样，医学科学的进步和疾病预防意识的提升，需要从提高民众的医学科普素质入手。当前，我国民众疾病预防意识平均高度在世界同等国家范围内处于一个较低水平，据卫生部2010年调查结果显示，我国居民健康素养水平仅为6.48%，其中居民慢性病预防素养最低，在20个集团国中排名居后。因此，我们作为卫生管理者、医务工作者，应该努力提高广大民众的医学科学素养，让老百姓懂得疾病的规律，熟悉自我管理疾病的知识，掌握改变生活方式的技巧，促进和提高自我管理疾病的能力，逐步增强疾病预防的意识，这或许是解决我国医疗卫生体系现在所面临困境的一种很好的方式。中华医学会科学普及分会主任委员郑静晨院士领衔主编的“人生必须知道的健康知识科普系列丛书”，正是本着这样的原则，集诸多临床专家之经验，耗时数载，几易其稿，最终编写而成的。

这套医学科普图书具有可读性、趣味性和实用性，有其鲜明的特点：一是文字通俗易懂、言简意赅，采取图文并茂、有问有答的形式，避免了生涩的专业术语和难解的“医言医语”；二是科学分类、脉络清晰，归纳了专家经验集锦、锦囊妙计和肺腑之言，回答了医学“是什么？”“为什么？”“干什么？”等问题；三是采取便于读者查阅的方式，使其能够及时学习和了解有关医学基本知识，做到开卷有益。

我相信，在不远的将来，随着社会经济的进步，全国人民将逐步达到一个“人人掌握医学科普知识，人人享受健康生活”的幸福的新阶段！

中国医院协会会长 黄洁夫

二〇一二年七月十六日

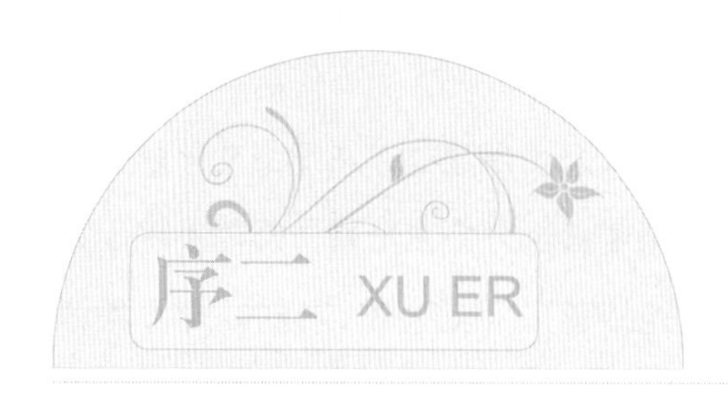

科普——点燃社会文明的火种

科学，是人类文明的助推器；科学家，是科学传播链中的“第一发球员”。在当今社会的各个领域内，有无数位卓越科学家和科普工作者，以他们的辛勤劳动和聪明智慧，点燃了社会文明的火种，有力地促进了社会的发展。在这里，就有一位奉献于医学科普事业的“第一发球员”——中华医学会科学普及分会主任委员郑静晨院士。

2002年6月29日，《中华人民共和国科学技术普及法》正式颁布，明确了科普立法的宗旨、内容、方针、原则和性质，这是我国科普工作的一个重要里程碑，标志着科普工作进入了一个新阶段。2006年2月6日，国务院印发了《全民科学素质行动计划纲要（2006—2010—2020年）》（以下简称《科学素质纲要》）。6年来，《科学素质纲要》领导小组各成员单位、各级政府始终坚持以科学发展观为统领，主动把科普工作纳入全民科学素质工作框架之内，大联合、大协作，认真谋划、积极推进，全民科学素质建设取得了扎扎实实的成效。尽管如此，我国公民科学素质总体水平仍然较低。2011年，中国科协公布的第八次中国公民科学素养调查结果显示，我国具备基本科学素养的公民比例为3.27%，相当于日本、加拿大和欧盟等主要发达国家和地区在20世纪80年代末、90年代初的水平。国家的繁荣昌盛，离不开高素质的国民，离不开科学精神的浸染。所以，科普从来不是纯粹的科学问题，而是事关社会发展的全局性问题。

英国一项研究称，世界都在进入“快生活”，全球城市人走路速度比10年前平均加快了10%，而其中位居前列的几个国家都是发展迅速的亚洲国家。半个多世纪以前，世界对中国人的定义还是“漠视时间的民族”。而如今，在外国媒体眼中，“中国人现在成了世界上最急躁、最没有耐性的地球人”。

人的生命只有一次，健康的生命离不开科学健康意识的支撑。在西方发达国家，每年做一次体检的人达到了80%，而在我国，即使是在大城市，这一比例也只有30%~50%。我国著名的心血管专家洪昭光教授曾指出：目前的医生可分为三种。一种是就病论病，见病开药，头痛医头，脚痛医脚，只治病，不治人。第二种医生不但治病，而且治人，在诊病时，能关注患者心理问题，分析病因，解释病情，同时控制有关危险因素，使病情全面好转，减少复发。第三种医生不但治病和治人，而且能通过健康教育使人群健康水平提高，使健康人不变成亚健康人，亚健康人不变成患者，早期患者不变成晚期患者，使整个人群发病率、死亡率下降。

由郑静晨院士担任总主编的“人生必须知道的健康知识科普系列丛书”的正式出版，必将为医学科普园里增添一朵灿然盛开的夏荷，用芬芳的笑靥化解人间的疾苦折磨，用亭亭的气质点缀人们美好生活。但愿你、我、他一道了解医学科普现状，走近科普人群，展望科普未来，共同锻造我们的医药卫生科技“软实力”。

是为序。

中国科协书记处书记 徐延豪

二〇一二年七月二十一日

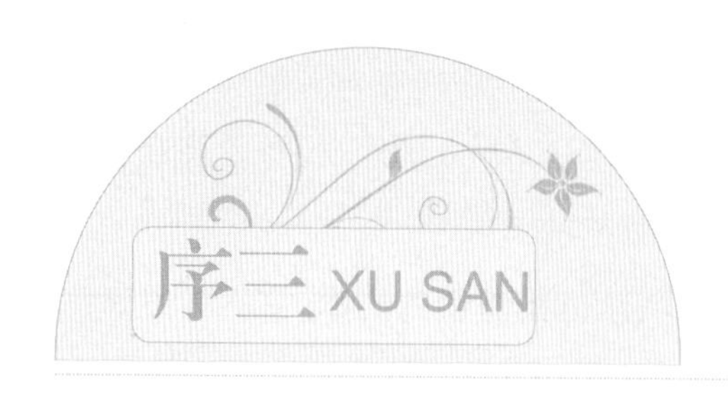

“普及健康教育，实施国民健康行动计划”。这是国家《“十二五”规划纲要》中对加强公共卫生服务体系建设提出的具体要求，深刻揭示了开展健康教育、普及健康知识、提高全民健康水平的极端重要性，是建设有中国特色社会主义伟大事业的目标之一，是改善民生、全面构建和谐社会的重要条件和保障，也是广大医务工作者的职责所系、使命所在。

人生历程，生死轮回，在飞逝而过的时光岁月里，在玄妙繁杂的尘世中，面对七情六欲、功名利禄、得失祸福以及贫富贵贱，如何安度人生，怎样滋养健康并获得长寿？是人类一直都在苦苦追问和探寻的命题。为了解开这一旷世命题，千百年来，无数名医大师乃至奇人异士都对健康作了仁者见仁、智者见智的注解。

为此，我们有必要先弄明白什么是健康？其实，在《辞海》《简明大不列颠百科全书》《世界卫生组织宪章》等词典文献中，对“健康”一词都作过明确的解释和定义，在这里没有必要再赘述。而就中文语义而言，“健康”原本是一个合成的双音节词，这两个字有不同的起源，含义也有较大的差别。具体地讲，“健”主要指形体健硕、强壮，因此，有健身强体的日常用语。《易经》中“天行健，君子以自强不息”说的就是这个意思；而“康”主要指心态坦荡、宁静，像大地一样宽厚、安稳，因此，有康宁、康泰、安康的惯常说法。孔圣人所讲的“仁者寿、寿者康”阐述的就是这个道理。据此，我的理解是“健”与“康”体现了中国文化的二元共契与两极互动，活脱就像一幅阴阳互补、和谐自洽的太极图：健是张扬，是亢奋，是阳刚威猛，强调有为进取；康是温宁，是收敛，是从容绵柔，强调无为而治。正如《黄帝内经》的《灵枢·本神》篇里所讲的“智者之养生也，必顺四时而适寒暑，和喜怒而安居处，节阴阳而调刚柔，如是，则避邪不至，长生久视”那样，才能使自己始终处于一个刚柔相济、阴阳互补的平衡状态，从而达到养生、健康、长寿的目的。而至于那种认为“不得病就意味着健康”的认识，是很不全面的。因为事实上，人生在世，吃五谷杂粮，没有不得病的。即使没有明显的疾病，每个人对健康与否的感觉也具有很大的主观性和差异性。换句话说，觉得身体健康，不等于身体没病。《健康手册》的作者约翰·特拉维斯就曾经说过：“健康的人并不必须是强壮的、勇敢的、成功的、年轻的，甚至也不是不得病的。”所以，我认为，健康是相对的、动态的，是身体、心灵与精神健全的完美结合和综合体现，是生命存在的最佳状态。

如果说长寿是人们对于明天的希冀，那么健康就是人们今天需要把握的精彩。从古到今，人们打破了时间和疆界的藩篱，前赴后继，孜孜以求，在奔向健康的路上，王侯将相与布衣白丁，医生、护士与患者无不如此。从“万寿无疆”到“永远健康”，这里除了承载着一般人最原始最质朴的祈求和祝愿，还包含了广大民众对养生长寿之道的渴求。特别是随着社会的进步、经济的发展、人们生活水平和文明程度的提高，健康已成为当下大家最为关注的热点、难点和焦点问题，一场全民健康热、养生热迅速掀起。许多人想方设法寻访和学习养生之道，有的甚至道听途说，误入歧途。对此，我认为当务之急就是要帮助大家确立科学全面的养生观。其实，古代学者早就提出了“养生贵在养性，而养性贵在养德”的理论。孔子在《中庸》中提出“修生以道，修道以仁”“大德必得其寿”，讲的就是有高尚道德修养的人，才能获得高寿。而唐代著名禅师石头希迁（又被称为“石头和尚”）无际大师，91岁时无疾而终。他曾为世人开列的“十味养生奇方”中的精要就在于养德。他称养德“不劳主顾，不费药金，不劳煎煮”，却可祛病健身，延年益寿。德高者对人、对事胸襟开阔，无私坦荡，光明磊落，故而无忧无愁，无患无求。身心处于淡泊宁静的良好状态之中，必然有利于健康长寿。而现代医学也认为，积德行善、乐于助人的人，有益于提高自身免疫力和心理调节力，有利于祛病健身。由此，一个人要想达到健康长寿的目的，必须进行科学全面的养生保健，并且要清醒地认识到：道德和涵养是养生保健的根本，良好的精神状态是养生保健的关键，思想观念对养生保健起主导作用，科学的饮食及节欲是养生保健的保证，正确的运动锻炼是养生保健的源泉。

"上工不治已病治未病"，意思是说最好的医生应该预防疾病的发生，做到防患于未然。这是《黄帝内经》中最先提出来的防病养生之说，是迄今为止我国医疗卫生界所遵守的"预防为主"战略的最早雏形。其中也包含了宣传推广医学科普知识，倡导科学养生这一中国传统健康文化的核心理念。然而，实事求是地讲，近些年来，在"全民养生"的大潮中，相对滞后的医学科普宣传，却没能很好地满足这一需求。以至于出现了一个世人见怪不怪的现象：内行不说，外行乱说；不学医的人写医，不懂医的人论医。一方面，老百姓十分渴望了解医学防病、养生保健知识；另一方面，擅长讲医学常识、愿意写科普文章的专家又太少。加之，中国传统医学又一直信奉"大医隐于民，良药藏于乡"的陈规，坚守"好酒不怕巷子深"的陋识，由此，就为那些所谓的"神医大师"们粉墨登场提供了舞台和机会。可以这么说，凡是"神医大师"蜂拥而起、兴风作浪的时候，一定是医疗资源分配不均、医学知识普及不够、医疗专家作为不多的时候。2000—2010年，尽管"邪门歪道"层出不穷，但他们骗人的手法却如出一辙：出书立传、上节目开讲坛，乃至卖假药卖伪劣保健品，并冠以"国家领导人保健医生""中医世家""中医教授"等虚构的身份、虚构的学历掩人耳目，自欺欺人。这些乱象的出现，我认为，既有医疗体制上的多种原因，也有传统文化上的深刻根源，既是国人健康素养缺失的表现，更是广大医务工作者没有主动作为的失职。因此，我愿与同行们在痛定思痛之后，勇敢地站出来，承担起维护医学健康的社会责任。

无论是治病还是养生，最怕的是走弯路、走错路，要知道，无知比疾病本身更可怕。世界卫生组织前总干事中岛宏博士就曾指出："许多人不是死于疾病，而是死于无知。"综观当今医学健康的图书市场，养生保健类书籍持续热销，甚至脱销。

据统计，在2009年畅销书的排行榜上，前20名中一半以上与养生保健有关。到目前为止，全国已有400多家出版社出版了健康类图书达数千种之多。而这其中，良莠不齐，鱼目混珠。鉴于此，出于医务工作者的良知和责任，我们以寝食难安的心情、扬清激浊的勇气和正本清源的担当，审慎地邀请了既有丰富临床经验又热衷于科普写作的医疗专家和学者，共同编写了这套实用科普书籍，跳出许多同类书籍中重知识宣导、轻智慧启迪，重学术堆砌、轻常识普及，重谈医论病、轻思想烛照的束缚，从有助于人们建立健康、疾病、医学、生命认识的大视野、大关怀、大彻悟的目的出发，以常见病、多发病、意外伤害、诊疗手段、医学趣谈等角度入手，系统地介绍了一系列丰富而权威的知病治病、自救互救、保健养生、康复理疗的知识和方法，力求使广大读者一看就懂、一学就会，从而相信医学，共享健康。

最后，我想坦诚地说，单有健康的知识，并不能确保你一生的健康。你的健康说到底，还是应该由自己负责，没有任何人能替代。你获得的知识、学到的技巧、养成的习惯、做出的选择以及日复一日习以为常的生活方式，都会影响并塑造你的健康和未来。因此，我们必须从现在开始，并持之以恒地付诸实践、付诸行动。

以上就是我们编写此书的初衷和目的。但愿能帮助大家过上一种健康、幸福、和谐、美满的生活，使我们的生命更长久！

武警总医院院长 郑静晨

二〇一二年七月于北京

前言 QIANYAN

健康教育是医学人员精神的重要体现，在预防疾病、提升公民健康素养、促进健康生活方式形成等方面发挥着重要作用。目前，我国健康教育正呈现一个蓬勃发展的趋势，尤其在妇幼保健、健康教育这一块更为显著。这几年国家各级政府部门也非常重视健康教育、健康促进工作。各级妇幼保健院和大型综合性医院承担妇女保健的重要任务，为妇女保健提供了良好的平台。各级妇幼工作人员都在努力，研讨健康生活方式。近几年，北京市推出了“健康北京人”“全民健康促进行十年行动规划”等，这是政府层面一个大的行动规划。为此还建立了“健康促进委员会”等机构，由此看出我国对健康教育的重视程度及其重要性。

健康教育在妇幼保健工作中所起的作用十分重要，妇幼保健针对的是健康人群，健康教育针对的也是健康人群。它是妇幼保健工作中一项非常重要的手段，如何让健康知识传递给健康人群，并学会自我保健，这就是妇幼保健想完成的工作目标。健康传播就是把正确的知识传播给公民，学会运用知识。

2000年，北京妇产医院妇幼保健院创建了国内第一个“准爸爸学习班”，开启了男性全程参与围产期保健这一全新的孕期健康教育理念与模式，树立了中国妇幼健康教育发展的里程碑。这个男性参与的概念被提出时，除了计划生育以外，现在围产生育保健上，从业人员还把男性参与的概念引进来了，目的是为了让广大男性同胞了解到：在妇女孕育过程中，他们不仅仅是提供一颗精子，“准爸爸”们还可以为孕期妇女做更多事情。当时北京市妇女保健所工作人员商讨创建了“准爸爸学习班”，设计工具、孕妇服让男性同胞体验，使“准爸爸”真正体会认识到“准妈妈”们的辛苦和众多注意事项。另外，还整合了很多“准爸爸”学习内容，在知识普及上请到了很多孕期保健专家，针对“准爸爸”在孕妇怀孕期间该做些什么，产后如何照顾孩子，开设了很多讲座。之后，通过全国卫生部的一些项目，通过媒体向全国进行推广，现在在全国各地的妇幼保健机构都有“准爸爸学习班”，使“准爸爸”有了去处和掌握妇幼保健知识的地方。

作为一个合格的健康教育人员，除了掌握科学的健康知识外，还要掌握健康传播技巧。当下健康传播不单指讲课，还可以借助大众传播，借助媒体、网络的力量。还有组织传播，举行一些大的活动，开展健康教育传播。另外，还有人际传播，一对一地传播知识。因此，健康教育的从业人员还应该掌握一些技巧。

本书以一问一答的形式，从妇科炎症、肿瘤、内分泌及生理产科和病理产科、乳腺疾病等多方面回答了女性朋友的一些最关心的问题，通俗易懂。

作者根据多年的临床实践经验，并吸取国内外妇产科疾病研究的最新成果，编写成此书，力求简明扼要，通俗易懂。希望它能成为广大女性妇科、产科患者的良师益友，也希望它有助于低年资妇产科医生、医学生和基层医院医护人员加深对妇产科常见疾病的病因、临床表现、诊断治疗及预防保健方法等的了解。

张咏梅

二〇一六年一月

C 目录
ONTENTS

了解生殖健康

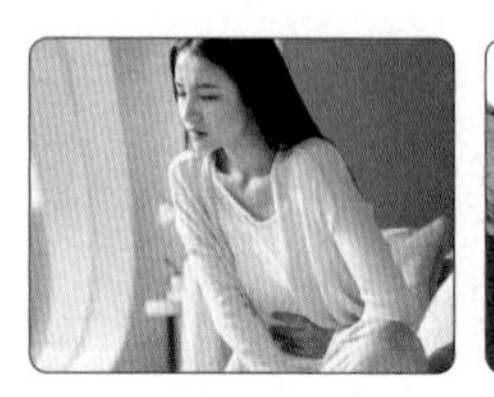
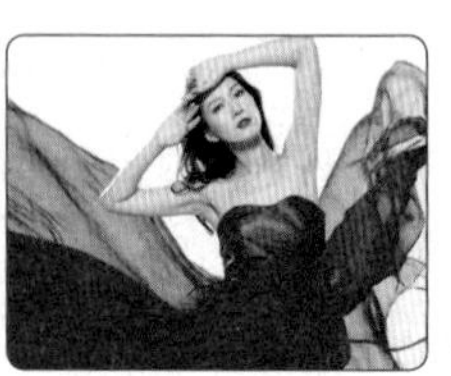

妇科篇

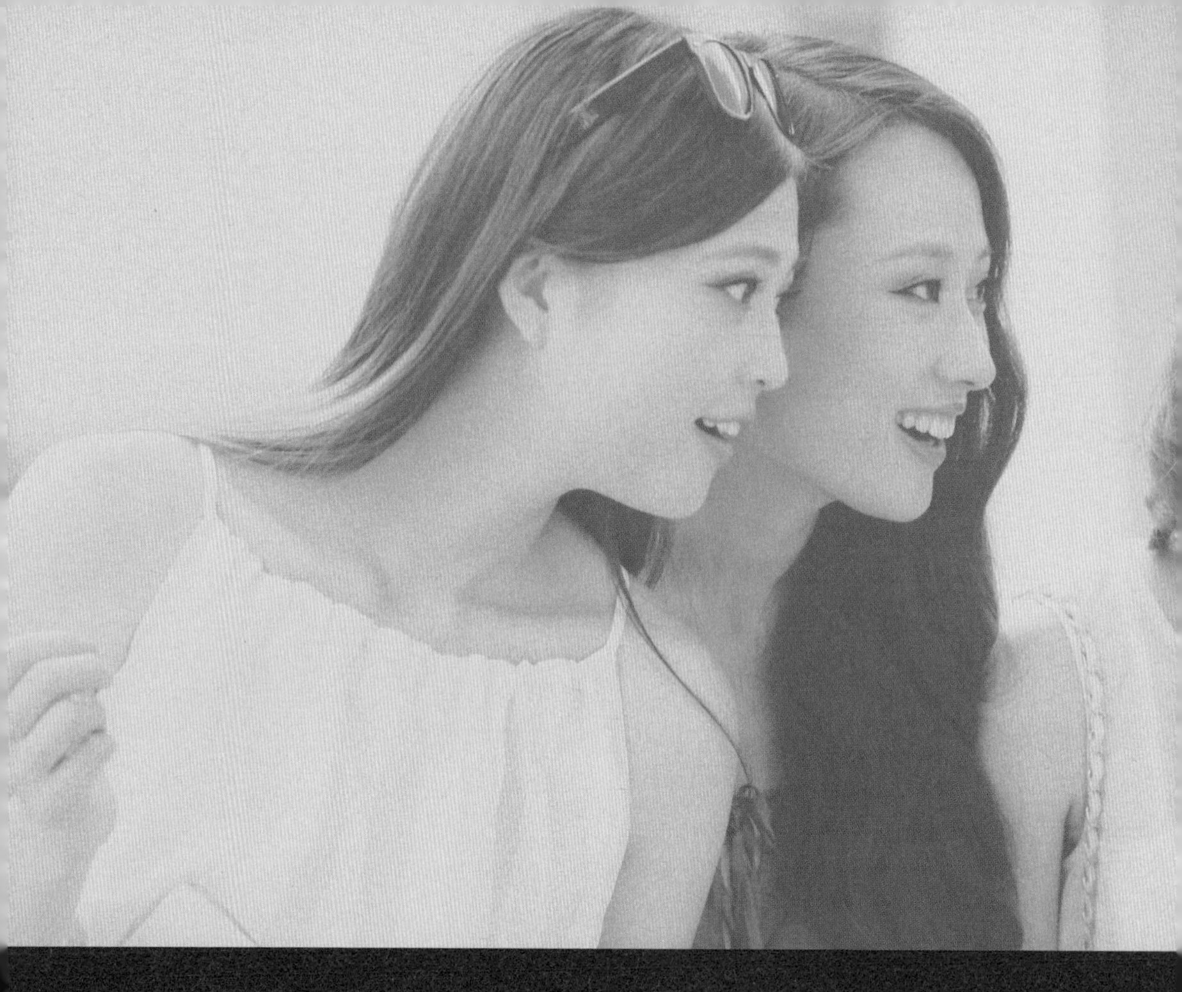

LIAOJIE SHENGZHI JIANKANG

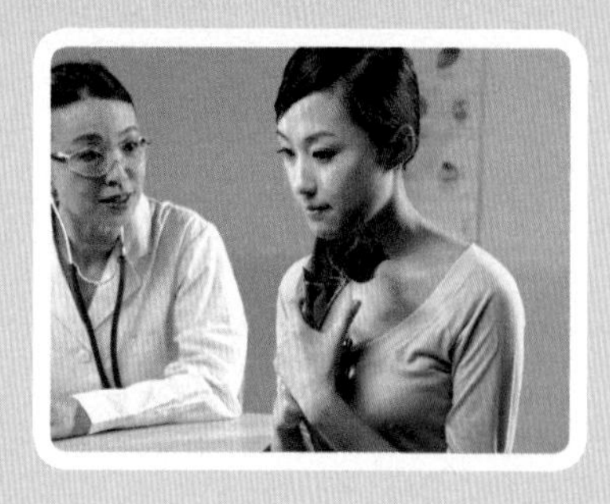

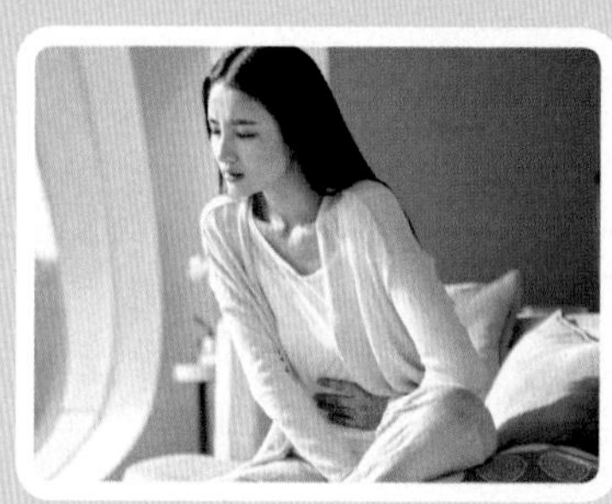

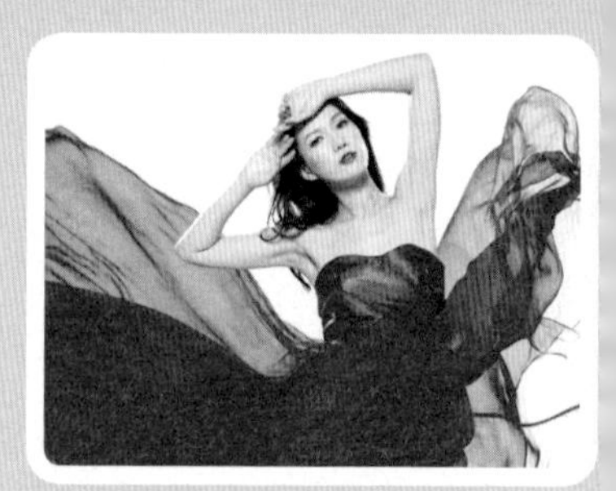

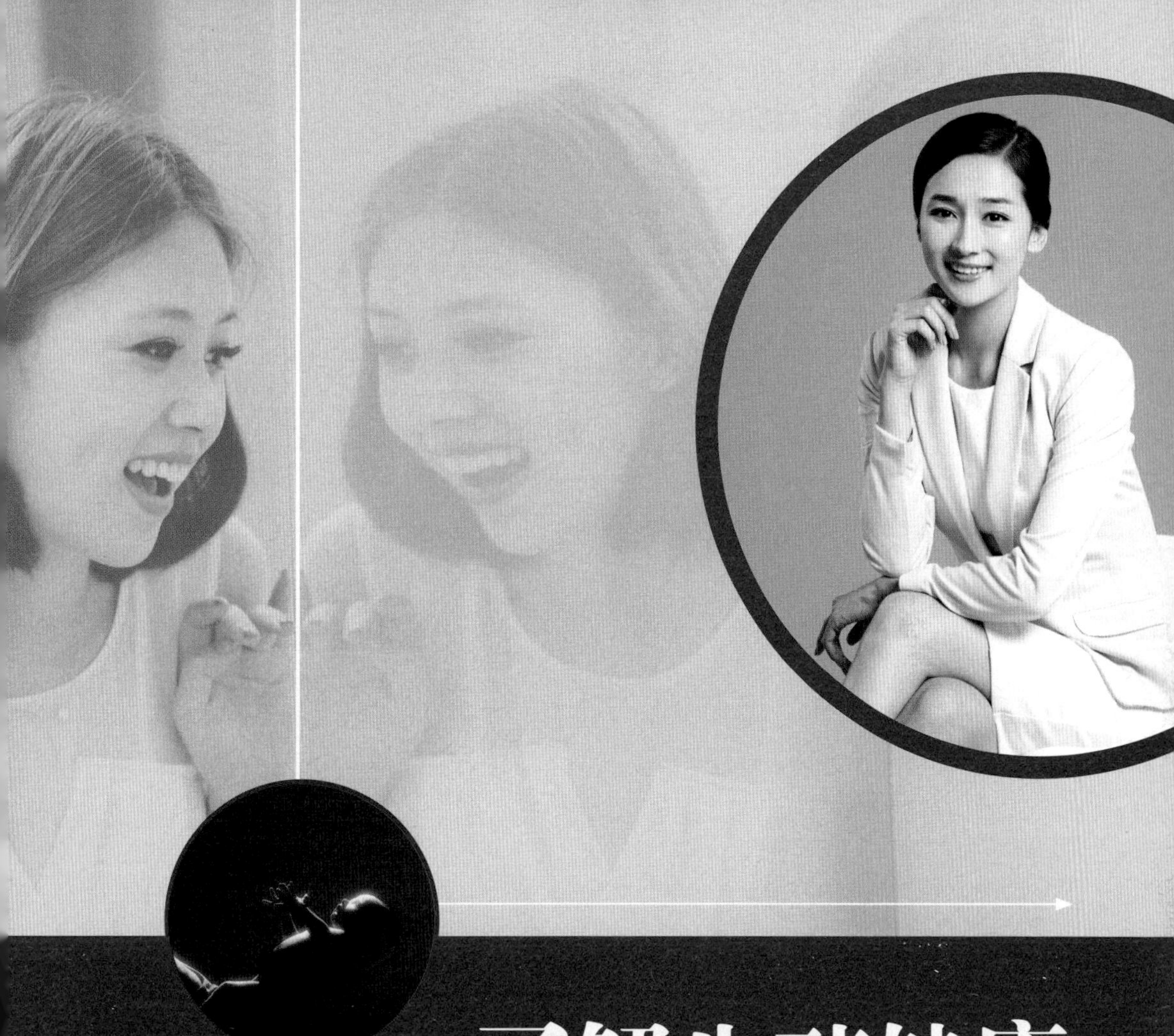

了解生殖健康

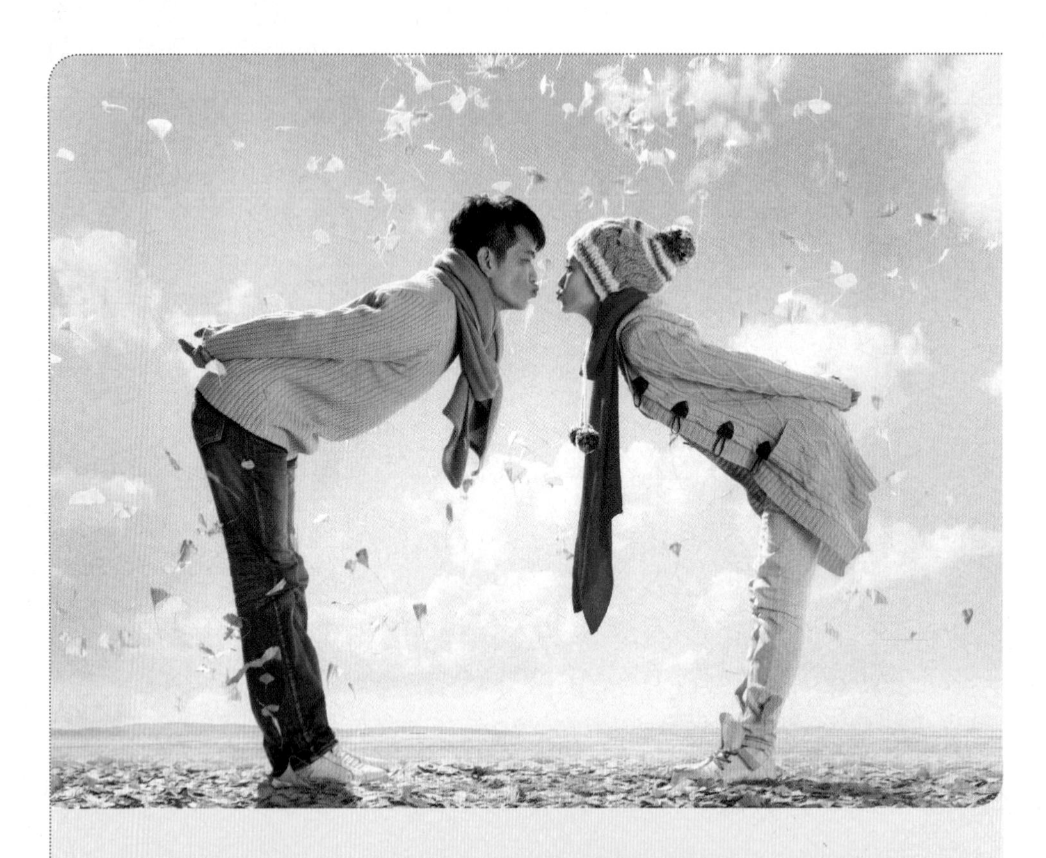

从科学角度细数男女健康差异

“男女有别”是句老话，在生活中，男人女人似乎永远存在于地球的两极，有不同的兴趣、脾气，喜爱不同风格的电影、不同口味的食物。其实，男女差别远不止于此。不管从健康状况、衰老速度、最佳生育年龄，还是对疼痛的感受等方面，男女之间都存在很大差异。

（1）女性的六大系统更脆弱：男女不仅胸部和生殖系统有差异，大脑、心脏、肠胃、皮肤等诸多器官都不同。

免疫系统疾病：女性的免疫系统大起大落，她们虽然比男人更长寿，却更容易患上红斑狼疮、类风湿关节炎和多发性硬皮病等疑难病症。

心脏系统疾病：女性第一次患心脏病的年龄要比男性晚10年，可一旦患上，特别是心血管性心脏病，往往是致命的。

运动系统疾病：女性的韧带天生就比男性的脆弱得多，伤后也更难恢复。研究显示，韧带在月经期间及月经结束后一周最为脆弱。医生建议，女性此时应少做踢毽子等要求反应快、准确性高的运动，以及跳舞、打球等需左右挪移的运动，还要尽量避免提重物。

神经系统疾病：女性更容易患抑郁症。进入更年期后，女性患痴呆的可能比同龄男性更大。因此，停经后的女性，不妨采取口服雌激素等激素替代疗法，并常喝豆浆、吃豆制品，以弥补雌激素的不足。

消化系统疾病：男女唾液中的化学成分不同，吃同样的食物，女性要花更多时间去消化，患慢性便秘的可能是男性的3倍，患肠道疾病的可能是男性的2倍。因此，女性晚饭最好选择米粥、面条等易消化食物，并把晚饭时间提前半小时至1小时。

骨骼系统疾病：女性比男性晚年更容易发生骨骼严重萎缩。所以，女性应把补钙作为毕生的营养功课，平时多吃奶、鸡蛋、豆制品等高钙食物，上午10时至11时多晒太阳，常做快走、跳绳、慢跑步等承重运动，刺激骨质代谢，达到补钙的功效。

患病后，女性吃的药比男性多，占总体用药量的2/3。药物对女性产生不良反应的概率比男性高1倍。使用麻醉药时，女性醒来的时间比男性平均早7分钟。

（2）男性智商高，女性语言好：男性大脑比女性大脑重100克、多出4%的脑细胞，所以他们的平均智商比女性高3~4分。但女性的脑神经更为稠密，在语言上更胜一筹，口吃的男人比女人多。男女的记忆也大不相同，女性善于记细节，男性善于记大局。记路时，女性一般会依据地标性建筑来确定位置，而男性更擅长凭千米数记忆。

（3）男人是真正的“一心一意”：女性比男性爱看小说，会跟着主人公一起哭一起笑。女性拥有“情感化”大脑，男性拥有“机械化”大脑。这就注定女性经常设

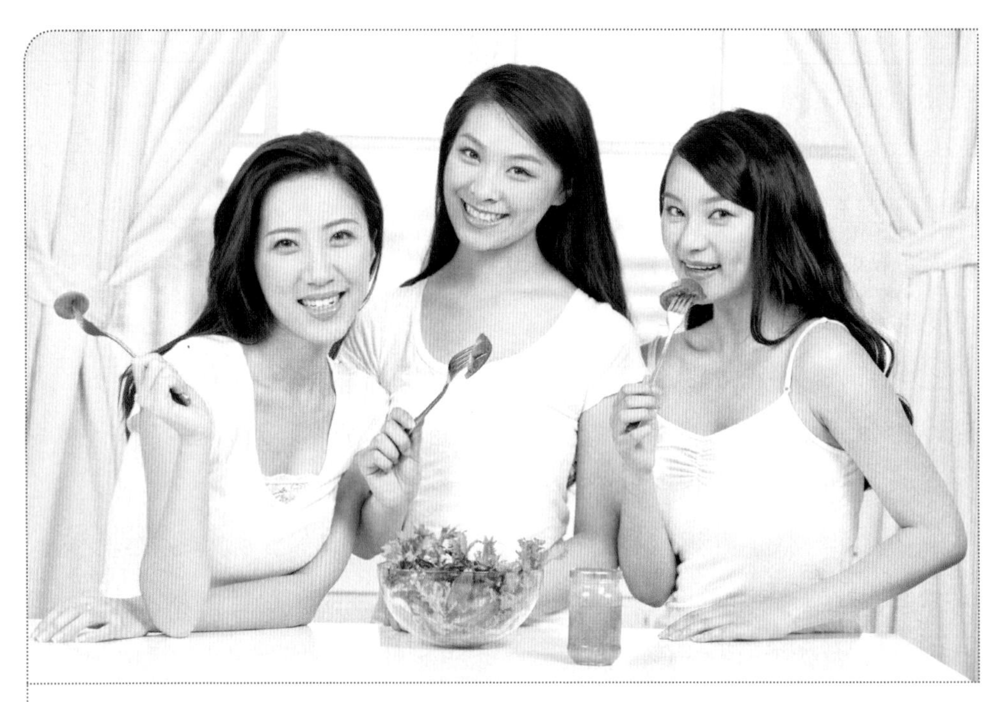

身处地感受他人的处境，而男性表现就比较冷酷，不太能理解人。女性能一心多用，男性只能一心一意。女性做事也不耽误与人聊天，而男性与人对话时必须集中精力。

（4）慢性疼痛，七成是女性：如果身边的女朋友因划伤手指而尖叫，千万别嘲笑她娇气。因为女性每平方厘米皮肤上有34个神经纤维，而男性只有17个。所以，女性比男性对疼痛更敏感，尤其容易患上偏头痛、颈部及肩部的慢性病。约有70%的慢性疼痛患者都是女性。

（5）女性大脑衰老快，男性皱纹长得晚：更年期后，女性大脑的衰老比男性更为明显，随着年龄增长，会比男性更早进入痴呆状态。除了容易谢顶外，男性普遍比女性衰老得慢，尤其是皮肤，比女性长皱纹更晚。

（6）女性嗅觉好，男性视力好：在气味上，女性的感知能力比男性强，能辨别出微小的味道差异；在视觉上，男性夜间视力比女性强，而且更能辨别方向，女性则可以更好地感知颜色。男性色盲要比女性多，主要为红绿色盲。

（7）女性缺钙，男性缺锌：虽然夫妻二人每天同桌吃饭，营养需求却各不相同。女性最易缺乏钙和铁，男性则容易缺锌。营养学家表示，年龄在19~50岁的女性平均每天大约需要补18毫克铁；相比之下，男性平均每天补8毫克就够了。50岁以前的女性每天大约需要补充800毫克钙，50岁以后则需要1000毫克或更多；相比之下，男性虽然也需要补钙，但得骨质疏松的概率比女性要小得多。男性应多吃海产品、猪肝、牛肉、紫菜、芝麻等富含锌的食物。

（8）男女最佳生育年龄不同：研究表明，男性精子质量在30岁时达高峰，然后能持续5年的高质量。因此，男性在30~35岁生育最好。女性的最佳生育年龄则是24~29岁。这一时期，女性全身发育已经完全成熟，骨盆和肌肉弹性较好，卵细胞质量最高，妊娠并发症少，分娩会更顺利。

（9）男性最不喜欢问路：女性做决定的速度比男性快；男性喜欢冲锋式的工作，间隔休息，女性则喜欢以同一个节奏工作；女性到家门口才掏出开门的钥匙，而男性早就掏了出来；女性去商店之前，会列出一个购买清单，男性只有在冰箱里空无一物时才会想起去购物；当迷路时，女性会很快停下来问路，男性则会到处乱转，不惜跑冤枉路。

（10）女性爱讲过程，男性常说结果：男女间沟通的最大不同是，男性习惯先讲“结果”，很快抓住重点，马上解决；女性则习惯强调“过程”，凡事从头说起，最后才归纳出事情的结果及原因。对此，心理咨询师建议，妻子跟丈夫诉苦时，不妨先提重点，然后分享过程，这样才不会让对方因抓不到问题的重点而不耐烦；丈夫也要知道，对妻子而言，唠叨是种情绪纾解过程，你要做的只是倾听，即使再不耐烦，也请不要着急打断她，急于寻找解决问题的办法。

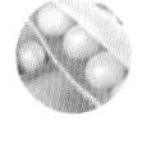

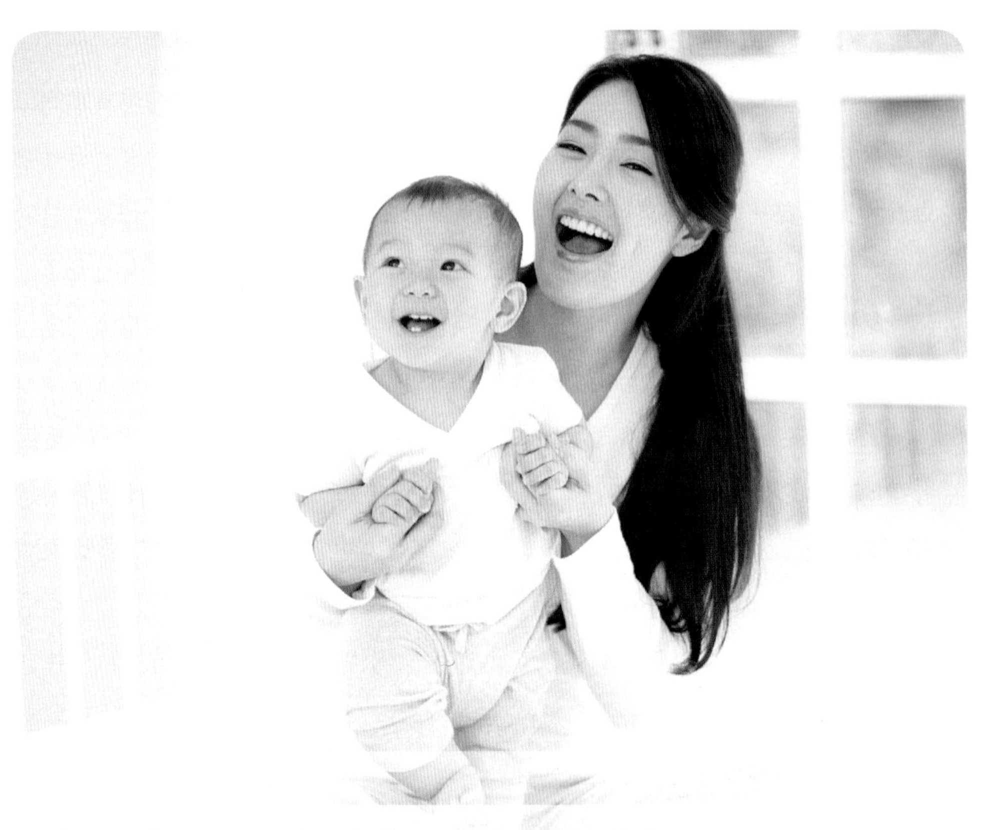

妇女保健医学的相关热点问题

（1）生殖健康的概念：20世纪90年代，国际上提出了生殖健康的新概念。世界卫生组织定义的生殖健康是指躯体、精神和社会的全面完好状态，而不仅仅是有关生殖系统及其功能和过程各方面没有疾病或不虚弱。

（2）提高出生人口素质与生殖健康保健密切相关。其保健服务包括婚前保健、孕前保健、孕期保健、分娩期保健、新生儿保健。有研究证明，宫内女婴、女童及青春期女子的健康状况及发育可对生育健康婴儿奠定基础。因此，保护和促进女性的生殖健康，对出生人口素质的提高起着至关重要的作用。

（3）关注女性生殖健康与职业有害因素：胚胎及胎儿对有害因素较成人敏感，当有害因素的浓度或强度对母体尚未引起明显的毒害作用时，已对胚胎及胎儿产生了不良影响，故孕期接触职业有害因素对出生人口素质有一定的影响。

（4）关注宫颈癌的防治：世界范围内大量的研究结果都已经证明，保证高水平的筛查率和筛查后的随访，对于防治子宫颈癌是十分重要的。而合理计划并组织高覆盖率的筛查项目可以有效地降低宫颈癌的发病率和死亡率。近年来，预防已从医生行为转向政府或社会与医生的共同行为。

（5）关注乳腺癌防治：乳腺癌已成为全球范围内女性最常见的恶性肿瘤之一，也是引起女性死亡的重要病因。乳腺癌的发病机制复杂，是遗传因素和环境因素的交互作用的结果，涉及多基因和多步骤的过程。环境因素包括物理、化学和生物的致癌因子。家族性乳腺癌可能涉及多基因改变和单一基因突变。

（6）关注女性生殖道感染的预防保健：女性生殖道感染是影响生殖健康的主要因素。国内部分研究显示：育龄女性生殖道感染患病率达42.9%，同时性传播疾病的发病率也在上升。这些不仅与生物医学有关，与社会、文化、心理和个人行为等因素也密切相关。尤其是患感染性疾病的孕妇对后代的影响，直接关系到儿童的生命和生存质量。生殖健康面临着巨大的挑战。

（7）关注妇幼营养保健：通过多年的循证研究已经证实，不仅成人后是否会肥胖，而且糖尿病、心脏病的发生也与子宫内胎儿的生长方式有密切关联。生命早期营养可能会影响个体生长发育和成年后的健康状况，这种现象被称为多哈（DOHaD）理论。生命早期即从受孕到幼儿三岁前的1000天是影响人一生健康状况的关键窗口期。此期的情绪、行为、营养状况均会影响子代个体成年后的慢性非传染性疾病的发病风险，而营养是否均衡是重要的影响因素。合理的早期营养意味着营养结构平衡，营养物质充足但不过量。低蛋白–高碳水化合物的饮食模式往往导致孕期母婴暴露于异常血糖血脂水平，引起孕期合并症及并发症发生，导致流产、早产儿、低出生体重儿的增加，其发生儿童肥胖的风险也会升高。目前，在学术界倡导通过创立围产营养门诊，开展围产期全程营养咨询、营养评估、体重管理、疾病治疗等营养干预，促进母婴健康。

（8）关注女性职业紧张与保健：女性职业紧张曾是发达国家的研究课题，而随着我国现代化进程的推进，也开始成为当今社会及学术界的热点。国内相关研究证实，职业女性较为突出的紧张因素为：角色冲突、工作冲突、角色模糊、工作危险、工作心理控制源、工作自主性、工作期望等，这些因素与心理健康感、抑郁症状的发生、工作满意感的获得密切相关并产生不利的影响。

（9）妇女保健医学面临的困惑与挑战：妇女保健医学是新兴的专业学科，其关注的是女性生殖全生命周期的身心健康，关注女性的生理—心理—社会—环境的新医学模式。其主要研究与探索女性一生中不同时期的生理、心理、社会等特点及其保健需求；研究影响女性健康的生理、心理、社会、环境等方面的各种危险因素；研究危害女性健康的各种常见病、多发病的流行病学及防治措施；研究有利于提高防治和监护质量的适宜技术；研究女性保健服务的模式、监督和评价方法；研究有利于促进女性健康的保健对策和各种特殊生理时期的健康管理。

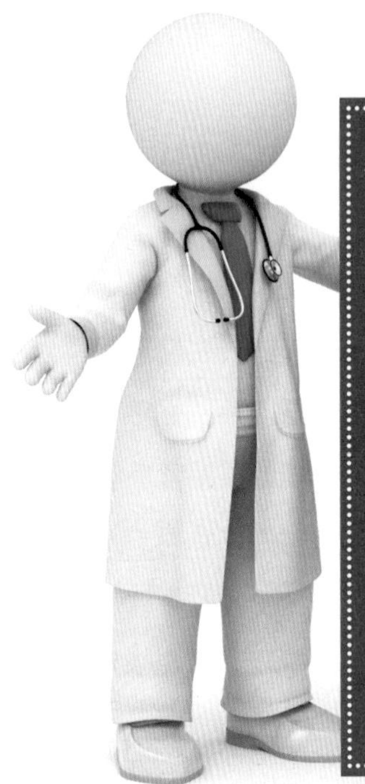

生殖健康的具体内涵

（1）人们能够有满意、安全而且负责任的性生活；

（2）能自主决定性生活、是否生育、何时生育和生育的数量；

（3）男女都有权知道并能获得他们所选择的安全、有效、可接受的计划生育方法以及其他不违反法律的生育调节方法，并能使用这些方法；

（4）女性有权得到适当的卫生保健服务，安全度过妊娠分娩期，妊娠结局良好，为夫妇提供生育健康婴儿的最佳机会。

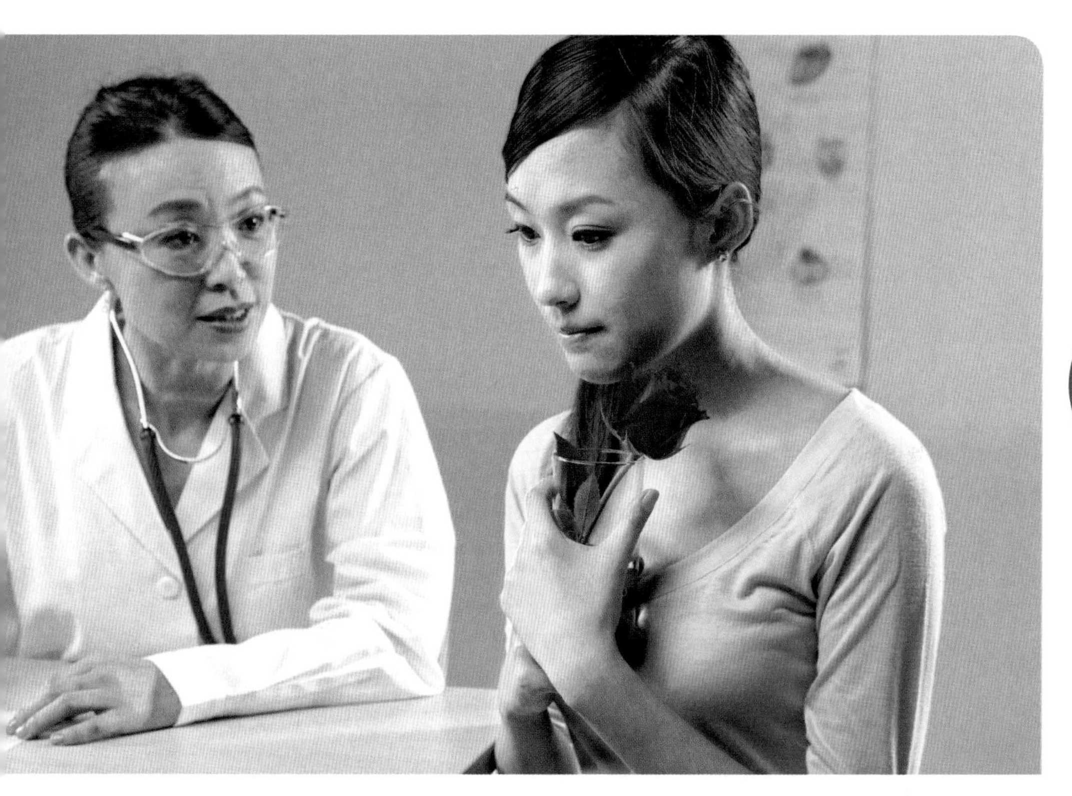

目前的妇幼保健与生殖健康医学的主要困惑与问题

随着医学科学的发展和公共卫生的加强，全球女性的生殖健康水平有了明显的提高。但是，由于社会、经济和文化因素的影响，发达国家与发展中国家在女性保健与生殖医学方面存在着差异，也面临着新的问题和挑战。首先是性别歧视与不平等问题。女孩从出生起，在喂养、就诊、求学等方面都不如男孩；长大后，过早承担起家务劳动。之后，结婚、生育等都加重了女性生理、心理负担，增加了孕产期的高危因素。贫困地区缺医少药，许多可以预防和治疗的产科并发症、合并症仍严重威胁着母亲的安全。同时，女性性传播疾病（包括艾滋病）发病率上升，少女妊娠增加，生殖道感染等都在不同程度上增加了不孕症的发生率；节育知识缺乏使计划外妊娠和人工流产增多。

(1)青春期提前：月经初潮的提前、结婚年龄的推迟、婚前有生育能力的年份的增加，缺乏性教育、多个性伴侣、无保护的性行为使性传播疾病发病率增加，青少年男女交往中过早开始性生活，少女妊娠成了一个突出的公共卫生和社会问题。

(2)婚育年龄延迟：结婚年龄增高，生育年龄延迟，性与生育分离。生殖辅助技术的发展，代孕妈妈的出现，在解决不孕不育问题的同时，也带来了新的深层次的社会问题。

(3)人工流产和剖宫产率居高不下：人工流产被轻易地用作节育方法，社会上的部分人群误认为剖宫产为良性分娩方式而盲目追求。

(4)家庭的稳定性：婚外恋的频发，更年期的性功能障碍亦是离婚率逐年上升的原因，家庭的稳定性受到削弱。这也是医学与社会学和伦理学相关联的需要探究的问题。

(5)环境对人类生殖的影响：环境与职业有害因素是否与生殖健康有直接的关联性正在探索，而男性精液质量降低、女性月经周期紊乱等问题的出现，都对生殖健康的困惑与挑战提出了新的课题。

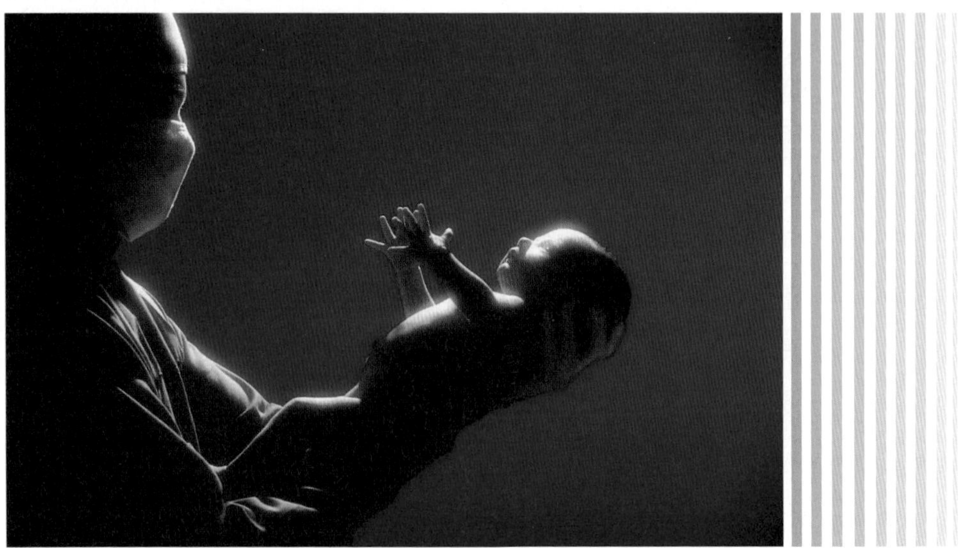

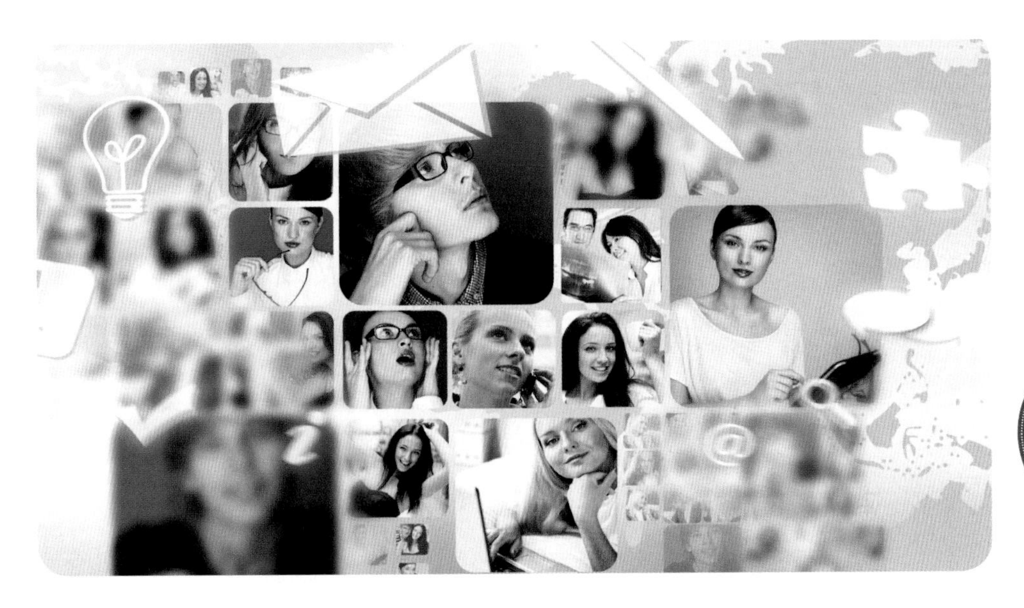

目前，全球女性的生殖健康水平有了哪些明显的提高

（1）避孕节育技术的发展和普及；

（2）孕产期的合并症和并发症得到了较好的预防和控制；

（3）围产医学的发展、孕产期监护技术的改进、母婴统一管理的实施、产前诊断技术的发展使胎儿、婴儿死亡率及患病率有了明显的下降；

（4）生殖医学理论和实践的进展提高了对不孕症的诊断和治疗水平；

（5）乳腺癌和宫颈癌的诊疗技术进展，在一定程度上提升了早期防治女性“两癌”的可能性；

（6）对老年女性常见疾病有了进一步的了解，在其预防和治疗方面取得了进步。

影响出生人口素质的生物学因素

（1）夫妻双方的健康状况；

（2）夫妻双方是否为近亲婚配；

(3)精子、卵子的遗传基因;

(4)孕卵—胚胎—胎儿发育的母亲身体内环境;

(5)外环境对孕卵、胚胎、胎儿发育的影响:包括职业有害因素对胚胎发育及子代的影响;

(6)分娩过程与新生儿的即刻处理。

职业紧张的内涵

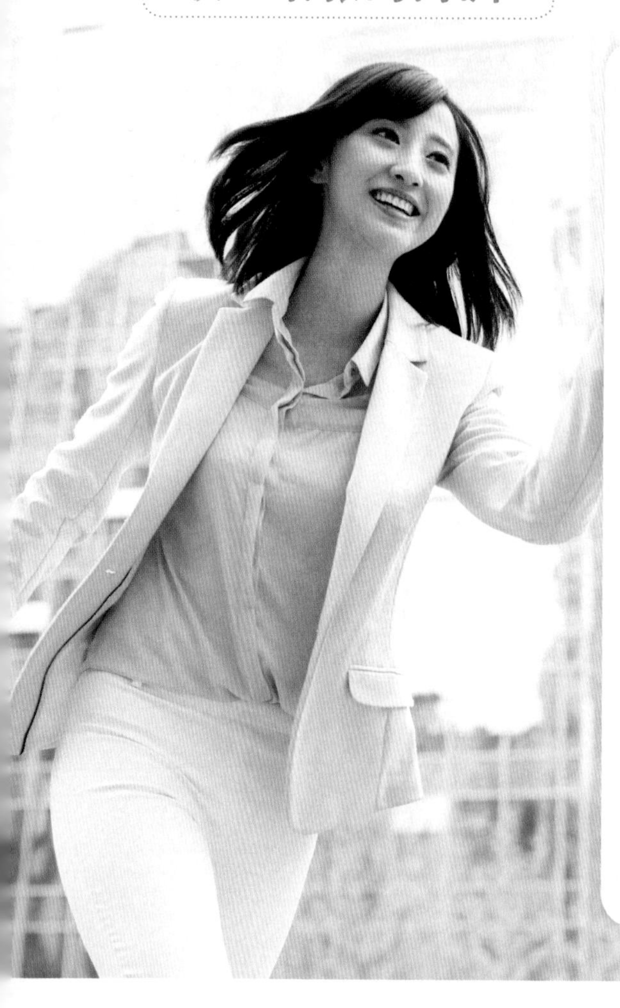

(1)工作需求(如技术难度和时间压力),也可指环境因素(噪声、缺乏睡眠和药物等);

(2)行为的、主观的和生理的反应;

(3)在对情境的主观评价的基础上所感受到的紧张反应和威胁状况;

(4)职业紧张也指一个过程,即努力工作一天并不立即导致紧张反应,而是缓慢地出现在几个星期之后。职业紧张理论是建立在工作心理学和行为医学的基础之上的,研究目的是通过研究职业和工作需求对幸福感、心身报怨和健康危险的影响来确定职业和工作与健康之间的关系。

职业有害因素影响哪些方面

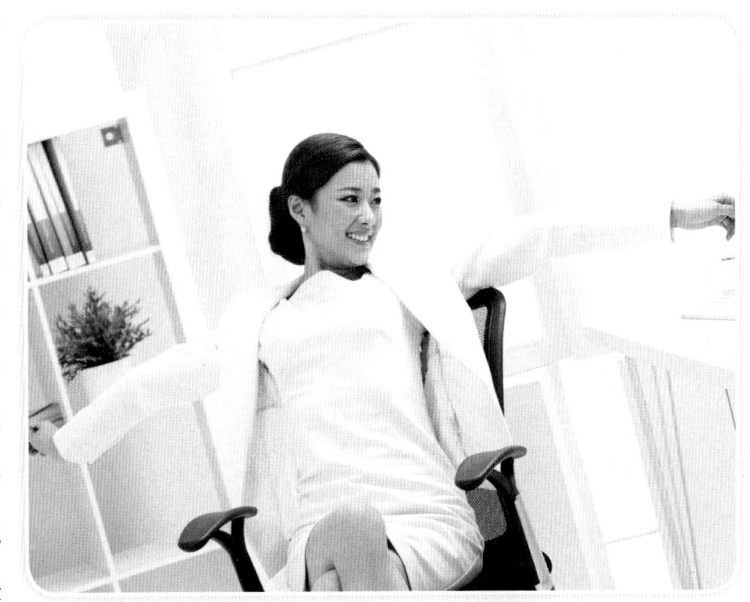

（1）职业有害因素与先天缺陷：孕期接触电离辐射、甲基汞、含二噁英类的物质可影响胎儿发育并导致先天缺陷发生，已为人们所公认。近年来国内外的研究表明，孕期接触有机溶剂与子代先天缺陷的发生有关联，小儿中枢神经系统缺陷、唇腭裂以及心血管系统缺陷的发病率增高。我国的研究结果显示，孕期从事橡胶生产的女工以及人造丝生产中接触二硫化碳的女工，子代先天缺陷发生率显著高于对照组。

（2）职业有害因素与低出生体重：孕期接触铅、苯系混合物、抗癌药、氯丁二烯、丙烯腈以及强烈噪声，可致胎儿生长发育迟缓，使低出生体重的发生率增高。出生体重低于2500克的低出生体重儿中，智力发育不良者可达30%。

（3）职业有害因素对子代智力发育的影响：近年来的研究证实，胎儿于宫内铅暴露的水平与婴儿或儿童期的智力发育有关。婴儿的精神发育指数得分与婴儿脐带血中的铅含量呈负相关；母亲从事铅作业的蓄电池厂托儿所儿童的智商显著低于对照组儿童。

（4）职业有害因素对子代儿童期恶性肿瘤的影响：母亲孕期接触致癌物质，与子代儿童期恶性肿瘤的发生有一定关联，例如，己烯雌酚是人类的经胎盘致癌物。

母亲孕期接触己烯雌酚，所育女性后代于儿童期可发生阴道透明细胞腺癌。母亲孕期接触苯，其子代白血病的发病率有所增高。

（5）职业有害因素对妊娠母体健康的影响：妊娠母体的健康状况对胎儿能否正常发育影响极大。外界环境中的有害因素，无一不是经由母体对胎儿发生影响的。它们既可以通过胎盘屏障直接作用于胚胎或胎儿；也可通过对母体的毒性作用（母体毒性）影响胎儿的正常发育。

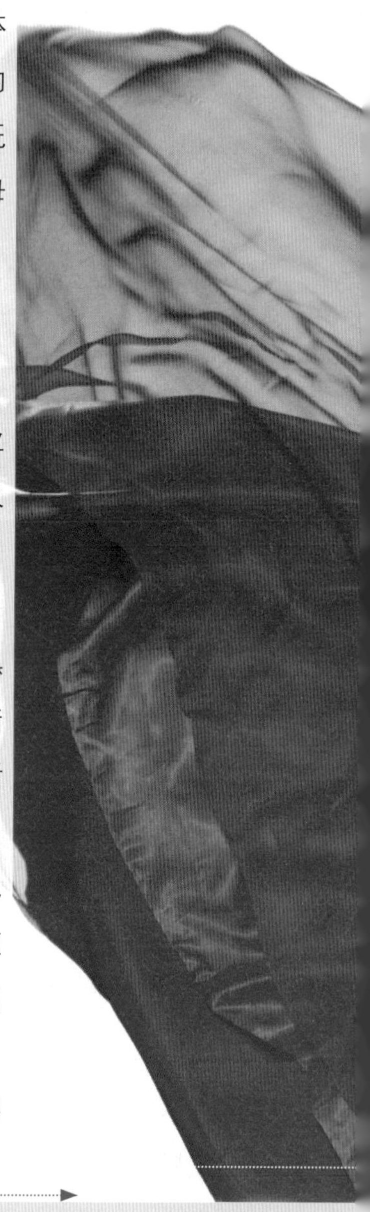

内分泌对女性至关重要吗

现代女性不仅要担负起家庭的种种事务，还要在事业上与男人一样地奋力拼搏。而女性较敏感，情绪不稳定，又易因忧郁、急躁、怒气而思虑过度，从而导致内分泌失调。脑垂体、肠道内分泌失调导致了长期的失眠、便秘和肥胖，令女性皮肤、肠道内毒素堆积，出现皮肤暗黄、气色差、黑眼圈等问题，而肠道毒素的堆积更导致了便秘，加重皮肤暗沉、干皱、没光泽，并且容易长斑长痘，肚子上也出现了难看的游泳圈。而乳腺内分泌失调令乳腺组织血瘀产生胀痛，血滞形成肿块，导致乳腺增生、乳房肿块。循环减弱导致乳腺结缔组织支撑减弱，出现乳房下垂。女性常见的色斑、痘痘、皱纹、容颜早衰、月经不调、痛经、绝经期提前等岁月问题，都可归为子宫和卵巢内分泌失调。由此可见，脑垂体、乳腺、肠道、子宫、卵巢这五大系统内分泌对女性太重要了。任何一个系统的失调都会给女性带来难言的困扰。

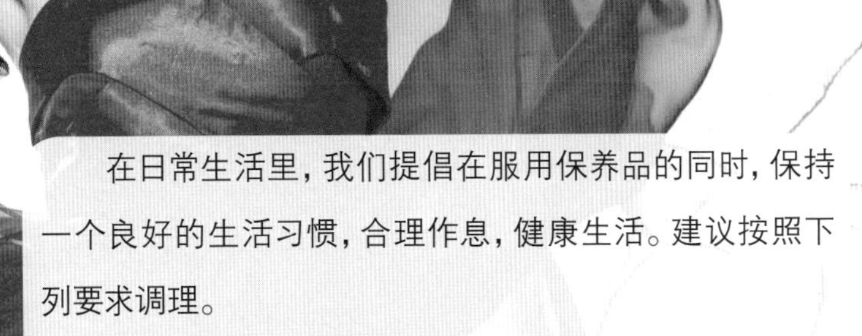

在日常生活里，我们提倡在服用保养品的同时，保持一个良好的生活习惯，合理作息，健康生活。建议按照下列要求调理。

饮食调理：食物应多品种多变化，搭配合理，多吃蔬菜、水果，少吃油腻与刺激性食品。

精神调理：保持愉快、乐观的情绪，保持平和的心态。

运动调理：注重户外锻炼，积极参加健身运动，日常应该按时作息，做到劳逸结合。

排毒调理：注意保持规律排便，保持汗腺的通畅，让机体产生的一切废物、毒素顺利排出。

保养品为内调，好习惯为外养，内外结合有助于机体更快更好地调节，也能让保养品最大化地发挥功效。

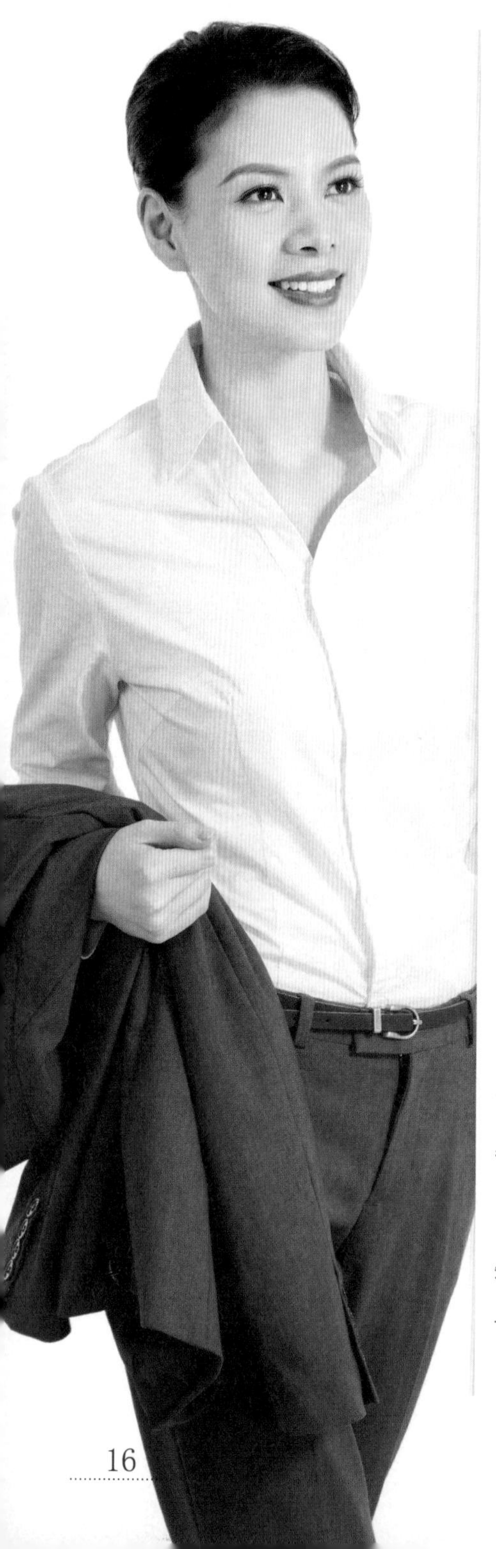

职场女性怎样应对心理劣势

（1）寄希望于好人缘，而过分苛求自己：谨小慎微，处处留心，生怕得罪了同事或上司，而对每个人都有求必应，笑脸相迎，总是呈现出一种过度的“随和”。其实，这种为人处事的态度非但不聪明，其后果往往会使自己处于一个尴尬的境地。身处职场，大可不必为了博得所有人的欢心而为难自己，只要本着个人的原则，坦诚共事，就不失为明智之举，要知道，做出成绩才是在公司立足的前提。

（2）只知一味实干，却不会加以表现：不善于表现自己，干着超出旁人几倍压力与辛劳的工作，却有可能拿着与其他人相同的薪金。且除了工作，几乎没有了个人的生活。在工作上，要学会适时地表现自己，在努力做出优秀的业绩之外，更应注意让上司知道它们，因为每一份付出均应获得应有的回报。

（3）工作缺乏调节，鲜有劳逸结合：很多女性，在工作时会发现自己简直就是一个工作机器。信用卡里的钱在几个百分点地涨，而自己眼角的皱纹也在以几何指数的速度狂增。她们常常会疑惑，难道这就是生活？回答当然是否定的，对于职业女性来说，工作固然重要，但千万不要把自己变为工作的奴隶，学会劳逸结合才是真正会生活的人。

(4)不显山露水，被动地等待发现：持有这种心态，说明对自己的能力还缺乏信心。有极强的依赖性与惰性，不会努力去争取自己所感兴趣的位置，更不会向上司展现自己的特长与才华。只是一味地、被动地等待他人的发现。这是一种极为愚蠢的想法，无异于天方夜谭。聪明的做法是在老板肯定了自己的敬业精神之后，适时地讲出你真正的需要，这样反倒会让老板觉得你是一个了解自己并充满自信的人，委以重任不说，关键是得到了自己真正喜欢的工作。

(5)负面情绪太盛，态度消极：有的女性碰到问题时往往习惯于先发一通怨气，而很少从问题的实际出发，寻找自身的缺点，进而去解决它。我们必须意识到，抱怨不能解决任何问题，只有以积极的态度去面对，才是解决问题的关键。在办公室里的各类争斗中，互不相让在同一个屋檐下，进行明显的竞争是极为不明智的做法，往往导致两败俱伤。对于自己看不惯或有利益冲突的人，最好的办法是选取一条互利之道，团结为本，回避矛盾，这样不仅显示了你宽容的胸怀，更体现出你以公司的整体利益为重。记住，顾全大局乃是公司决策者所欣赏的首要素质。

(6)不善于和男同事、男客户进行沟通与合作：身处职场的女性或多或少都会遇到与男同事、男客户共事的情况，如何处理好与异性的关系，不仅关系到你在旁人眼里的形象，还会影响你的情绪。其实说起来，解决这类问题的办法也很简单。保持距离，而又不失亲密，既不要让男人觉得你是个铁腕女人，也不要给人以有机可乘的柔弱之感，还有至关重要的一点是尽可能杜绝办公室恋情的发生。

(7)太过保守，不喜欢改变：女人的性格中，大多都有平和、自足的因子，不喜冒险，又常会满足于比上不足、比下有余。所以，很少能够做出超越性的举动。成功不仅需要艰苦的努力，更需要勇气和冒险的精神。克服惧怕心理，面对挑战，相信自己能行。这正是成功者与平庸者的差别所在。

(8)缺少计划，不讲效率：一般来讲，女性做事比较细致，但同时又缺乏高层次的计划与统筹安排。另外，对于一些自己力不从心的项目总是先搁置一边，待到紧急关头，才草草了事，敷衍交差，这是缺乏主动性的表现。要想真正克服这一障碍，第一步应认清自己的实力，绝不做太过高出自己能力范畴的事，然后要对细节深入考虑，统筹规划，时时提醒自己要思维敏锐，讲究效率。

都市“独居”女性健康指南

当今社会许多女性由于工作关系，常常一个人租房子而形成个人为中心的生活方式：三餐不用顾及他人，自己想什么时候吃就什么时候吃，想吃什么就吃什么，更甚者想不吃就不吃。无论是结婚“无望”的剩女，还是极其乐意享受一个人悠然自得的女强人，独居生活的健康和品质越发不容忽视。然而调查发现：一个人住时遇到意外情况的生存概率比有伴侣或家人同住的人至少低40%。怎样引领健康生活呢?

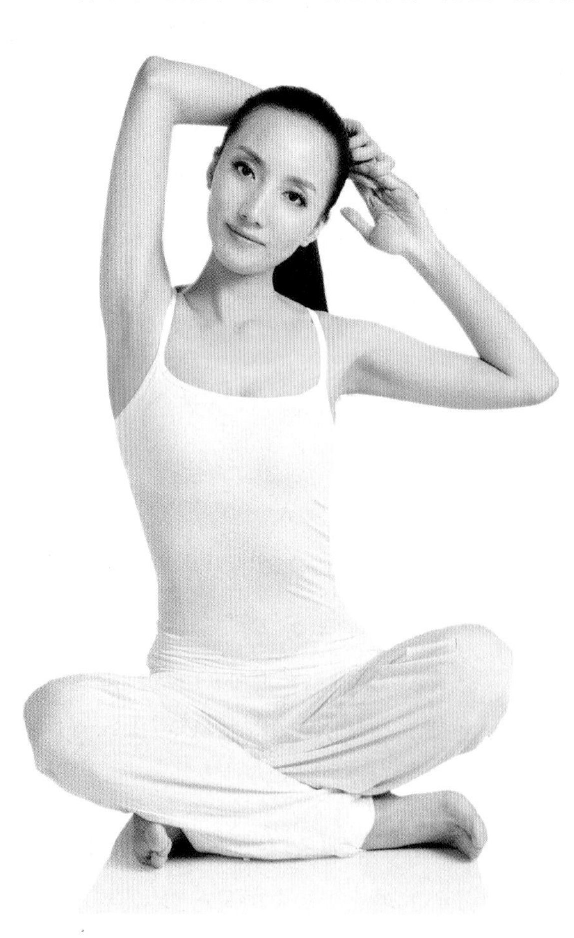

（1）省时加料好重要：部分独居白领因为工作时间的缘故往往只进食粉、面、面包、饼干等以淀粉为主的食物而少吃蔬菜、水果、肉类和奶类等食物，以致缺乏铁、钙、维生素C等营养素。其实，可以在主食基础上适当增加一些“配料”，例如吃面条时，可加入蔬菜及肉片或鱼片；素食者可加入豆类制品（素鸡、豆腐干等），以增加营养；吃面包时，可加入鸡蛋、芝士、番茄及生菜等做

成三明治。

（2）少吃加工食物：有些独居白领为了方便，常吃罐头或加工食物，如午餐肉、豆豉鲮鱼、咸蛋、咸鱼等。这些食物含有高盐分或高脂肪，经常进食会影响血压水平和心血管健康，腌制食品更是增加了癌症的发生率。因此，为了健康着想，建议多选用新鲜肉类和蔬菜。

（3）不宜"一餐煮饭，多餐吃"：为求方便，部分白领可能会烹煮较多的分量，分作数餐食用。这样限制了食物种类，长远来说较容易导致营养不良、肠胃功能退化。而且，重复烹煮食物或烹煮时间较长，会减少食物中的营养素含量，倘若储存不当或存放过久，更易变坏。所以，不宜"一餐煮饭，多餐吃"。

在日常生活中，生活必需品一次购齐，耐储存的东西可以多买点，减少去超市次数；尽量不在外面吃饭，不买熟食类，自己买材料做饭；多喝水，多煲汤。家里一定要常备蔬菜、水果，经常吃维生素片；可以晚起，但一定要早睡！因为，晚睡→容易饿→吃东西→长肉+皮肤不好+精神不好，而且夜深人静容易多愁善感，没事找事。

职场女强人得具备哪些心理素质

在现代社会，女性在职场上虽然有很多优势，但想要成为一名职场女强人，除了努力拼搏外，还得具备一些心理素质。

（1）坚定不移的理想：有非常明确的目的、肯定的目标，知道自己要什么，不会轻易被其他人的看法动摇。她们意志坚强，对事情有主见，最后才有丰收。

（2）全神贯注做最重要的事：专注于自己的重要目标，不左顾右盼，不拖泥带水。她们做的是举足轻重的事，而且绝不拖到最后关头草草了事。她们不是瞎忙，而是忙得有价值。她们会把自己的才华、精力、知识运用得淋漓尽致。

（3）为自己的行动负责：她们不找借口，不怪别人，不发牢骚，不吐苦水。遇到错事会先从自己身上找原因，不会推卸责任。

（4）勇于做决定：只针对重点思考，在适当的深思熟虑后做出决定，而且绝不拖延，立刻就做！

（5）勇于认错：要是犯了错，就勇敢承认，动手改进，继续往下做。不要找理由解释，否则只是浪费时间、精力、金钱和其他的宝贵资源。

（6）自立自强：她们具备成功所需的才华和本领，而且充满自信。

职业女性心理压力有哪些表现

工作倦怠症。大多数有一定工作经历的女性都曾有过“疲惫、皮肤状态不佳等”相关症状，对工作提不起精神，甚至产生转换角色、到完全陌生的环境或从事完全不同职业的想法。

缺乏安全感。职业女性普遍缺乏安全感，心理承受力不强，有一种朝不保夕的危机感；同时，长年的艰辛劳作又常常使她们感到劳累而心生厌烦。长此以往，会使她们心理失衡，健康状况过早走下坡路。

缺乏自信。事业发展不顺利的时候，很多女性会怀疑自己的能力，否定自己，而否定自己的同时就会否定别人，不容易看到别人的长处，这种自信心不足过多地消耗了她们的精力和时间，因而也就减弱了她们追求成功的动力。

缺乏乐观精神。许多职业女性遇事只看到事物阴沉黑暗面，总是预测自己可能不顺和失败，常因抱怨而失去施展才华的机会。

职业女性产生心理压力的原因有哪些

不公平竞争。由于性别偏见和性别歧视，女性在就业、岗位竞争、提职、提薪等方面均处于劣势，有的单位在优化组合、干部任免中歧视女性，心理压力不断加大，以致整天提心吊胆，对人事关系过于敏感，甚至引起自主神经功能紊乱。长期处于心理重荷之下，会对心理健康造成严重的不良影响。

家庭因素。婚姻、家庭对于女性的压力也很大。职业女性不仅要承担工作压力，而且要花相当大的精力在家庭和孩子身上。这些方面一旦出现问题，容易使职业女性们产生挫败感，抑郁沮丧。

生理因素。妊娠期、产褥期、哺乳期、更年期等每一阶段，都可能引起女性的心理冲突和危机，所以相对于男性来说，女性更易患心理疾病。以抑郁症为例，统计表明，女性抑郁症的发病率是男性的2倍。

职业女性如何进行心理调适

（1）改变分析角度，学会换位思考。

（2）有面对现实的积极心态。

（3）学会自我暗示。

（4）正确认识自我，学会欣赏他人。具有嫉妒心理的女性，总认为自己比别人强，看不到别人的优点和长处。实际上，一个人限于主客观条件的限制，不可能只有优点没有缺点，也不可能只有缺点没有优点，因此，要接纳自己，认识自己的优点和长处，同时，也要正确地评价、理解和欣赏他人。

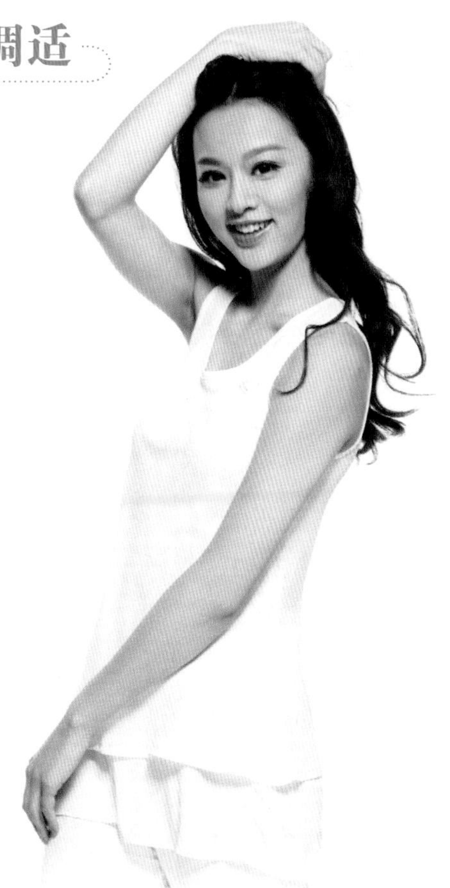

（5）加强自身修养，培养宽阔心境。心胸狭窄是一种压制人才和打击成功的阴暗心理。要克服这种病态心理，就要培养宽阔的胸襟，树立公平竞争、互助前进的观念。

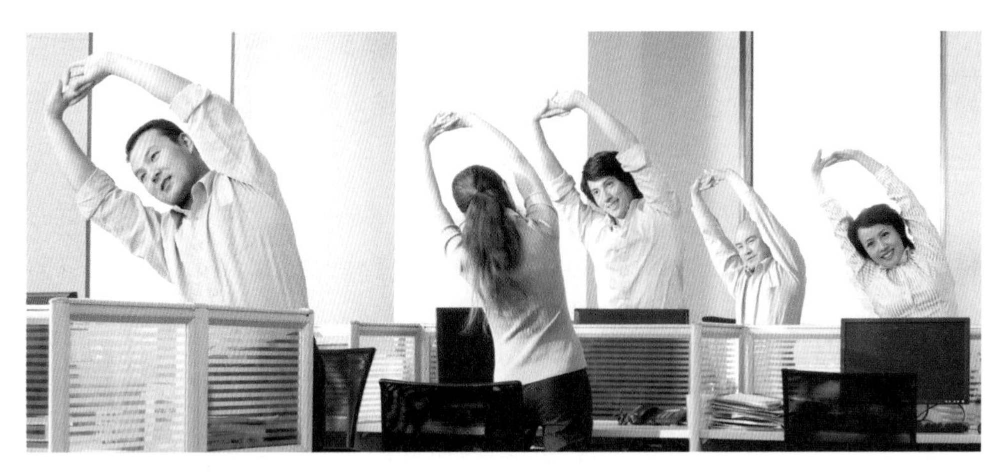

工作压力可产生哪些不良症状

（1）心理症状：心理失调与工作条件有重要的关系。下面列出了不同职业产生的工作压力的典型结果：焦虑、压力、迷惑和急躁；疲劳感、生气、憎恶；情绪过敏和反应过敏；感情压抑；交流的效果降低；退缩和忧郁；孤独感和疏远感；厌烦和工作不满情绪；精神疲劳和低智能工作；注意力分散；缺乏自发性和创造性；自信心不足。

（2）生理症状：心率加快，血压增高；肾上腺激素和去甲肾上腺激素分泌增加；肠胃失调，如溃疡；身体受伤；身体疲劳；死亡；心脏疾病；呼吸问题；汗流量问题；皮肤功能失调；头痛；癌症；肌肉压力；睡眠不好。

（3）行为症状：拖延和避免工作；表现和生产能力降低；酗酒和吸毒；工作完全破坏；去医院次数增加；为了逃避，饮食过度，导致肥胖；由于胆怯，吃得少，可能伴随着抑郁；没胃口，瘦得快；冒险行为增加，包括不顾后果的驾车和赌博；侵犯别人，破坏公共财产，偷窃；与家庭和朋友的关系恶化；自杀和试图自杀。

压力与内分泌系统及心身疾病的关系

压力通过中枢神经系统（CNS）对各内分泌腺产生着巨大的影响，并经由后者影响着心身健康，甚或促成心身病症。

（1）心理压力–CNS–CRF–ACTH–肾上腺皮质系统：肾上腺皮质受控于腺垂体（前叶）的促肾上腺皮质激素，后者又受控于丘脑下部的促肾上腺皮质素释放因子（CRF）。ACTH和皮质醇的分泌有昼夜节律，上午6~7时分泌量最大。心理压力会激活此系统，引起皮质醇的大量分泌。此外，抑郁症、躁狂症、强迫症、情感分裂患者可伴有皮质醇大量分泌，这是心理压力引起高血压、糖尿病的机制之一。

（2）心理压力–CNS–GNRH–性激素系统：垂体的卵泡刺激素（FSH）刺激卵泡或精子的生成，垂体的黄体生成素（LH）则刺激雌性激素或睾酮的生成和分泌。下丘脑的促性腺激素释放激素（GNRH）则控制、刺激FSH和LH的分泌。它们共同调节着性功能、青春发育、月经和生殖功能。压力、焦虑通过CNS，可引起月经紊乱、不孕、性功能低下，这是临床十分常见的情况。

（3）心理压力–CNS–TRH–TSH–甲状腺系统：甲状腺分泌甲状腺激素（T3、T4）是受垂体的促甲状腺素（TSH）所控制的，后者又受下丘脑的促甲状腺素释放激素（TRH）的控制。心理压力可通过TRH、TSH的改变引起T3、T4的大量分泌。持续压力可引起甲状腺功能亢进，机制便在于此。

（4）心理压力–CNS–GHRH、GHRIH–生长激素（GH）系统：心理压力通过下丘脑对生长激素释放激素（GHRH）和生长激素释放抑制激素（GHRIH）的调节，可引起GH大量分泌。GH可增强人的代谢功能及适应环境的能力。

（5）心理压力–CNS垂体后叶轴：垂体后叶分泌的加压–抗利尿激素是压力性激素，可提高人体在心理压力下的注意力、警觉性、记忆力和学习能力。

（6）心理压力–CNS–交感–肾上腺髓质系统：心理压力激活本系统，大量肾上腺素分泌进入血液，这是引起高血压、心脑血管病、心肌梗死的主要机制之一。

（7）心理压力–RAA系统：心理压力通过CNS–交感神经系统激活肾素（R）、血管压力素（A）和醛固酮（A）系统，从而引起高血压、心脑血管病等心身疾病。

（8）心理压力–胰岛系统：压力、焦虑、愤怒等通过激活交感神经系统，抑制胰岛细胞功能，减少胰岛素分泌，成为糖尿病发病机制之一。

压力引起哪些女性生殖系统心身疾病

1. 原发性痛经

人格因素：人格因素影响疼痛的表达，具有不同人格类型的人对月经、疼痛的理解不同，因此其痛经症状及严重程度也有所不同。25岁的女性有42%有痛经，5%痛经较严重以至影响日常活动。15岁的痛经少女更加缺乏自信与自尊，而25岁痛经者较非痛经者成就动机高，进取心强。而且痛经女性较非痛经女性更具有传统的女性气质。

情绪因素：抑郁和焦虑是原发性痛经研究最多的两个情绪因素。抑郁和焦虑等情绪因素影响痛觉表达。

社会因素：年龄、文化程度、种族、婚姻状况、经济收入、吸烟、饮酒、运动等都可能与痛经有关。

原发性痛经是生理、心理、社会、文化等因素综合作用的结果。

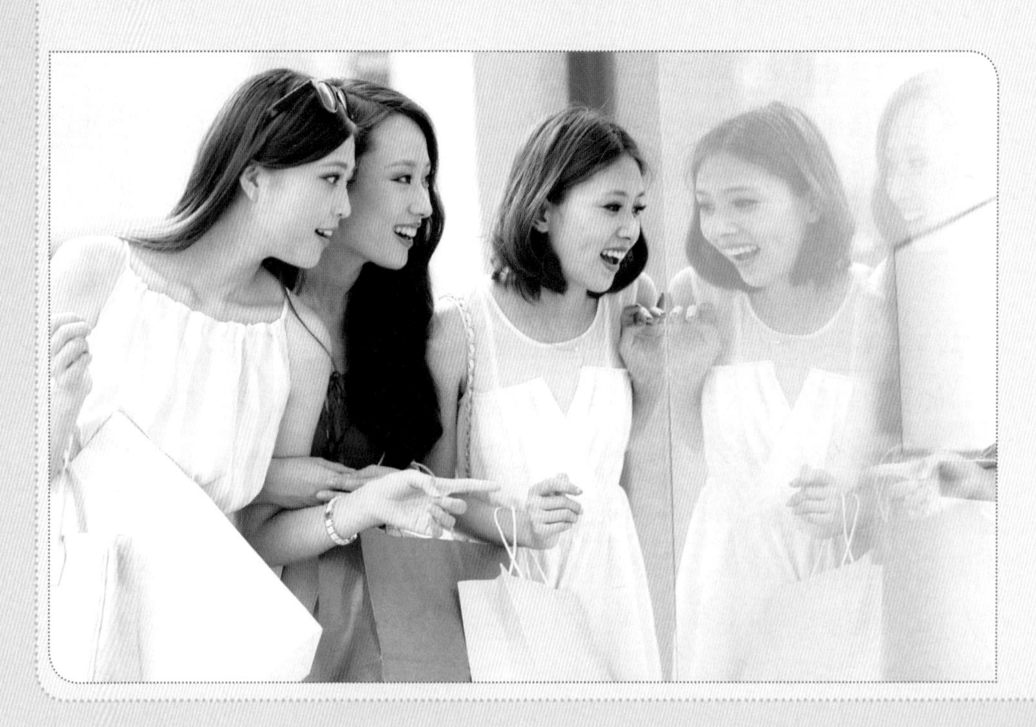

2. 经前期紧张综合征

经前期紧张综合征是指女性在月经前期出现生理、精神以及行为方面的改变，严重者影响生活和工作，常于月经来临之前的10天左右发病。

人格情绪因素：经前期紧张综合征患者常常情绪不稳定，有神经质、内向、抑郁焦虑、急躁易怒、自我评价过低、适应能力不良、甚至自杀等心理学特点。具有比较脆弱的人格特点的女性，对适应环境的变化常存在较大困难并易产生焦虑威胁感。

社会因素：经前期紧张综合征患者常因家庭不和睦、工作紧张或不顺心而激发。有外国学者认为，当人们在社会环境中的支持、舒适感消失，以及已获得的价值观破灭后，容易产生抑郁。

3. 围绝经期精神障碍

女性从出生到衰老，是一个渐进的过程。女性卵巢功能逐渐衰退，生殖器官开始萎缩向衰退过渡的时期为女性更年期。

绝经时各种抑郁症状增加可由社会心理因素解释，如与性角色、婚姻状况、子女问题、工作环境、社会经济地位相关的压力及失去亲人的痛苦等，而不单纯是生物因素。

4. 产后抑郁症

许多研究认为，在疾病发生前的某些因素在对人体健康的影响中，比疾病本身对患者的影响更为重要，这些影响包括生物因素、社会心理因素和环境因素等。

产后抑郁症是由于女性对成为一个母亲而产生一系列紧张感不能适应所致。这些紧张的应激源来自经济、婚姻关系、社会和重大的生理变化以及新角色的心理需要等，无论对初产妇或经产妇均如此。包括额外经济负担，睡眠剥夺，工作量增大，责任增加，孤独感、被迫学习新的生活技能、虚弱感、不能预料的各种工作任务，长时间劳累，得不到丈夫的足够支持，母亲幸福感的不真实或对自己要成为一名好母亲期望过高等。

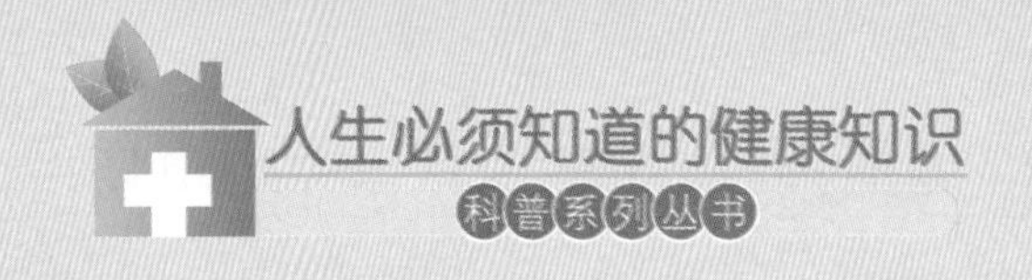

5. 慢性盆腔疼痛

慢性盆腔疼痛是妇科常见症状之一，一些患者可以找到诸如慢性盆腔炎、子宫内膜异位症等器质性原因，但许多人仅有微小病理变化或器质性变化，对于这类患者可以从社会–心理方面得到一些解释。

慢性盆腔疼痛和情绪障碍、人格障碍等有关，如抑郁、焦虑、人格障碍及无明显病理变化及创伤性性经历等，慢性盆腔疼痛患者性功能障碍发生率高于对照组，婚姻不幸福和性功能障碍，尤其是性交疼痛发生率高。

6. 不育症

人格特征：与同性别健康人群相比，不育症患者偏于内向，情绪不够稳定、易怒、紧张。不育与人格特征的因果关系目前不清楚。

不育症患者的压力问题：国内外研究发现不育症患者表现出明显的烦恼忧伤、焦虑压抑，不育症患者心理健康状况明显低于对照组，男性躯体化，焦虑明显；女性人际关系敏感、抑郁、焦虑、精神病理性明显。

目前我国的营养知识状况如何

目前，我国普遍存在营养知识缺乏的状况，尤其是在农村，有些农村居民甚至把自家的鸡蛋、水果换了方便面给孩子吃。因此，全面普及营养知识，形成现代化的营养理念是非常重要的。

营养教育或营养普及是一项长期的系统工程，美国从20世纪90年代开始实施《营养标签与教育法案》——以法案的方式来发布的。如果我国从政府层面做官方的营养宣教或是营养知识的教育可能也会起到促进作用。目前来说，政府也做了很多工作，比如首次推行营养标签，即在所有食品上标明营养成分，若加上宣传教育等配套措施，则是一项惠民工程。公众在选购食品时对照营养标签的成分，可根据其能量、微量元素等成分，考虑是否给孩子服用。

另外，成年人应尽量避免或是少食脂肪含量特别高或是能量特别高的食品。因此，营养标签或是包装上的信息是教育消费者的载体。但目前宣传工作还未到位，公众还没有形成标签意识。如果以营养标签为载体开展大面积的宣教，就会一定程度上避免农村居民用自家的牛奶换可乐给孩子们喝的现象。因此，全民宣教对于大众健康普及是非常重要的。

目前，对于营养标签来说，企业做了，但是老百姓看得少且很多人看不懂。虽然我们做了一些宣教工作，但是宣教程度不够且没有持续性的大强度的进行，所以还需要政府的大力支持。

广大的职场女性应接受哪些饮食规划的建议

首先要规律饮食、规律休息。如果实在无法保证正常的作息和饮食，请尽量合理调配，不能靠补充饮食来弥补损失、弥补不规律的情况。强化某些营养素也不能改变多少，还是要以改善生活状况、改善规律、改变作息方式为主，不能舍本逐末。

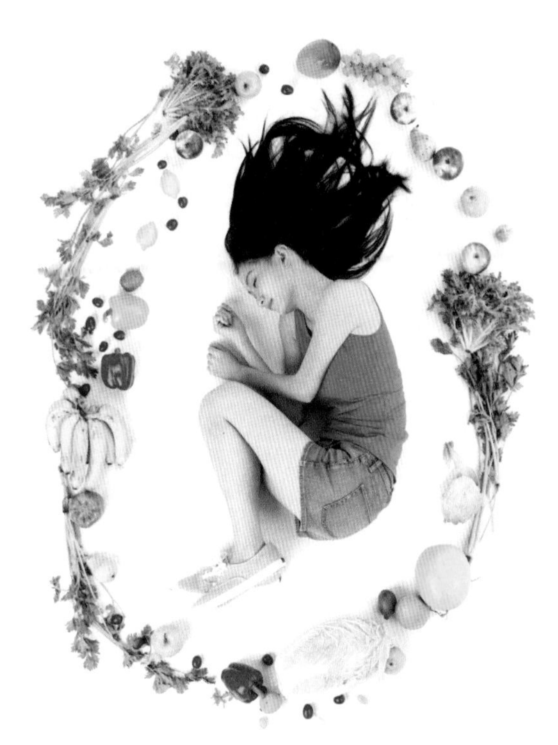

爱美之心人皆有之，很多女孩为减肥吃一些纯素食或是仅吃一些水果，这样的女性体内可能会缺乏一些微量元素。对于减肥的女性朋友，可适当地控制饮食（如少吃一点），如果吃的很少又怕微量元素缺少，可以根据自身

情况适当吃一点保健品（如鱼肝油、维生素片等）。但还是建议正常吃饭，宁可少吃，不可缺餐。

女性一生不同年龄阶段对营养的需求不同，合理安排饮食可以保护女性的自身健康。我国目前还未制定专门针对中老年女性的膳食指南。笔者有几点建议：女性到中老年以后，第一要多晒太阳，这是很关键的因素；第二要经常吃一些豆制品，现在大家的食物很多，很容易忽略大豆类食品的作用；第三要适当地运动，对于骨质疏松的人，预防单纯靠补钙、补维生素D都不会有很大的效果，尤其是针对更年期以后，如果经常适量运动，对于钙在骨骼的沉积是有一些效果的。所以，除了注重营养、注重晒太阳，还需要适量的运动，如适量负重运动（背包行走等），这样晒着太阳走走对骨骼中钙的储留更有好处。

遗传与健康

人类健康、人口素质和遗传性疾病均受遗传影响。遗传决定了人类个体的生长、发育、衰老和死亡，很大程度上决定了人类个体的健康状况和后代的遗传素质。遗传性疾病的发病率和疾病类型在不断增加，一些危害严重的常见病现已证明与遗传有关。遗传病严重威胁着人类健康和人口素质的提高，是导致胚胎流产以及儿童死亡的主要原因和老人不能颐养天年的主要因素。近年来，随着人类基因组计划的圆满完成及后基因组计划的迅速进展，人们对遗传病的认识不断深入，对影响人口素质的遗传因素和非遗传因素有了更多的了解，遗传与健康的关系也日益受到重视。应用遗传学的原理和方法研究人类遗传病的发生发展机制和传递规律，探讨疾病的诊断治疗方法和预防措施，对有效防治遗传病的发生、维护人类健康、实现生殖健康、提高人口素质具有十分重大的意义。

一般认为，在人的健康因素中遗传占10%~15%，实际上许多因素是相互联系或综合产生作用的。生物的基本特征是新陈代谢，即生物可以从周围环境中获取营养物质，并将这些营养物质改造成为自身可以利用的各种物质及能量，以维持、壮大并延续生命。独特的新陈代谢方式取决于生物的独特的遗传结构。所以人的健康，从某种意义上说，就是人体遗传结构控制的新陈代谢方式与人体周围环境保持平衡；遗传结构的改变或环境因素的改变从而打破新陈代谢方式与周围环境的平衡就发生了疾病或影响了人的健康。

据统计，全世界受遗传病危害的人数占世界总人口的15%。许多严重威胁人类健康和生命的常见病，如肿瘤、心血管疾病、高血压、糖尿病、精神疾病等均与遗传有关。随着研究分析技术的不断提高和改进，因染色体异常而引起的遗传病被不断地发现，现已达数千种之多。遗传病是一种发病率很高而且对人类危害极大的疾病。据专家估计，我国现有的3亿多儿童中，因遗传原因造成智力低下的有1000多万人，给国家和家庭带来了极大的经济压力和精神负担。因而，预防遗传病对国家的富强、民族的昌盛和家庭的幸福都有着非常重要的意义。

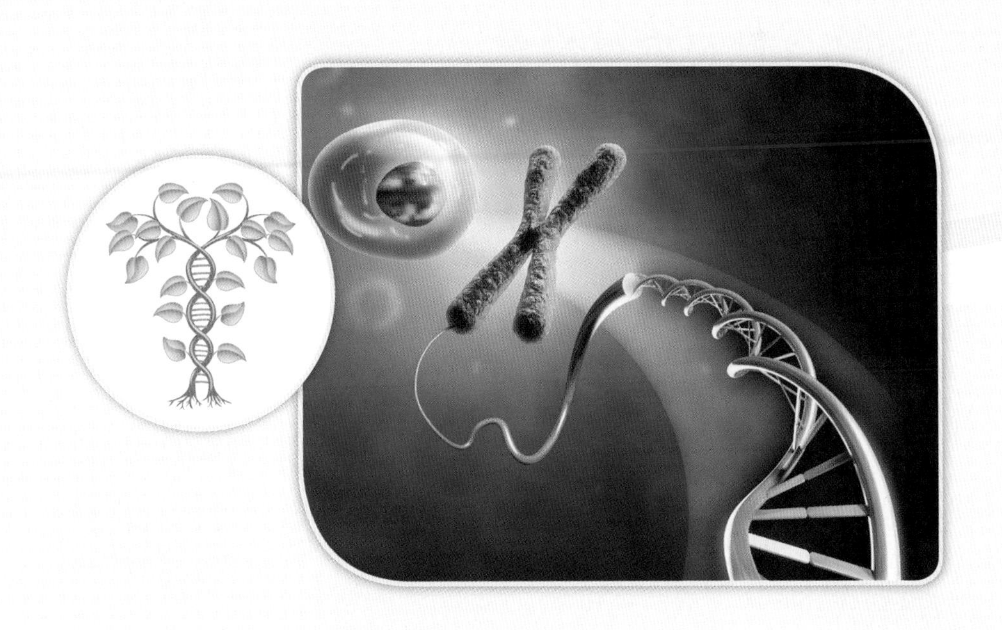

什么是妇科微创技术

狭义的妇科微创技术是指近数十年来借助医疗器械的更新发展，逐渐广泛应用于妇科临床的一些新技术、新术式，包括宫腔镜、腹腔镜手术及经女性阴道开展的一系列技术。广义的妇科微创技术除了上述新技术外，几乎涵盖所有的妇科手术的全过程，从手术指征的把握、手术方式的选择、手术过程更加细腻、出血更少，到术中所用针线的粗细、是否永久不能吸收等，完整体现“微创”的理念。

什么是腹腔镜手术

大家熟知的腹腔镜下胆囊切除术是外科领域最常见的腹腔镜手术之一。腹腔镜手术又称“打孔或钥匙孔”手术，是借助摄像系统、光源及特殊器械进行操作的一种微创手术，只需要2~4个0.5~1厘米穿刺口，腹部无明显疤痕。70%以上妇科手术可经腹腔镜完成。

为什么要做宫腔镜检查

宫腔镜检查是现代诊断宫腔内病变的金标准，可以直接放大观察宫腔内的形态，还可以直视下取组织病理检查。当出现以下情况之一时可选择行宫腔镜检查：异常阴道流血、不明原因的不孕症、流产、宫内异物、宫腔粘连、子宫畸形、超声检查宫内异常回声、宫内病变需检测定性。

宫腔镜手术能治疗什么病

宫腔镜手术是经过自然通道进行的微创手术，除了创伤小、恢复快、住院时间短的优势，还有不开腹、不切子宫、不影响卵巢功能等独特好处，但手术适应证较严格，是子宫黏膜下肌瘤、息肉、子宫中隔、宫腔粘连、嵌顿环、顽固性功血等疾病的首选治疗方式。

经阴道子宫切除术

阴道是女性的自然通道，子宫借宫颈与阴道相连、与外界相通。经阴道切除子宫比开腹或经腹腔镜切除子宫更直接、损伤更小、更快捷，适用于子宫脱垂、子宫肌瘤、子宫腺肌症、CINⅢ或顽固性功血等病例，需要切除子宫者可首选考虑。因非脱垂子宫切除术对医院、医生个人技术要求较高，需经熟练掌握该技术医生评估后决定。

妇科微创手术能切净病灶吗

妇科微创手术与常规开腹手术最大的区别是手术设备、手术途径的不同，医生需根据患者不同病情选择合理的手术方式。比如同样是子宫肌瘤，由于子宫肌瘤大小、位置、数目不同、患者年龄、生育、生活质量要求不同等，医生可能建议行经阴道子宫肌瘤切除、宫腔镜子宫肌瘤电切、腹腔镜或经阴道子宫切除、开腹子宫切除等多种手术方式。选择一家具有全面微创手术技术的医院，才拥有多种选择的权利。无论哪一种手术途径，其核心要求、最基本要求就是保障患者安全，保证合理手术范围，切净病灶。

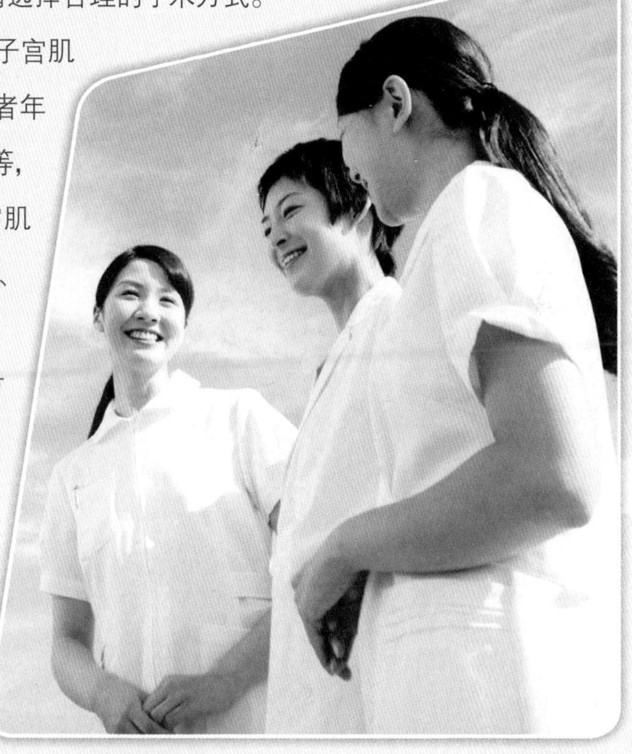

（本章编者：张咏梅 赵春艳）

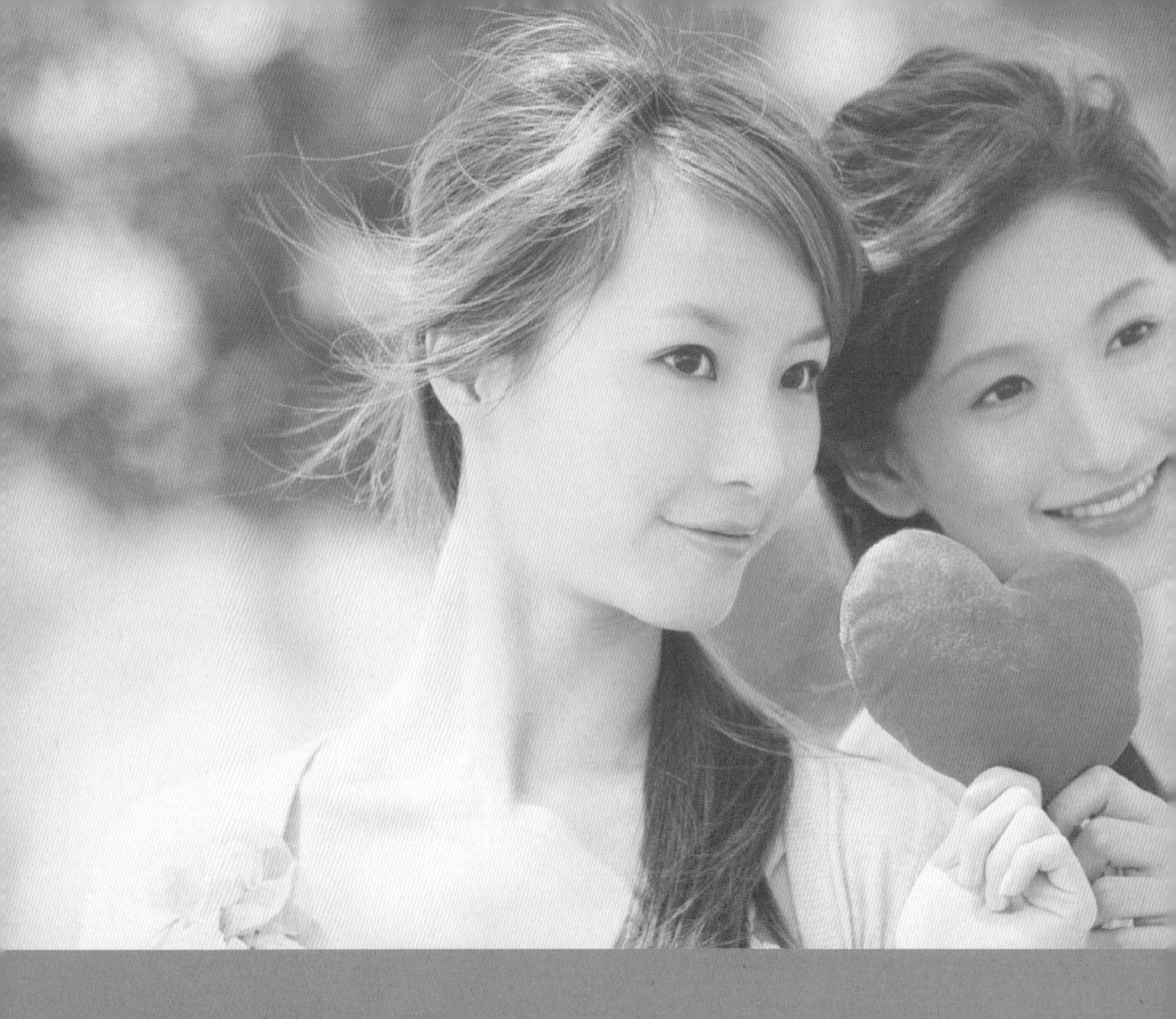

FUKE PIAN

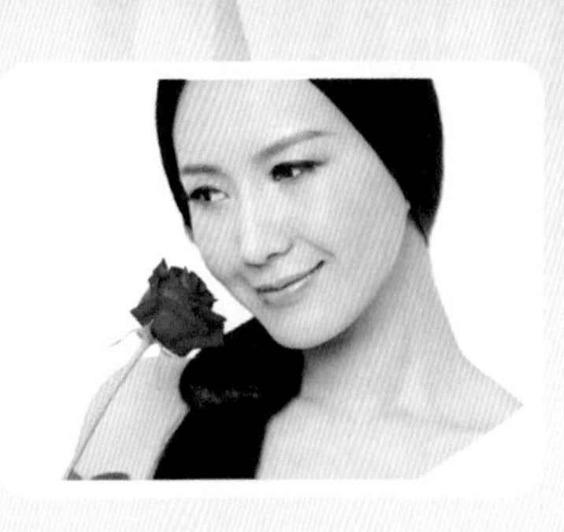
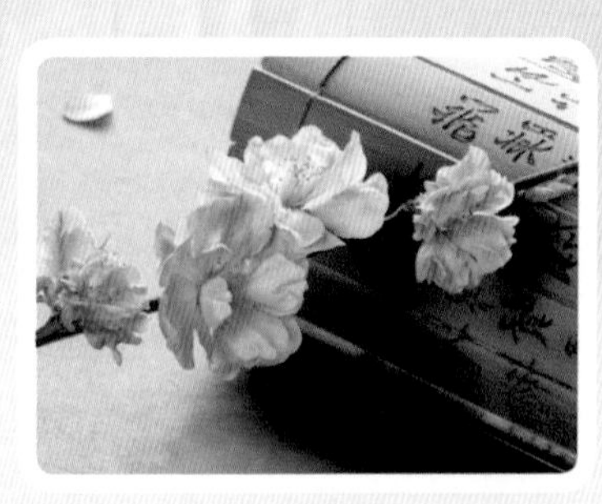
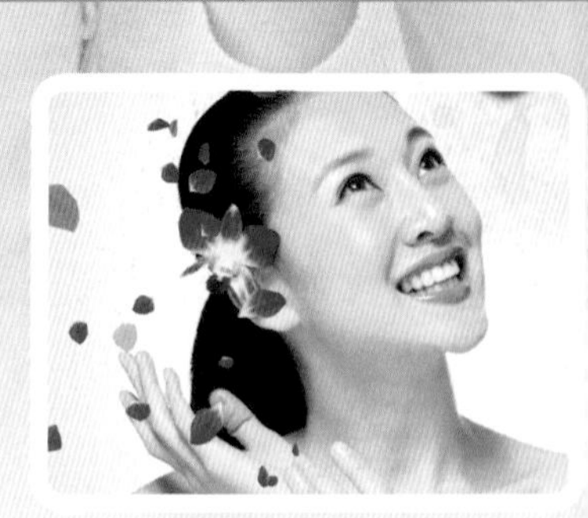

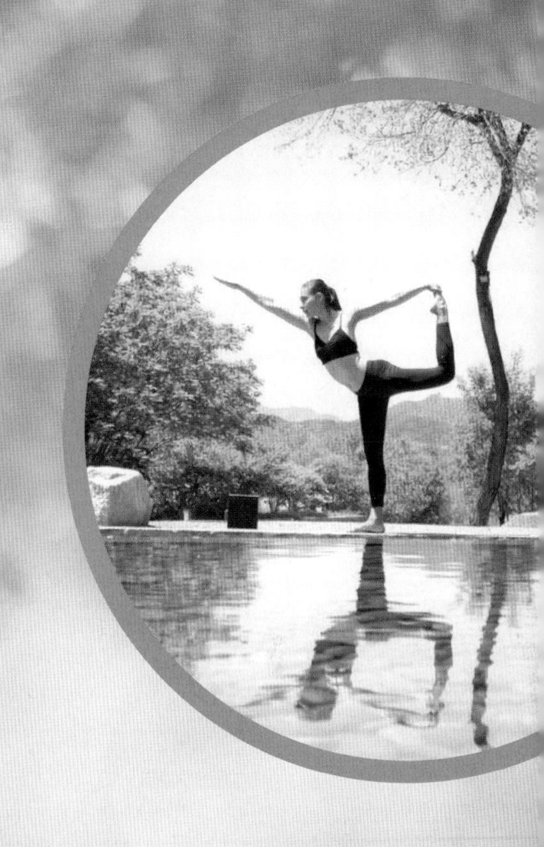

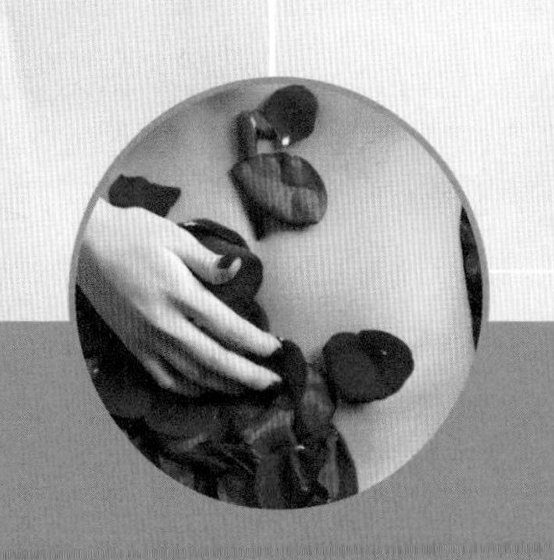

妇科篇

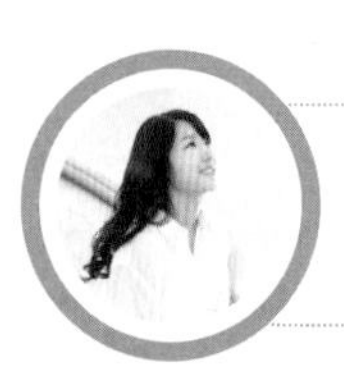

小V的妇科就诊日记

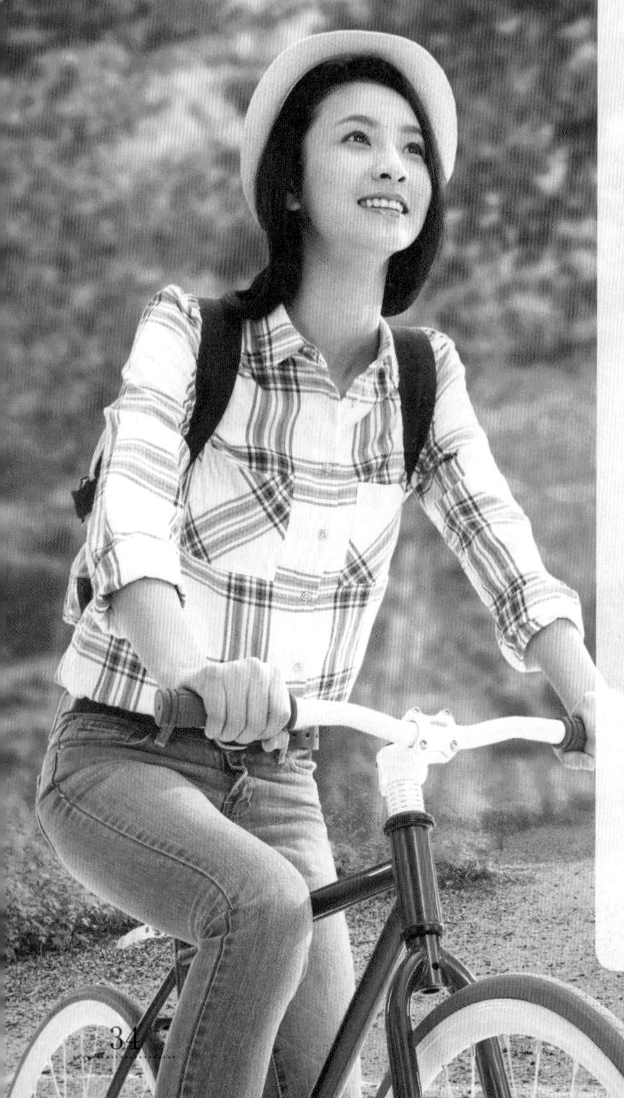

初诊时，我该先做什么

面对某种疾患，在百度研究过该疾病的诊治方案，并找到这方面的医生后，你需要先和医生谈谈，然后再决定是否接受相应的检查或治疗。

要能和这个医生和谐相处。良好的医患关系是辅助治疗奏效的关键。如果你觉得这个医生谈论他自己多过你自己，或者在疗效方面给你施加压力，或者仅仅因为你和那个医生不合拍、没有默契，那么这个疗程很可能对你就没有效果。内心感受是很重要的。要记住一个疗法对一个人有效果，但是对其他人不一定起效。

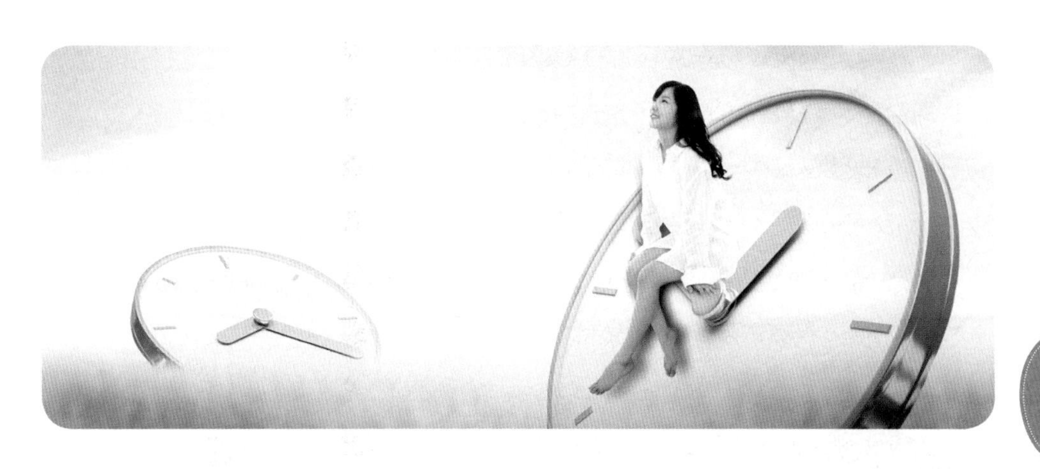

妇科检查的时机怎样选择

诊断和治疗妇科疾病，不少需要经过阴道检查，女性具有周期性的月经来潮，应根据月经周期的时间选择诊治时间。若就诊时间适宜，不仅有利于疾病的诊断，也有利于治疗。一般月经期不进行妇科检查，因为行经期宫口略有开大，子宫内膜具有创面，检查时极易将细菌带入而引起子宫内膜、输卵管等生殖器官炎症，处理不好还可引起长期腰痛、腹痛等毛病。另外，妇科检查时还可将月经脱落的子宫内膜碎片挤入子宫肌壁、输卵管甚至盆腔内，而造成子宫内膜异位，引起逐渐加重的痛经。所以，做妇科检查的最佳时间是月经干净3天以后，但是，若出现持续性不规则阴道出血，或突然大量出血伴有腹痛、晕厥、肿物出现时，应及时完成妇科检查，不应机械地等待月经干净后，以免延误病情。

检查前应注意什么

患者在就诊前最好用清水清洗一下外阴部，前一天应避免性交以及阴道用药，以免影响化验检查结果。

准备做输卵管通畅性检查、上环或取避孕环、宫颈治疗、宫腔镜检查、宫腔造影等，均应在月经干净后3~7天进行，且在月经后至检查前禁止房事，以防引起感染。

不孕症患者检查卵巢是否排卵做诊断性刮宫时，应在预计行经前12小时或月经来潮初期刮取子宫内膜，而不是在月经后。

检查是否妊娠者，应在逾期预计月经来潮就诊，此时做妊娠试验多呈阳性反应，且妇科检查子宫增大已较明显。

总之，诊断和治疗的疾病不同，检查方法不同，需要选择不同的时间，患者需要有所了解，同时也要听从医生的安排。

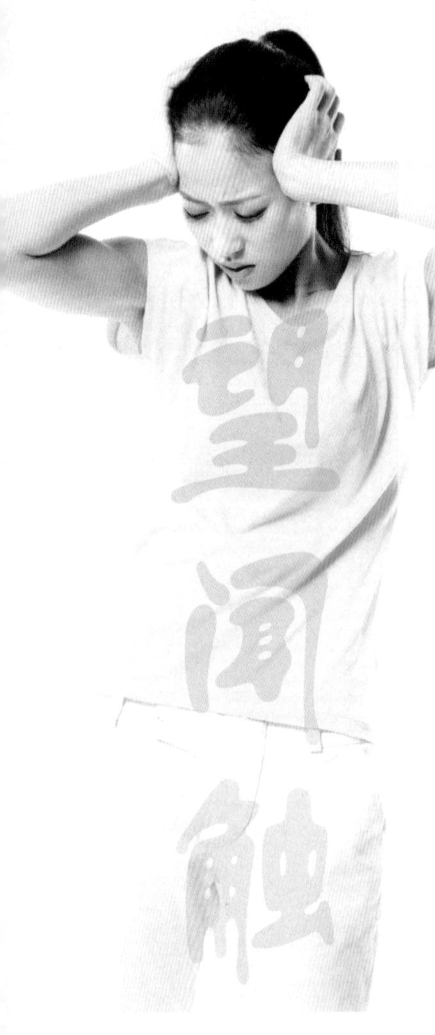

女性怎样自行检查外阴

女性自查外阴的方法，概括起来有三个字，即“望、闻、触”。

“望”，可以用一面小镜子，放在外阴的下面，前后左右移动镜子照视，借助镜子的帮助，观察自己的外阴部。另外，通过观察阴道分泌物，如白带和经血的颜色、清浊、稀稠，也能从中发现一些蛛丝马迹。

正常的白带是清白颜色的稀薄液体，正常经血是鲜红色或浅红色，有人还会有少许血块。

“闻”，是用鼻子嗅一下分泌物、经血或外阴部散发出的气味。一般正常的气味是清淡的腥味、汗酸味或无味。如果出现了腥臭味、腐臭味或特殊的气味，就可能出现了问题。

“触”的时候，先把手洗干净，用食指和中指两个指头的“指腹”（俗称“指肚”），从“阴阜”部位开始，从上而下，顺序按触外阴，直至肛门。正常触摸外阴时，感觉应是光滑、柔软，如果不用力去按，不会感到疼痛。当然，正常情况下也不应当摸到有小的结节或肿块。反之，则可能有病。

怎样选择有效的疗法

在众多的方案中，在临床医生的种种态度干扰下，找到适合个体的方法是一项很艰难、令人困惑和费时的工作。自己要做一下调查，从众多疗法中找出哪种能方便地融入你的生活方式（你在什么地方住，在什么地方工作），哪一种能解决你最想解决的问题，并且经济上也能负担得起等来综合考虑。问问周围的朋友和同事，往往他们的意见是最有价值的，并且能让你少走一些弯路。使用互联网查找一些事例和数字，并且咨询一下你感兴趣的治疗方式的规范团体。要避免同时尝试过多的疗法。

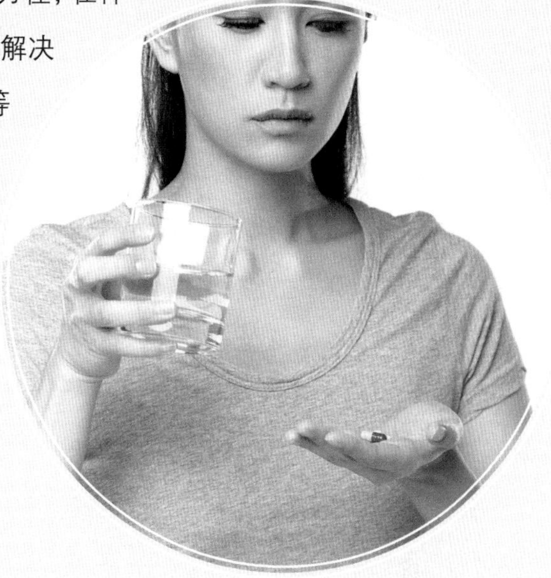

多长时间的疗法比较好呢，辅助疗法是否重要

治疗时间一定要根据疾病种类及相应治疗的疗程来确定，不要在一种疗法起效前就更换其他的疗法，也不要在一个疗程结束后没有一点儿疗效，还一周一周，甚至一年一年地去重复进行这个疗法。

因为辅助疗法关注的是一个人（或一对夫妇）的各个层面的情况，所以它有时候是非常成功的。辅助疗法关注情感上、生理上的情况以及生活中发生的方方面面，比如他们的关系、家庭财政情况和工作上的压力等。在治疗方法外做些改变，使生活的方方面面都保持一种良好的状态也是很重要的。

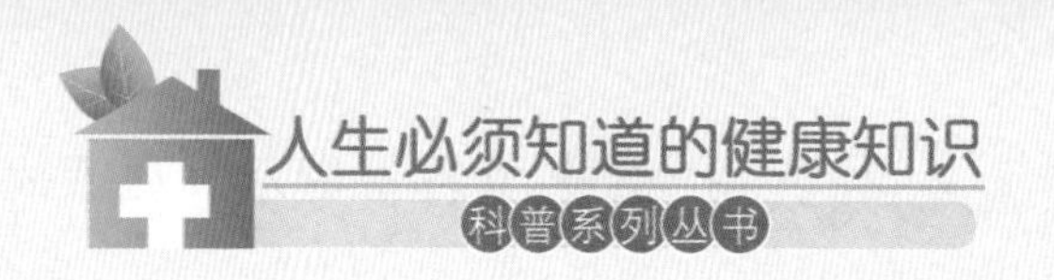

日常生活中，有哪些不良习惯可能引发妇科疾病

事实上，日常生活中，一些女性的不良习惯会让身体受到细菌的侵扰，造成感染，进而引发各种妇科疾病。

有害习惯1：长期使用护垫。许多女性都以为，使用护垫可避免阴部和内裤的直接接触，有助于保持阴部环境清洁。其实，这种想法是错误的，因为长期使用护垫，容易使阴部透气不良而致感染。所以，最好只在月经将净或月经将至的短期内用护垫。

有害习惯2：长时间久坐不动。习惯久坐会导致血液循环不甚畅通几乎是人人都知晓的了，但更加重要的是，长时间久坐的女性会阴部透气不良，血液循环受阻，也比较容易发生感染。

有害习惯3：盲目使用阴道洗液。很多女性在感到阴部不舒服的时候，通常都会到药店去购买阴道洗液回来用。其实，频繁使用阴道洗液，会对阴道内环境造成很大的破坏，导致阴道炎的加重。建议女性还是在医生的指导下，确实有需要使用洗液的时候才用。

女性为什么要正确清洗会阴

生殖道感染是很多女性面临的疾病。它不但会给患者造成身体上的伤害，而且阴部的瘙痒、难闻的气味及夫妻性生活时的疼痛都给患者心理上造成更大的伤害。掌握正确的卫生知识，在生活中注重预防疾病的发生，才是远离痛苦的根本。

健康的阴道是幸福生活的一部分。女性的外生殖器构造复杂，皮肤、黏膜皱褶较多，既有汗腺、皮脂腺，又有前庭大腺和宫颈、阴道的分泌物，还有月经来潮。前有尿道口，后有肛门，因此更容易患阴道炎。女性私处需要特别呵护，因为一旦有细菌进入，将很容易导致妇科疾病的发生。

将不正常的分泌物同正常的分泌物区分开来，应该知道随着月经周期的变化，会有正常的分泌物出现。适当清洗外阴，维护女性生殖道的天然防线，不破坏阴道内的生态平衡，不让外界的病原体进入阴道。

如何清洁你的会阴

（1）备好自己的专用清洗用具、毛巾。清洗用具在使用前要洗净，毛巾使用后要晒干或在通风处晾干。毛巾若日久不见阳光，容易滋生细菌和真菌，最好在太阳下曝晒，有利于杀菌消毒。

（2）大便后用手纸由前向后揩拭干净，并最好养成用温水清洗或冲洗肛门的习惯。若不揩净，肛门口留有粪渍，污染了内裤，粪渍内含有的肠道细菌会趁机进入阴道，引起炎症。清洗时不要使用碱性大的肥皂或高锰酸钾等化学物质以免改变阴道正常的酸性环境。必须用肥皂时，选用刺激性较小的婴儿浴皂，以减少对皮肤的刺激。

（3）注意经期卫生。正确使用消毒后的卫生纸、卫生巾，勤洗、勤换内裤，内裤洗后要放在日光下晒；睡前用温清水洗外阴，以免血渍成为细菌的培养基。

（4）孕妇不能用任何阴道冲洗剂。因为妊娠，整个身体的免疫力都会下降，经常会发生阴道炎，要使用专门为孕妇治疗阴道炎的药清洗。

哪些不良习惯会威胁女性私处健康

女性私处是非常脆弱的，某些看起来无伤大雅的生活习惯可能会在我们毫无察觉的情况下损害我们的健康，甚至酿成大祸。

（1）爱吃甜食：糖果和碳酸饮料不仅能够导致蛀牙，还能助长霉菌在人体内的繁殖速度。血液中的糖分含量越多，就越容易助长霉菌的“气焰”，引发局部感染。

（2）口服避孕药：因为药片提供的雌激素会改变阴道内的酸碱环境，而这种改变后的环境恰恰最适合霉菌繁殖，所以服用含有雌激素成分的口服避孕药的女性受霉菌感染的概率要高出其他女性近一倍。建议尽量选择雌激素含量较低的口服避孕药。

（3）滥用抗生素：抗生素在消灭体内有害病菌的同时，也会杀死很多能够控制霉菌生长的有益细菌，从而导致霉菌“泛滥”。当你服用药力强劲的广谱型抗生素时，不良反应就会表现得尤其明显。建议不要在感冒初期贸然服用抗生素。应选择足以达到治疗效果的温和的抗生素，最好不要服用药力更强的种类。

（4）性生活不洁：妇科医生普遍认为，由于性交过程中大量细菌被扩散到阴道周围，所以无论采用哪种体位，性生活都会使女性患膀胱炎的危险大幅上升。性生活开始前，用温水清洗阴道和肛门，男性也应该清洗阴茎，以减少交叉传染的可能性。性生活结束后，尽可能多地饮水，这样有助于通过尿液排出带走可能致病的细菌。

（5）穿着性感内裤：由于其低腰、纤细的结构设计，底裤部分非常容易在运动中发生错位，难以避免地将直肠附近的细菌带入尿道。如果你对性感内裤情有独钟，不妨选择底裤部分较宽、较平的款式，这种款式不太容易错位变形。另外，最好选

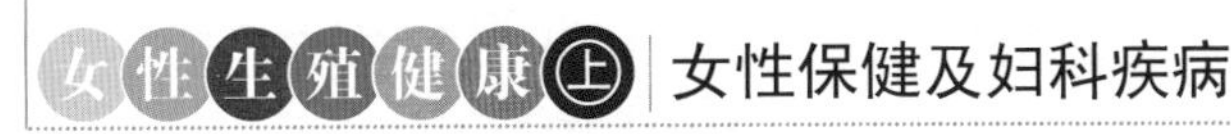

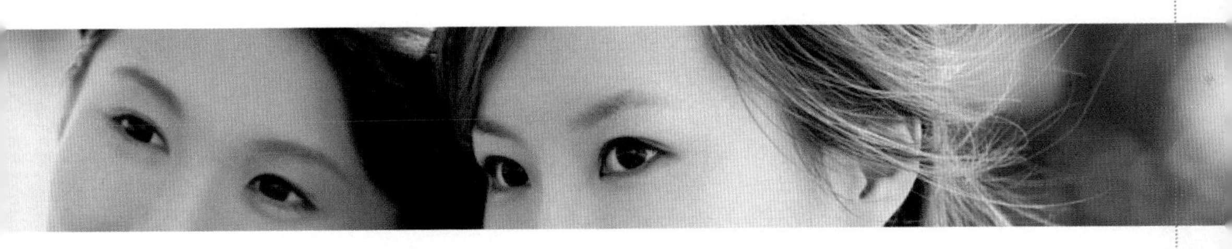

择棉质底衬的内裤，以保持良好的透气效果。

（6）吸烟：有充分的科学证据表明，香烟中所含的化学成分会减少女性阴道内具有平衡保护作用的乳酸菌的数量，从而使细菌性阴道炎的致病细菌有机会大量繁殖，导致感染。吸烟的女性患细菌性阴道炎的危险远远高于不吸烟的女性。

（7）安放宫内节育器：安放宫内节育器的风险在于，大量细菌可能通过节育器周围的毛细血管进入子宫，改变子宫和阴道内的细菌平衡，最终导致细菌性阴道炎。大约1/3放置了宫内节育器的细菌性阴道炎患者在痊愈后的6个月内会再次复发。

（8）清洁方式不当：研究人员发现，如果日常清洁方式选择不当，可能导致维持子宫和阴道内环境平衡的乳酸菌大量减少，不但无法促进健康，反而会增加妇科疾病，特别是细菌性阴道炎的发病概率。建议选择吸水性强、透气性好的棉质内裤，并经常换洗以保持下体的干爽。

女性养生需要注意什么

（1）要保持乐观、愉快的情绪：积极投入到生活和工作中去，保持良好的情绪。良好的情绪，可以提高和协调大脑皮层和神经系统的兴奋性，充分发挥身体潜能，使人精神饱满、精力充沛、食欲增强、睡眠安稳、生活充满活力。这对提高抗病能力、促进健康、适应更年期的变化大有益处。

（2）注意饮食营养：对于更年期有头昏、失眠、情绪不稳定等症状的人，要选择富含B族维生素的食物，如粗粮（小米、麦片）、豆类和瘦肉、牛奶及绿叶菜、水果等。牛奶中含有的色氨酸，有镇静安眠功效。这些食品对维持神经系统的功能、促进消化有一定的作用。此外，要少吃盐（以普通盐量减半为宜），避免吃刺激性食品，如酒、咖啡、浓茶、胡椒等。

（3）月经频繁、经血量多，甚至引起贫血的人，可选择蛋白质含量较高食物，如鸡蛋、瘦肉、（牛、羊、猪等）、豆类等。平时还应多食一些猪肝、蔬菜和水果。如果食欲不好，厌油腻，可用红枣、桂圆加红糖做成红枣桂圆汤饮用，或用红枣、红小豆煮粥当点心，可以起到健脾补血的功效。

（4）身体发胖，胆固醇增高者，应选择含优质蛋白质和胆固醇低的食物，如瘦肉、鸭肉、鱼类，多吃豆类及豆制品也是不错的选择。大豆中含有丰富的钙、磷、铁和维生素B_1、维生素B_2，另外大豆中的亚麻酸和亚油酸还具有降低胆固醇的作用。

（5）要注意修饰打扮：良好的仪表、举止、风度会让人信心倍增，充满信心。更年期女性适当修饰打扮，会尽显成熟之美。

（6）要加强身体锻炼，如跳绳、长跑等。

如何调整身体闹钟

（1）333法则：有氧运动提升身体能量，至少要达到每周3次、每次30分钟、运动后每分钟心跳达130下的有氧运动才能有助于健康。千万别小看这短短30分钟的运动量，它除了可以帮助消耗热量、减轻体重外，还能将氧气带到全身各部位，提升新陈代谢率、有效燃烧脂肪，效果会持续数个小时之久。

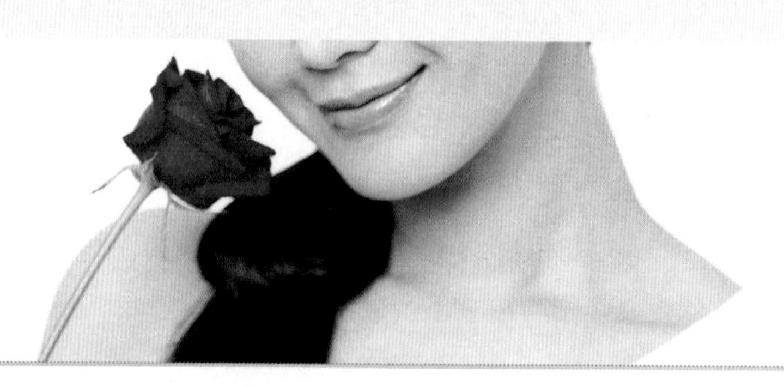

赶快丢掉没时间运动的借口吧！利用每天午餐后的休息时间，在公司附近走走逛逛，以均匀的速度步行，不一定非要满身大汗，就能提高代谢，同时帮助消化、预防便秘。

（2）黄豆天生是女性的好朋友：临床医学研究显示，黄豆及豆制品具有平衡体内雌激素的作用，当体内雌激素太低时，黄豆或豆制品会使它增加，而当雌激素太高时，黄豆或豆制品也会使它减少。

（3）能不熬夜就不熬夜：经常熬夜或作息不正常的人不仅老得特别快，健康也会严重受损。每晚睡眠4小时或不足4小时的人，身体新陈代谢在碳水化合物的处理上会出现问题，导致新陈代谢失调。要提高睡眠质量，可以在上床睡觉之前的2~3小时内进行锻炼，或在睡前泡个热水澡或者喝杯热牛奶，可使睡眠保持平稳。

（4）泡澡或泡脚：泡澡是维持身心平衡最简单的方法之一，可以促进血管收缩、扩张。每次泡澡3分钟，休息5分钟再入浴，重复三次，就能在不知不觉中消耗大量能量，效果相当于慢跑1千米。同时，泡澡也能促进老旧角质更新，保持肌肤光滑细致。但是心脏不好的人并不适合常泡热水澡，不妨试试传统的保健良方——热水泡脚，能使脚部微血管扩张，促进全身血液循环，同时达到健身的目的。

（5）按摩：体内淋巴液与血液循环是否通畅，会影响身体对于废物、毒素等物质的排出速度。正确的按摩手法，能维持血液循环的顺畅，加速代谢，顺利处理体内废物。从四肢末梢朝心脏方向按摩，可以推动淋巴及血液的流动，能使肌肉的代谢更加旺盛，提供细胞更多促进代谢的营养素和帮助脂肪燃烧的氧气，同时加速排出废物。每天看电视的时候顺便做做按摩，轻轻松松就能更健康。

（6）献血：献血不仅是良好的社会公德，还可以大大促进自身代谢的能力，不但不会损害健康，定期献血还是维持健康的方法之一。

（7）少吃快餐，远离毒素：摄取过多的饱和脂肪会刺激雌激素过度分泌，脂肪中的类固醇可以在体内转变成雌激素，促使乳癌细胞形成。少用塑料制品（包括保鲜袋）盛装微波食物，因为容易溢出有毒物质。

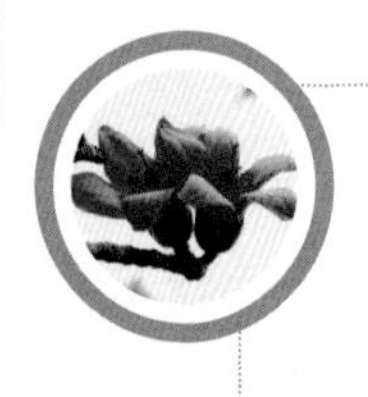

了解我们的生殖系统

生殖系统的构成

生殖系统由内生殖器和外生殖器构成。

1. 外生殖器官

外生殖器官在女性一生各阶段具有不同的外观形状及生理特点。

(1) 阴阜：阴阜为耻骨联合前面隆起的外阴部分，由皮肤及很厚的脂肪层构成。青春期皮肤上开始生长阴毛，呈尖端向下的三角形。

(2) 大阴唇：为外阴两侧、靠近两股内侧的一对长圆形隆起的皮肤皱襞。皮下为脂肪组织、弹性纤维及静脉丛，受伤后易成血肿。

(3) 小阴唇：是一对黏膜皱襞，在大阴唇的内侧，表面湿润。

(4) 阴蒂：位于两侧小阴唇之间的顶端，是一个长圆形的小器官，末端为一个圆头，内端与一束薄的勃起组织相连接。勃起组织是一种海绵体组织，有丰富的静脉丛，又有丰富的神经末梢，故感觉敏锐，受伤后易出血。女子的阴蒂相当于男子阴茎的龟头。

(5) 前庭：两侧小阴唇所圈围的菱形区称前庭。尿道开口在前庭上部。阴道开口在它的下部。此区域内还有前庭球和前庭大腺。

(6) 前庭球：系一对海绵体组织，又称球海绵体，有勃起性。位于阴道口两侧。

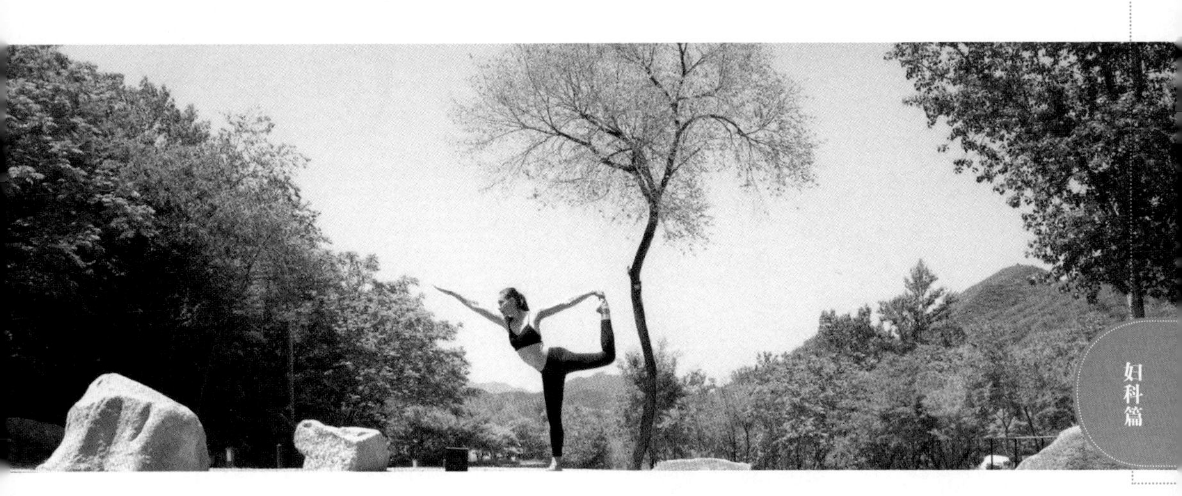

前与阴蒂静脉相连，后接前庭大腺，表面为球海绵体肌所覆盖。受伤后易出血。

（7）前庭大腺又称巴氏腺：位于阴道下端，大阴唇后部，也被球海绵体肌所覆盖，是一边一个如小蚕豆大的腺体。它的腺管很狭窄，为1.5~2厘米，开口于小阴唇下端的内侧。性兴奋时分泌黄白色黏液，起滑润阴道口作用，正常检查时不能摸到此腺体。

（8）尿道开口：介于耻骨联合下缘及阴道口之间，为一不规则的椭圆小孔，小便由此流出，其大小和形状有很大的差异。

（9）处女膜：主要是弹性胶原结缔组织，内、外表面均覆以复层鳞状上皮，处女膜没有腺体或肌肉，也没有丰富的神经纤维。新生儿的处女膜血管丰富且重叠；成年女性的处女膜是一层厚度不同、完整性不一的围绕阴道外口的膜，其上有一个针尖大至可容1~2指尖的大小不等的孔。处女膜开口通常呈新月形或环形，但偶尔也可能为筛状、分隔或伞状。妊娠女性，处女膜上皮厚而组织富含糖原；绝经后，处女膜上皮变薄，局部向角质化发展。

2. 女性内生殖器

女性内生殖器，包括阴道、子宫、输卵管及卵巢，后二者常被称为子宫附件。

（1）阴道：是连接外阴和子宫的一条线管状肌肉组织，为性交器官及月经血排出与胎儿娩出的通道，呈扁平管状，外窄内宽，顶端有子宫颈凸出，环绕子宫颈周围

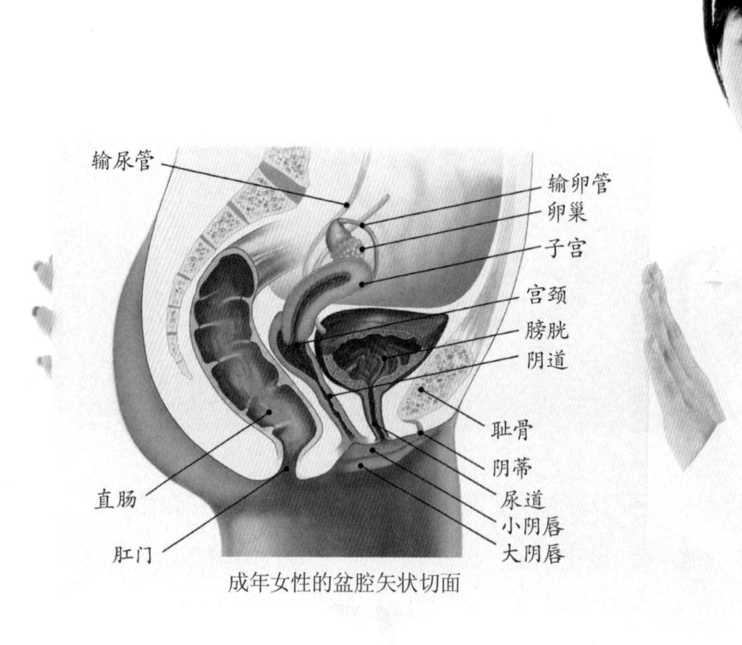

成年女性的盆腔矢状切面

的部分，称阴道穹窿。阴道黏膜有很多折皱，黏膜下肌肉层及疏松结缔组织伸展性很大。阴道黏膜无分泌腺，细胞含有糖原，经阴道杆菌分解后产生乳酸，使阴道保持一定酸度（pH值为4.5），有防止致病菌繁殖的作用。阴道上皮细胞受卵巢性激素的影响而发生周期性变化。因此，将脱落的阴道上皮细胞做涂片染色检查，是了解卵巢功能的方法之一。

（2）子宫：是产生月经和孕育胎儿的器官，位于骨盆腔中央、膀胱与直肠之间，如倒置、前后略扁的梨形，大小与年龄及生育有关；子宫2/3为子宫体部。宫腔呈倒置三角形，深约6厘米，上方两角为子宫角，通向输卵管，下端狭窄为峡部，长约1厘米，其下通向宫颈管。峡部在妊娠期逐渐扩展，临产时形成子宫下段。宫颈外口，未产者呈圆点状，已产者因分娩时裂伤，多呈“一”字形。输尿管由上向下在距宫颈侧仅2~2.5厘米处，在子宫动脉的后方与之交叉，再向下经阴道侧穹窿顶端绕向前方进入膀胱壁。在此区域内进行妇科手术时，必须警惕，防止损伤输尿管。宫体与宫颈比例因年龄而异，婴儿期为1∶2，青春期为1∶1，生育期为2∶1。

子宫颈内含有腺体，可分泌宫颈黏液，受卵巢功能的影响并呈明显的周期性变化。排卵期，在雌激素作用下，宫颈黏液稀薄，有利于精子通过，与此同时，精子还能从子宫颈黏液中摄取养分，增加其活力，促进精子与卵子结合。而排卵后，在孕激素作用下，宫颈黏液减少而黏稠，并可在子宫颈管内形成黏液栓，使宫颈与外界分开，产生保护作用，不利于细菌、病毒等病原微生物的通过。

子宫壁由外向内为浆膜、肌层及黏膜（即内膜）三层。黏膜又分功能层（致密层与海绵层）与基底层两部分。青春期开始，受卵巢激素的影响，功能层发生周期性变化（增殖、分泌及脱落），而基底层无周期性变化。肌层最厚，分为内、中、外三层。外层多纵行，内层环行，中层肌纤维交织如网，分娩后收缩可压迫贯穿其间的血管，起止血作用。浆膜疏松地覆盖着峡部，在行子宫下段剖宫产术及子宫切除术时，即在此切开腹膜，推开膀胱，露出子宫下段及颈部。子宫后壁浆膜则向下掩盖宫颈上段及阴道后壁上段，反折至直肠，形成子宫直肠陷窝，此为腹腔最低部分。与阴道后穹窿仅有阴道壁、少量结缔组织及一层腹膜相隔。临床上，当腹腔内出血或感染化脓时，血液或脓液多积于此，可从阴道后穹窿进行穿刺抽吸或切开引流，以达诊断、治疗的目的。

子宫共有三对韧带支持：阔韧带，包括骨盆漏斗韧带及主韧带，卵巢动、静脉穿过前者，子宫动、静脉及输尿管贯穿过后者；圆韧带；子宫骶骨韧带。

（3）输卵管：位于子宫底的两侧，从子宫上端向卵巢伸延而接通卵巢，以便承接由卵巢排出的卵子。输卵管是精子与卵子会合受精的地方，同时管内的分物也滋养了将输送到子宫的受精卵。输卵管长8~14厘米，由内向外分为四部分：间质部、峡部、壶腹部、伞端或漏斗部，游离端有很多细伞，开口于腹腔。炎症可造成黏膜粘连，致管腔变窄或堵塞，可引起输卵管妊娠或不孕。

（4）卵巢：为女性生殖腺，有产生卵子及女性性激素的功能。成年女性的卵巢约3.5厘米×2.5厘米×1.5厘米大小，具有生殖和内分泌的双重功能，产生卵子并排卵完成生殖功能；合成和分泌雌激素、孕激素、雄激素、多肽激素等完成内分泌功能。

从青春期开始到绝经期，卵巢的形态和功能发生周期性改变为卵巢周期，此周期分为卵泡期、排卵期和黄体期。

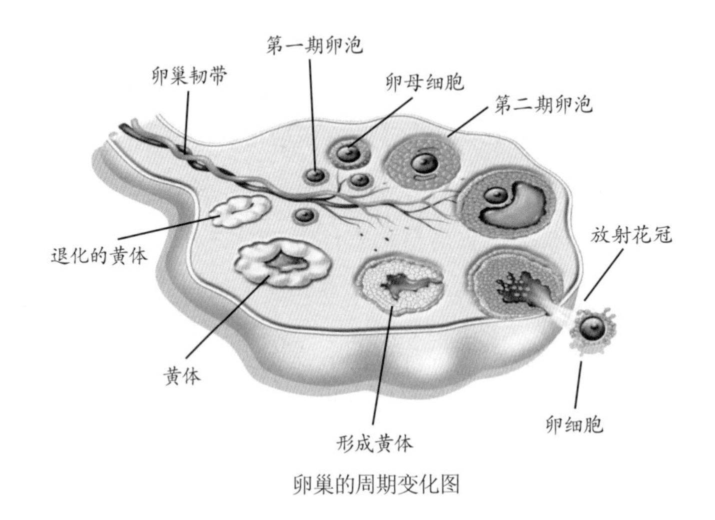

卵巢的周期变化图

女性卵巢周期

（1）卵泡发育和卵泡数的变化：卵泡的发育起始于胚胎时期，在胚胎20周时卵子数达高峰，约700万个，以后卵子数逐渐退化闭锁而减少。出生时有100万~200万个，青春期前有10万~20万个，到更年期时仅8000个。青春期后，由于促性腺激素的刺激，卵泡由自主发育推进到发育成熟的过程。在生育期每月有一批卵泡经过征募、选择发育，一般有一个优势卵泡发育成熟排卵，卵泡的生长阶段包括原始卵泡、窦前卵泡、窦状卵泡、成熟卵泡。女性一生中仅有400~500个卵泡发育成熟排卵，其余发育到一定程度通过细胞凋亡机制而自行退化，称为卵泡闭锁。

（2）排卵：卵细胞和它周围的颗粒细胞一起从卵巢排出的过程称排卵，多发生在下次月经来潮前14天。排卵前成熟卵泡分泌的雌激素高峰对下丘脑正反馈，促使GnRH释放，刺激垂体促性激素的释放，出现FSH/LH峰，促进排卵的发生。

（3）黄体形成和退化：排卵后卵泡液流出，卵泡壁塌陷，卵泡壁的卵泡颗粒和卵泡内膜细胞向内浸入与周围卵泡外膜共同形成黄体。卵泡颗粒细胞和卵泡内膜细胞在LH作用下进一步黄素化，形成颗粒和卵泡膜黄体细胞。在排卵后7~8天黄体功能和体积达高峰。如果卵子未受精，黄体在排卵后9~10天开始退化，其功能持续约14天。逐渐由周围结缔组织及纤维组织深入和替代，形成白体。

（4）卵巢激素及其生理作用：卵巢主要产生雌激素、孕激素及少量雄激素，均为甾体类固醇激素。在肝脏代谢和降解，以硫酸盐等结合形式经肾脏排泄。

1）雌激素的生理作用：体内雌激素包括雌二醇（E_2）、雌酮（E_1）和雌三醇（E_3）。在月经周期中雌激素有两个峰值形成：随着卵泡的生长逐渐增加，月经的第7天迅速增长，在排卵前达到高峰，排卵后暂时下降；排卵后1~2天，随着黄体形成逐渐上升，在排卵后7~8黄体成熟达到第二个高峰，峰值较第一个峰低，随黄体退化和退缩而急剧下降，在月经期达到最低水平。

雌激素能促进子宫肌细胞增生和肥大，使肌层增厚；增进血运，促使和维持子宫发育；增加子宫平滑肌对缩宫素的敏感性；促进子宫内膜腺体及间质增生、修复；使宫颈松弛，扩张，宫颈黏液分泌增加，易拉成丝状；促进输卵管肌层发育及上皮的分泌活动，加强输卵管肌节律性收缩的振幅；促使阴道上皮细胞增生、角化、黏膜变厚，并能增加细胞内糖原储存量，使阴道维持酸性环境；协同FSH促进卵泡发育；使阴唇发育、丰满、色素加深；促使乳腺管增生，乳头、乳晕着色，促进其他第二性征的发育；通过对下丘脑和垂体的正负反馈调节，控制促性腺激素的分泌；促进水钠潴留，促进肝高密度脂蛋白合成，抑制低高密度脂蛋白合成，降低循环中胆固醇水平；维持和促进骨基质代谢。

2）孕激素的生理作用：在卵泡期不分泌孕酮，在排卵前成熟卵泡的颗粒细胞在LH作用下黄素化，分泌少量的孕酮，排卵后孕酮随着黄体形成逐渐增加，在排卵7~8天黄体成熟达高峰，以后随着黄体退化和萎缩逐渐下降到月经来潮时的最低水平。其生理作用通常是在雌激素作用的基础上发挥效应的。

孕激素能降低子宫平滑肌兴奋性及其对缩宫素的敏感性，抑制子宫收缩，有利于胚胎及胎儿宫内生长发育；使子宫内膜由增生期内膜转为分泌期内膜，为受精卵着床做好准备；抑制输卵管肌节律性收缩的振幅；加快阴道上皮细胞脱落。促使乳腺腺泡发育；在月经中期具有增强雌激素对垂体LH排卵峰释放的正反馈作用；在黄体期对下丘脑和垂体有负反馈作用，抑制促性腺激素分泌；兴奋下丘脑体温调节中枢，使基础体温在排卵后升高0.3~0.5℃，因而体温曲线呈双相型；促进水钠排泄。

一方面，孕激素在雌激素作用的基础上，进一步促使女性生殖器和乳房发育，为妊娠准备条件，表现为协同作用；另一方面，雌激素和孕激素又有拮抗作用，雌激素促进子宫内膜增生及修复，孕激素则限制子宫内膜增生，并使增生的子宫内膜转化为分泌期，其他拮抗作用还表现在子宫收缩、输卵管蠕动、宫颈黏液变化、阴道上皮细胞角化和脱落以及钠和水的潴留与排泄等方面。由于孕激素对体温中枢具有升温作用，在月经周期中基础体温呈低至高的双相变化，临床根据基础体温变化这一点判断和检测卵巢有无排卵。

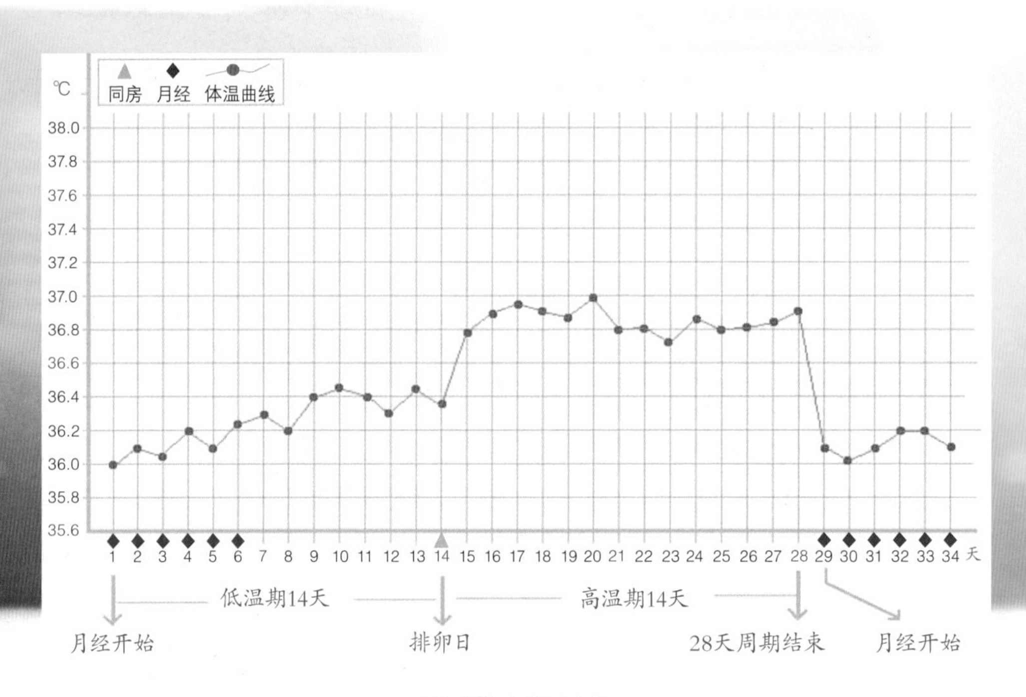

月经周期中体温变化

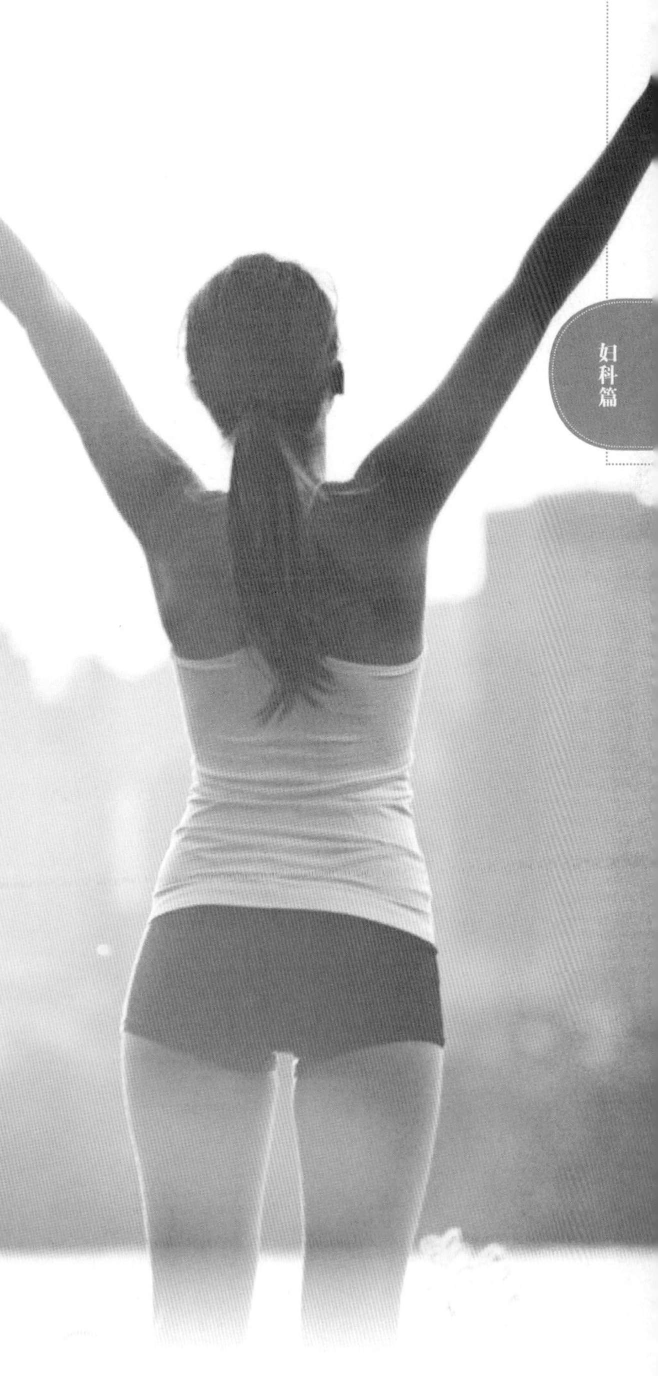

3）雄激素的生理作用：雄激素包括睾酮和雄烯二酮，主要来源于肾上腺，少量来源于卵巢间质和卵泡膜。从青春期开始，雄激素分泌便增加，促使阴蒂、阴唇和阴阜的发育，促进阴毛、腋毛的生长。此外，雄激素能促进蛋白合成、肌肉生长，并刺激骨髓中红细胞的增生，在雌激素和孕激素协同下增进钙在骨质沉积，促进长骨基质生长；在性成熟后导致骨骺闭合；雄激素还可以增加基础代谢率。在月经周期中，排卵前雄激素升高，促进非优势卵泡闭锁和提高性欲。但雄激素过多容易对雌激素产生拮抗。

4）卵巢的多肽激素：卵巢的多肽激素包括抑制素、激活素、卵泡抑制素、生长因子等。生长因子通过自分泌或旁分泌形式参与卵泡生长发育的调节；多肽激素对垂体FSH的合成和分泌具有反馈调节作用，在卵巢局部调节卵泡膜细胞对促性激素的反应性。

如何维护我们的生殖系统

1. 青春期女孩需要补铁吗?

青春期的少女已经开始来潮，正处在一个快速发育的阶段，身体迫切需要补充铁元素，以此来满足机体需求，缺铁易造成大脑营养和供氧不足等问题，出现情绪波动、注意力不集中、无力、疲劳等。如果饮食上没有合理安排，极易出现缺铁等现象，对发育影响很大。那么青春期少女该怎么补铁呢?

少女月经来潮又造成铁的丢失，而食物中的铁相对含量不足，所以女孩普遍有不同程度的缺铁。科学研究证明，青春期人体需铁量是每日18毫克，经期女性每天需用2.2~2.3毫克的铁专门补充因月经而造成的铁丢失。补铁后，血中铁的水平恢复正常，疲乏、倦怠及其他症状消失。

最常用和最方便的方法是饮食补铁。平时多吃些富含铁元素的食物，如动物的肝、肾、血、瘦肉，鸡蛋，海产品如鱼、虾、紫菜、海带、海蜇，黄豆制品、红枣、黑木耳等。使用铁锅烹调，可使食物中的铁增加10~19倍。同时，铁锅处于高温状态时，由于调料作用及铲、勺的搅拌，锅内表层无机铁微屑脱落，便于人体吸收。

对明显缺铁的少女，应在医生指导下及时补充铁剂药物，如葡萄糖酸亚铁、硫酸亚铁、人造补血药等。

2. 少女节食会带来哪些不良后果?

青春期是人体发育最为旺盛的时期之一。很多女孩子担心自己在这个阶段控制不住体重，身材变肥胖，就使劲地节食。殊不知节食的危害甚多，可导致人体三大元素摄入不足，导致人体营养不良。那么，节食有哪些危害呢?

(1) 节食会导致人体所需的热量不足。青春期人体代谢旺盛，活动量大，机体对营养的需要相对增多，既要满足生长发育的需要，又要支付每日学习、活动的需要。每日所需要的热量一般不能少于12552千焦(3000千卡)，如果达不到这一标准，就会影响生长发育。总之，青春期的热量应高于成年期的25%~50%。

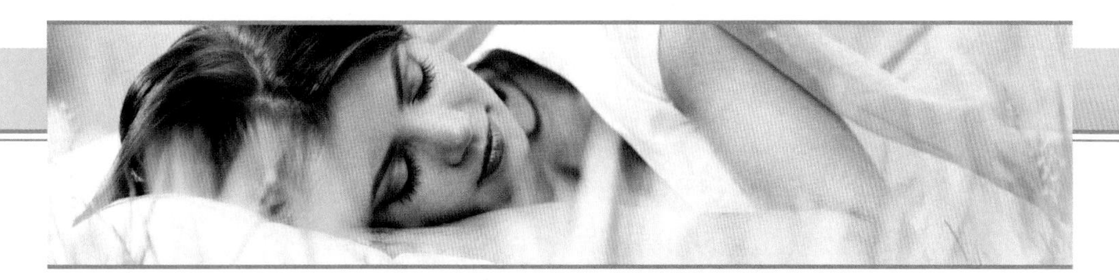

(2)节食必然导致蛋白质的摄入不足。造成负氮平衡,使生长发育迟缓,消瘦,抵抗力下降,智力发育亦会受到影响,严重者会发生营养不良性水肿。女孩的青春期发育较男孩早,同时伴有明显的内分泌变化,蛋白质摄入不足所引起的不良后果将更为严重。

(3)节食会导致各种维生素的摄入不足。谷类中含有丰富的B族维生素,特别是维生素B_2,缺乏时会发生口角炎、舌炎;蔬菜中含有大量维生素C,缺乏时可导致坏血病;维生素D缺乏可引起骨代谢异常,身材长不高或骨骼变形;维生素A缺乏可出现夜盲症。

(4)节食可造成各种无机盐类及微量元素缺乏。钙、磷摄入不足或比例不当会直接影响骨骼发育;缺铁可导致贫血;缺锌可影响人体生长和性腺发育。青春期是发育的最佳阶段,如果节食,那么营养必然跟不上,对身体骨骼发育有着严重的影响,此外还可能诱发缺铁锌贫血、激素分泌不足等疾病。

怎样预防妇科疾病,保留生育功能

子宫主要作用是孕育生命。人类文明与开放,并不意味着放纵。生育年龄女性更要珍爱自己的子宫,事关个人健康和家庭美满。妇科疾病中如子宫肌瘤、子宫内膜异位症、盆腔炎、宫外孕、不孕症等很多疾病都可以预防,包括宫颈癌,也是可防可治的疾病。诸如子宫内膜的损伤往往是医源性的,真正结核杆菌导致的并不多见,因此保护子宫内膜,必然强调避免或减少人流手术子宫损伤,由此或可减少子宫腺肌症的发生,减少胎盘植入粘连等。盆腔炎、宫外孕、不孕症、宫颈癌等疾病的发生均与细菌、病毒感染相关，与不洁的性生活相关。和谐、健康的夫妻生活可预防此类疾病的发生。

妇科相关的肿瘤疾病，如宫颈癌、卵巢肿瘤，目前国内外均有研究证明与感染相关。因而，养成良好的卫生习惯有预防妇科疾病发生的作用。

有哪些先进、微创伤技术应用于妇科疾病治疗

（1）无可替代的宫腔镜：可用于子宫内膜息肉、宫腔粘连，尤其黏膜下子宫肌瘤等疾病，辅助明确诊断，不伤害或是微伤害子宫。

（2）超声聚焦：有望成为无创治疗的先驱，为现代医学技术工程发展的杰出成就。诸多疾病的经典治疗方法有可能因此而改变。超声聚焦子宫肌瘤、胎盘植入等尚在探索之中。随着技术的进步，对子宫肌瘤早期微创干预值得思考。

（3）子宫内膜切除：其病在内膜或者症状在内膜，适宜的子宫内膜切除就可以获得康复，手术微创且设计巧妙，而且保留了子宫。

（4）卵巢生殖细胞肿瘤：最开始手术范围非常大，后来发现卵巢生殖细胞恶性肿瘤也可以保留生育功能、保留子宫，现在已成为大家认可的规则。

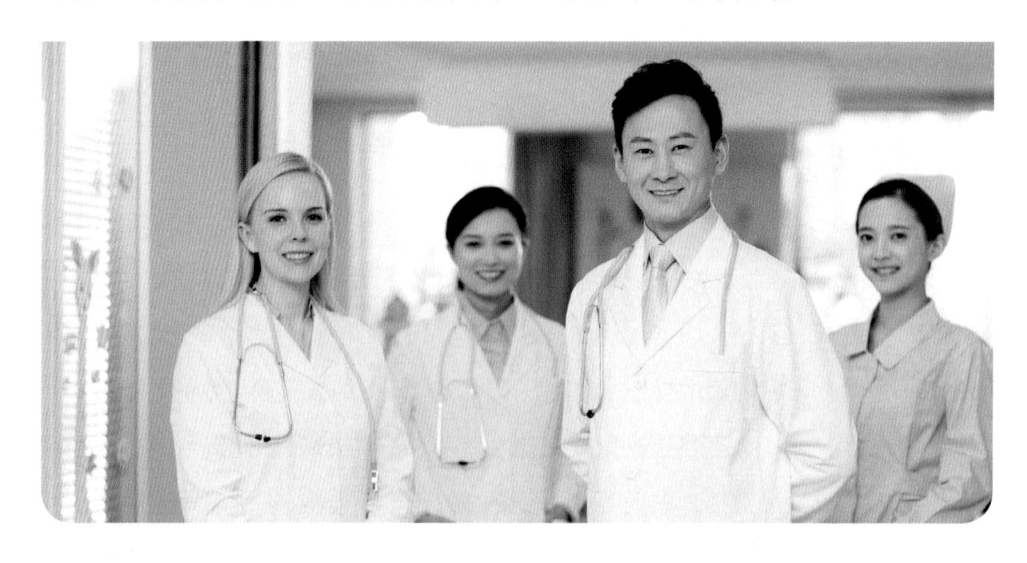

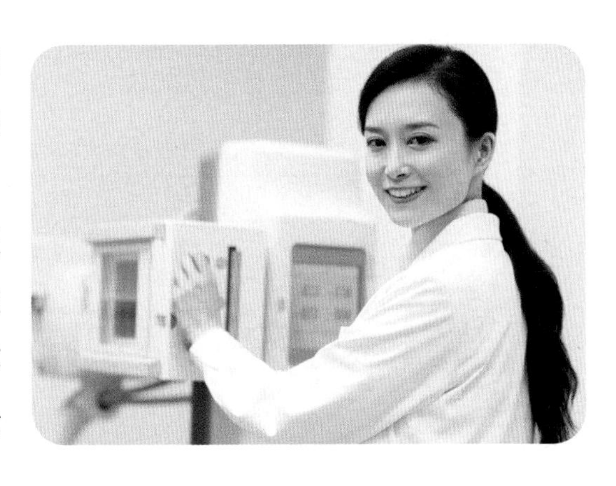

(5)子宫肌瘤：现在越来越多的女性，在围绝经期选择做子宫肌瘤切除而保留子宫的手术。

(6)子宫内膜癌：宫腔镜的广泛应用，将子宫内膜癌的病变暴露充分，镜下切除早期微小病灶的难度不大。保留了子宫能够给患者生儿育女的希望。

(7)卵巢癌：卵巢癌治疗的规范大家已基本认可，即全子宫+双附件切除，分期手术等。但是卵巢癌有多少能够转移到子宫肌层？病变只是浆膜面的、腹膜面的转移多一些。子宫虽然有时已经面目全非，但并不是恶性的。预计随着卵巢癌早期发现与治疗方法的进步，以及患者生存期的延长，免于切除子宫的尝试可能会增多。实际上，目前对于迫切希望生育的卵巢癌患者，尽管切除了双侧卵巢，但是保留了子宫，依然可以通过赠卵的方法来妊娠。

(8)子宫脱垂并非子宫之过，作为受害者的子宫本无疾病，人类百余年来却因此切除子宫无数，或已铸成妇科临床医学史上最大的冤案。针对子宫脱垂，可以不放置或是少放置网片吗？可以用腹腔镜做这种手术吗？可以不切除子宫吗？可以去探索。经过十年的探索，目前主要可以采取这种方法来做：打开膀胱子宫反折腹膜；放置和缝合固定补片；将悬吊线从腹膜外牵引至腹壁；缝合膀胱腹膜反折；悬吊线缝合固定至腹壁。

在我们的生活中，应该学会欣赏子宫，子宫是骶主韧带悬挂在盆腔的吊脚楼，脱垂了，才知道子宫竟然是空中楼阁。经血月月来潮，是青春对女性的呼唤。虽然深藏不露，但子宫是女性的尊严。宫颈托举着宫体，宛如盛开的木棉花。

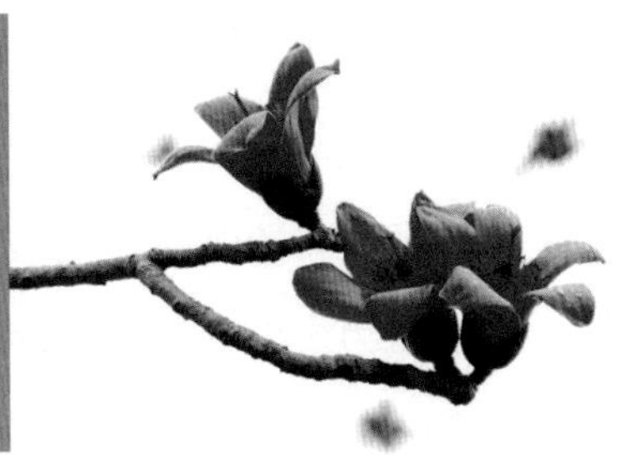

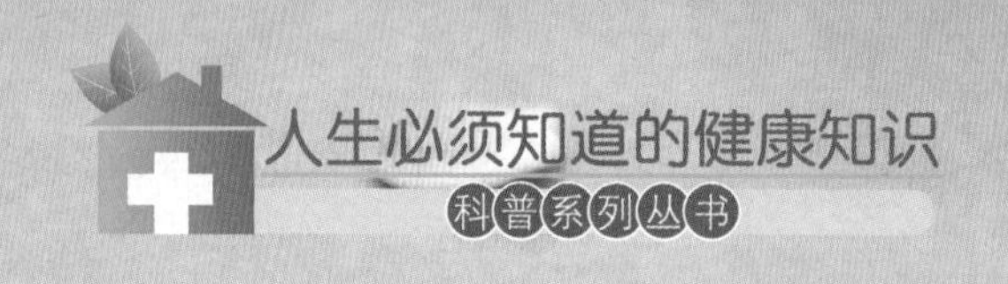

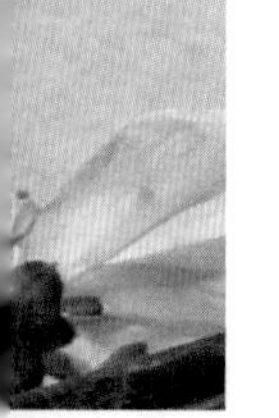
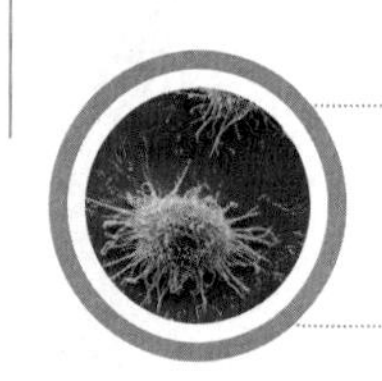

妇科炎症篇

白带是什么，白带的变化代表了什么

在日常的门诊工作中，因为“白带异常、白带不好”来就诊的患者占了患者总数的一半以上。从广义上来说，所有的阴道分泌物，都可以称为白带。阴道黏膜、宫颈管、子宫内膜和输卵管腺体在雌激素的作用下会持续分泌渗出物，这种阴道内常有的液体习惯上就被称为“白带”。

正常的白带呈蛋清样或白色糊状、无腥臭味，量少。正常白带的形成主要依赖雌激素的作用。在青春期前，由于性腺还未发育成熟，没有足够的雌激素支持，因此只有非常少的白带；同样对于绝经后的女性，由于雌激素分泌的大幅下降，白带的分泌也会减少；而育龄期的妇女，在不同的月经阶段白带的量也不一样，一般在月经前后、排卵期和妊娠期增多。因而白带和月经一样，是大多数女性能够最早和直接感受到的身体变化，所以白带是名副其实的女性身体健康“指示剂”。

不少女性会因为每个月都会有那么几天感觉白带增多来就诊，但没有异常的颜色和气味。通过简单的问诊，我们就能会发现这种情况很多发生于正常的排卵期，这是正常的白带增多，是内分泌良好的一种表现，完全不需要治疗。不过，有的女性会因为正常的白带增多而使用护垫或者卫生棉，这反而会因为不透气而增加阴道炎的发生概率，其实只需要注意日常的清洁，勤换内衣裤即可。

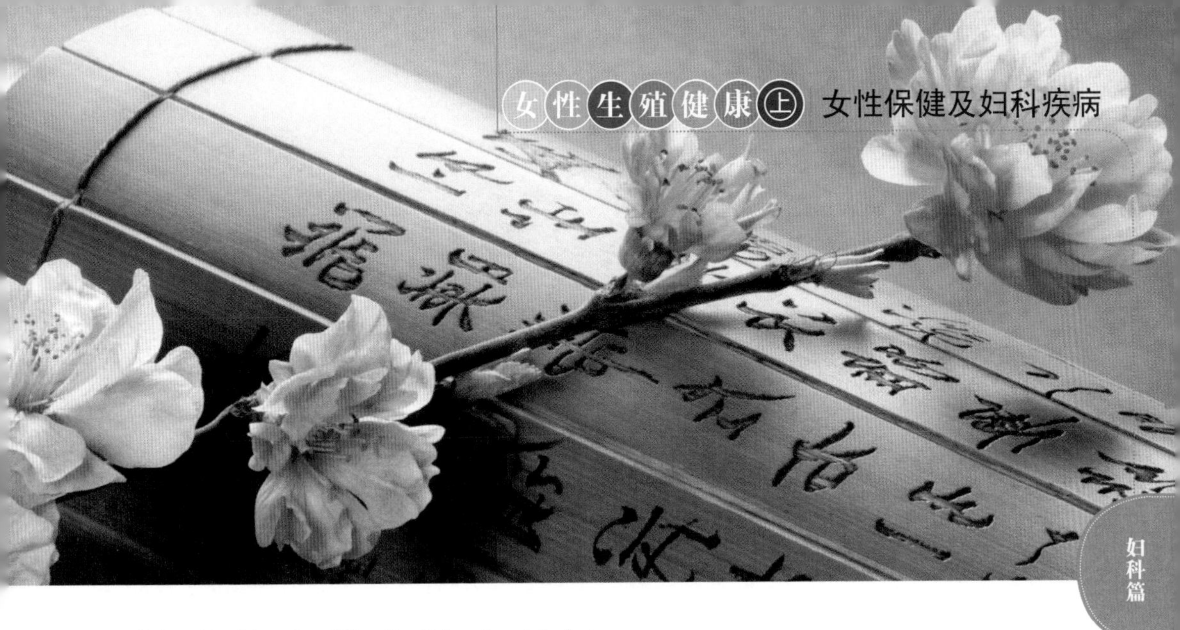

异常的白带由什么引起

既然白带是健康的指示剂，白带异常就意味着身体健康平衡被打破。异常的白带主要表现于量、性状和气味的改变。那么，什么原因会导致白带异常呢?

(1)黄绿色或黄白色泡沫样的分泌物常见于滴虫性阴道炎，同时伴有白带量的增多和外阴瘙痒。

(2)凝乳样或豆渣样分泌物是霉菌性阴道病的特征，严重者白色分泌物可完全覆盖阴道壁黏膜，如同涂料一般。患者多伴外阴奇痒或烧灼痛。

(3)灰白色均质的分泌物往往是细菌性阴道炎的表现，并且伴有鱼腥味，有时会有外阴的瘙痒。

(4)脓性的白带颜色发黄或发绿，质地稠厚并且有臭味，是生殖道细菌感染所致，见于急性的阴道炎、宫颈炎、宫腔积脓、生殖道病变和阴道异物感染。

(5)血性白带，阴道分泌物中混有鲜红的血液，淡红色，量可多可少。血性白带可因为炎症、宫颈息肉、宫颈癌、子宫内节育器、子宫内膜癌或输卵管癌等引起。

(6)水样的白带，量多、持续的泔水样的阴道分泌物多见于宫颈腺癌或阴道癌，间歇性地排出清水样或黄红色水样白带时，则要当心输卵管癌的可能。

(7)大量的黏性白带，正常性状的白带显著增加时，最多见于卵巢内分泌功能的失调。

白带带血要注意哪些妇科病

很多女性在阴道分泌物中带血丝的时候会非常担心，就诊时表现得非常焦虑，反复询问医生自己是否得了癌症。从统计学数据看，绝大多数的白带异常都是由于炎症引起，但这并不意味着当出现白带异常时，就可以置之不理。

白带带血有生理性的和病理性的两种：①有的女性在排卵期会出现排卵期出血，即两次正常量月经之间的少量出血，可伴有不同程度的小腹痛。这是生理性的，如症状较轻无须治疗，出血量多或影响生育者可用药物治疗。②病理性的：宫颈息肉；急性阴道炎；重度宫颈糜烂；老年性阴道炎；子宫颈癌；子宫黏膜下肌瘤；子宫内膜癌；宫内放置节育环。因而，如果白带带血，应立即到医院检查，明确病因。

什么是假丝酵母菌阴道炎，临床有哪些症状

外阴阴道念珠菌病，又称为假丝酵母菌阴道炎。它是一种常见的妇科病，病原菌是以白色念珠菌（85%~90%）为主的酵母菌，其次为光滑念珠菌、热带念珠菌和近平滑念珠菌等。正常人的口腔、肠道、阴道黏膜、女性外生殖器及其周围皮肤均存在念珠菌。一般情况下，念珠菌与其他菌群处于平衡状态，这时机体有足够的免疫能力阻止白色念珠菌的侵袭。当平衡被破坏后，白色念珠菌就在局部生长、繁殖，从酵母菌相转化成菌丝相，导致感染。

外阴阴道念珠菌病的临床症状一般为外阴瘙痒、灼痛、尿痛、性交痛、白带增多。妇科检查：外阴潮红、水肿、阴道黏膜附着白色膜状物，真菌检查呈阳性。阴道内有白色豆渣样分泌物。

为什么会发生念珠菌性阴道炎

在妇科疾病中，念珠菌性阴道炎发病率很高，十分常见。患者们都很想知道自己患的念珠菌性阴道炎是怎么样引起的。一般情况下，我们所说的念珠菌性阴道炎

是由念珠菌的感染引起的，多见于幼女、孕妇、糖尿病患者，以及绝经后曾用较大剂量雌激素治疗的患者。念珠菌有许多种，人体中最主要的为白色念珠菌属。白色念珠菌呈卵圆形，由芽生孢子及细胞发芽伸长形成假菌丝，假菌丝与孢子相连成分枝或链状。念珠菌通常是一种腐败物寄生菌，可生活在正常人体的皮肤、黏膜、消化道或其他脏器中，可潜伏在人体的口咽部、肠道、皮肤及阴道黏膜上，与人体和平相处，并不引起疾病。但是，当人体全身及阴道局部细胞免疫能力下降，或长期应用免疫抑制剂时，念珠菌性阴道炎就容易乘虚而发。此外，维生素（复合维生素B）缺乏、严重的传染性疾病和其他消耗性疾病均可成为白色念珠菌繁殖的有利条件。另外，患糖尿病或妊娠女性，由于阴道上皮细胞中的糖原含量增多，使阴道内酸度增加，有利于念珠菌的生长繁殖而发病。再者，穿紧身化纤内裤及肥胖，可使会阴局部温度及湿度增加，使白色念珠菌易于繁殖引起感染。

念珠菌性阴道炎的特征有什么

它常见的特征是很多的，常见的症状是白带增多，外阴及阴道灼热瘙痒，外阴性排尿困难，外阴地图样红斑。典型的白带呈凝乳状或为片块状，阴道黏膜高度红肿，可见白色鹅口疮样斑块附着，易剥离，其下为受损黏膜的糜烂基底，或形成浅溃疡，严重者可遗留瘀斑。但白带并不都具有上述典型特征，从水样直至凝乳样白带均可出现，如有的完全是一些稀薄清澈的浆液性渗出液，其中常含有白色片状物。妊娠合并念珠菌性阴道炎的瘙痒症状尤为严重，甚至坐卧不宁，痛苦异常，也可有尿频、尿痛及性交痛等症状。另外，尚有10%左右的妇女及30%的孕妇虽为念珠菌携带者，却无任何临床表现。

为什么念珠菌性阴道炎容易复发

(1)阴道内寄生的阴道杆菌分解上皮细胞的糖原为乳酸，使阴道分泌物呈酸性从而抑制外来致病菌的成长，形成阴道的“自洁作用”，能抵抗念珠菌的成长，预防其浸入黏膜，特别是寄生的厌氧菌和不厌氧的乳酸菌，对阴道上皮细胞有保护功能。念珠菌性阴道炎发生的主要原因是病原侵入导致阴道内菌群平衡失调，另一原因是阴道环境改变引起病原菌繁殖。临床上抗真菌药物的应用缓解了阴道炎的症状，但近年来许多女性在有外阴不适时擅自用一些小剂量唑类结构为基础的非处方药抑制其症状，导致长期使用抗真菌药物引起耐药。

(2)性传播也是复发性念珠菌性阴道炎反复发作的重要原因，包括婚外夫妻生活史及夫妻间的传播。临床上常女性患者治疗，男性患者不治疗，当男方的包皮、阴囊或周围性皮肤有念珠菌存在时，女性患者通过房事会致念珠菌性阴道炎复发。

(3)月经期前后易患念珠菌性阴道炎，是由于乳酸杆菌生长也呈周期性，且非乳酸杆菌在月经期相对较多，形成月经期阴道菌群的不稳定；卫生护垫的使用使阴道潮湿、不透气，也易发生复发性念珠菌性阴道炎。

念珠菌性阴道炎应该如何治疗

女性得了念珠菌性阴道炎最重要的是应及时治疗，拖延不治疗危害很大，如何治疗呢?

(1)一般治疗：消除易感因素。保持外阴清洁干燥，避免搔抓。每日清洗时水宜温不宜烫，以免损害外阴皮肤。每日换洗内裤，自己的内裤需单独清洗。毛巾、内裤、盆具等可用煮沸法消毒。不穿着化纤内裤。便前、便后均要洗手。治疗期间禁止性生活。不宜食用辛辣刺激性食品。

（2）改变阴道酸碱度：念珠菌生长最适宜的pH值为5.5，因此采用碱性溶液冲洗外阴、阴道，改变阴道的酸碱度，对念珠菌的生长繁殖会有抑制作用。可在医生的指导下冲洗阴道，冲洗后要拭干外阴，保持外阴干燥，以抑制念珠菌的生长。

（3）合理使用抗真菌药物：对外阴阴道念珠菌病的治疗，现在有效的药物很多，主要以阴道用药为主，有硝酸咪康唑、克霉唑、制霉菌素。口服药有氟康唑、伊曲康唑。外阴阴道念珠菌病的治疗要在正规医生的指导下用药，如根据病情的严重程度确定药量，疗效会更好。不擅自使用抗生素，应在医生的指导下正确使用。念珠菌性阴道炎应在治疗中寻找发病原因，减少复发或再次患病的可能。

（4）反复发作：治疗反复发作的念珠菌性阴道炎首先要祛除能够导致阴道念珠菌反复感染的原因，同时延长治疗周期。必要时口服抗真菌药物。

怎样预防外阴阴道念珠菌性阴道炎

一旦发生外阴阴道念珠菌性阴道炎，要想祛除病因，需积极规范化治疗，重视随诊、巩固治疗，这样才能预防其反复发作。夏季是该病的高发季节，女性要注重自身的保健，积极做好疾病的预防工作。

（1）不要穿紧身、不透气的化纤内裤及长期使用护垫，否则会引起阴道局部温度、湿度升高。

（2）要把短裤、毛巾晒在通风的阳光照射处。

（3）不要经常冲洗阴道，否则易破坏阴道内环境，引起菌群失调。

（4）不要随便服用抗生素，否则易破坏人体内的自然平衡。

（5）糖尿病女性患者要控制好血糖。

（6）复发患者，要少吃甜食，多饮酸奶，有助于减少复发。

如何杜绝滴虫性阴道炎

滴虫性阴道炎是由阴道毛滴鞭毛虫（简称毛滴虫）感染引起的，是常见的阴道炎。阴道毛滴虫适宜生活在pH值5.2~6.6的潮湿环境中。一些女性阴道内有毛滴虫寄生却不发病，而当机体抵抗力减退，或阴道内环境改变，阴道内酸度降低变为中性时，阴道毛滴虫即可大量繁殖而出现症状。如女性在绝经后和月经前后，由于阴道内乳酸杆菌减少，酸碱度接近中性，很容易感染毛滴虫。有性接触关系的双方常可同时感染本病，本病还常与其他性病（如淋病）同时存在。毛滴虫一般经过直接性接触感染。如果女方患有毛滴虫病，性交时毛滴虫随着分泌物黏附在男性生殖器表面并进入尿道口内。同样，男性尿道内的毛滴虫可随着精液进入女性阴道内。毛滴虫还可通过间接传染，如患者使用过的浴盆、马桶、浴巾、内裤等，健康人的生殖器只要接触到沾在上面的分泌物就可能被传染上。此外，特别要提到的是，游泳池也是毛滴虫传播的场所之一。

需要提醒大家的是，女性感染了阴道毛滴虫后，大部分感染者经过4~28天的潜伏期，就会出现症状。其中，最主要的症状是白带增多，白带质地稀薄，容易流出，颜色为灰黄色或黄绿色，严重时带有血色，白带中有小泡沫，气味很臭。其次，生殖器尤其是外阴部位，如阴唇、会阴、肛门周围有烧灼感或奇痒，犹如小虫子在爬，使人坐立不安，不由自主地要搔抓，并引起局部皮炎。再次，性交时会感到阴部不适、疼痛，有的还会出血，严重时还会发生滴虫性尿道炎、膀胱炎，甚至上行感染导致肾盂肾炎，继而出现尿频、尿急、尿痛和腰痛等症状。

因滴虫性阴道炎可同时有尿道、尿道旁腺、前庭大腺滴虫感染，治愈此病的主要药物为甲硝唑。局部用药的效果要好于全身用药，性伴侣要同时治疗。另外，要阻断以上那些传播途径。

滴虫性阴道炎会引起不孕吗

答案是肯定的。滴虫性阴道炎引起的不孕因素占少数，但却因其本身发病率高，且治疗不彻底，正在对女性的孕育构成威胁。阴道毛滴虫能吞噬精子，并能阻碍乳酸生成，影响精子在阴道内存活，可致不孕。因此，对于滴虫性阴道炎要采取积极、有效、正规的治疗。

细菌性阴道病是怎么回事

正常女性阴道中可分离出5~15种主要细菌，有产生过氧化氢的卷曲乳杆菌、詹氏乳杆菌、发酵乳杆菌和加塞乳杆菌，这些乳酸杆菌大量存在，抑制了其他致病菌的生长，在阴道形成一个正常的生态平衡。其他细菌约占正常引导培养分离出细菌的10%，包括表皮葡萄球菌、链球菌和阴道加德纳菌等。

细菌性阴道病的特点是有高浓度阴道加德纳菌、普雷沃菌属、消化链球菌及人型支原体等。人体雌激素水平下降，导致阴道上皮萎缩，细胞糖原减少，不利于乳酸杆菌生长；大量使用抗生素或用碱性液体过度冲洗阴道，抑制乳酸杆菌的生长；性乱、性交频繁（因精液pH值为7.2~7.8）等导致致病性厌氧菌和加德纳菌大量繁殖，引起阴道微生物生态平衡失调，兼氧性乳酸杆菌减少，最终导致细菌性阴道病。由于菌群紊乱，阴道炎症并不明显，分泌物中白细胞减少，因此称细菌性阴道病比阴道炎更恰当。细菌性阴道病发病率在不同人群和地区变化较大。在妇科门诊，无症状患者细菌性阴道病的发病率为23%，阴道排液患者细菌性阴道病的发病率为37%，性传播疾病诊所患者细菌性阴道病的发病率为24%~27%。它常发生在性活跃年龄的女性，更常发生于较早开始性活动、有多个性伴侣以及曾有或伴有性传播疾病的女性。

得了细菌性阴道病怎么办

汪小姐受“洁癖妈妈”的影响，每天都要洗澡，而且每次都用洗液冲洗自己的私处，她自认为身体的清洁工作做到家了，没想到近来阴部突然奇痒，白带增多而且有鱼腥臭味，晚上感觉阴部火辣辣的，整夜难以入睡，严重影响了自己的生活和工作。后来去医院检查，被诊断为细菌性阴道病，原来是不正确地使用洗液和频繁冲洗阴道破坏了阴道的正常环境所导致的。

感染方式：大多通过性接触传染，所以在性关系比较混乱的人群中发病率较高；另外，随意冲洗阴道也可引起，像汪小姐那样的洁癖，最容易导致阴道病了。

主要症状：阴道分泌物呈现灰白色，黏稠如面糊，均匀一致，但非脓性，量多少不定，分泌物中胺含量特别高，所以呈现鱼味，外阴潮湿瘙痒，常伴有阴道灼热感和性交疼痛。

解决方法：在医生的正确指导下使用一些药物，在口服药物的同时，还可以选择一些药物进行阴道冲洗以加强疗效。

怎样预防细菌性阴道病

(1) 提倡在性生活和性关系方面要专一，禁止性关系混乱和滥交的行为。

(2) 不要擅自使用各种药液去清洗外阴和冲洗阴道。

(3) 为了减少刺激或者过敏，尽量选用无香味的卫生用品，如卫生巾、护垫等，避免使用添加芳香的卫生巾或手纸，不是月经期，尽量不要使用卫生护垫。

(4) 尽量做到不喝酒，不吸烟，少吃或者不吃辛辣食物。

(5) 如果夫妻双方中的妻子患病了，另一方也要同时治疗，在没有治愈之前要避免夫妻同房。

无症状的细菌性阴道病患者需要治疗吗

对于无症状的细菌性阴道病患者无须常规治疗，但应对准备进行子宫全切术、附件切除术、刮宫术及宫腔镜检查等手术的所有细菌性阴道病患者进行治疗，以避免术后感染。更无须常规治疗患者的性伴侣，但对反复发作或难治性细菌性阴道病患者的伴侣应予以治疗。

前庭大腺囊肿是怎么形成的

前庭大腺囊肿是一种较常见的外阴部妇科疾病，没有患过前庭大腺囊肿的根本不知道前庭大腺是什么东西，有什么作用。前庭大腺位于大阴唇下1/3段，埋于大阴唇深部，黄豆大，左右各一只。本病是因前庭大腺管阻塞，分泌物积聚而成。在急性炎症消退后腺管堵塞，分泌物不能排出，脓液逐渐转为清液而形成囊肿，有时腺腔内的黏液浓稠或先天性腺管狭窄排液不畅，也可形成囊肿。若有继发感染则形成脓肿并且反复发作。

前庭大腺囊肿必须手术治疗吗

其实较小的囊肿不必手术，定期随访就可以了。然而较大的囊肿，有明显症状，或反复发作疼痛，可以考虑手术治疗。以往多行囊肿切除手术，常有出血可能，如囊壁延伸至尿道附近，则手术操作困难，或不能取净囊壁，又有复发可能。严重疤痕者可致性交困难，故现在切除术仅应用于疑恶性病变者。囊肿造术（袋状缝合）经多年实践，不仅方法简便、安全并发症少、复发率低，且可保持腺体功能，亦可应用于前庭大腺脓肿。前庭大腺囊肿，多发生于生育期女性，幼女及绝经后女性少见。其预防主要是注意外阴局部卫生，平时要勤换内裤。急性期应绝对卧床休息，注意局部清洁，局部冷敷，应用抗生素。如已形成脓肿，应即切开引流，切口选择于皮肤最薄处。

宫颈糜烂是宫颈癌吗，需要治疗吗

很多人认为宫颈糜烂与宫颈癌有关，经常看到患者来看宫颈糜烂，辗转全国各地。在这里做一点科普希望能对大家有所帮助。

宫颈糜烂本质上多数是雌激素水平高引起的鳞柱交界的外移，生育期雌激素水平高，表现为宫颈糜烂，绝经后雌激素水平下降宫颈也就光滑了，为生理性改变，就像长几个“青春痘”一样根本不用治疗。另外一部分为分娩后宫颈裂伤引起的宫颈管黏膜外翻所致，仅仅少数可能为宫颈炎症引起。

宫颈糜烂本质是宫颈柱状上皮异位的生理现象，不是疾病，不需要治疗。

健康路标：虽说不一定需要治疗，却不等于当它不存在。我们要做的就是每年接受一次妇科检查，其中最重要的一项就是宫颈涂片检查。这种检查非常简单，毫无痛苦，却能查出90%以上的宫颈癌。

如果出现以下情况，可能是炎症加重的征象：白带增多；颜色由透明状变成白色或黄白色、脓性或带血；有异味。性生活中发生出血，既有可能因为宫颈炎症加重，也可能是早期宫颈癌的征象，千万不能大意！一旦出现了这些症状，就应当预约妇科医生进行检查和治疗。

宫颈糜烂影响怀孕和生育吗

宫颈糜烂通常不影响怀孕和生育。但有些人怀孕后由于激素变化，会稍有加重，不过，对胎儿基本没什么影响。需要注意的是，有一种“人乳头瘤病毒（HPV）”，特别容易引起宫颈的感染，同时，也是造成宫颈癌的重要原因之一。这种病毒能够通过性生活传播，因此，开始性生活的年龄比较早或性伴侣超过两人，患宫颈癌的危险指数将大大增加，要格外注意定期检查。

宫颈糜烂有哪些治疗方法

由于对宫颈糜烂认识上的不同，对宫颈糜烂的治疗存在观念差异。对无临床症状者，不做任何治疗，仅做细胞学筛查（TCT）和HPV检测。若细胞学异常，根据细胞学结果进行相应处理。必要时做阴道镜和病理学检查，根据病理结果进行治疗。不管有无宫颈糜烂，建议每年做1次TCT，就可早期筛查出宫颈癌或癌前病变；如同时做HPV检测阴性，可每3年做1次TCT。

目前，对于宫颈糜烂存在过度治疗的现象。未生育女性宫颈糜烂一般不建议治疗，观察就行，严重者也可用药物治疗，物理治疗如过深可影响宫颈的弹性和硬度，可能在分娩中易造成宫颈裂伤，所以不主张采用。生育后严重宫颈糜烂伴有白带过多或经常性交后出血可做激光、微波或冷冻治疗。有合并阴道炎或者沙眼衣原体（CT）等感染者积极治疗，一般经过控制局部感染后症状可以明显好转。治疗前应先排除宫颈癌，以免将早期癌误诊为炎症而延误治疗。

药物治疗：过去常用药物为10%~20%硝酸银及重铬酸钾溶液。这两种药物的腐蚀作用极强，现已少用。现应用较多的是聚甲酚磺醛。

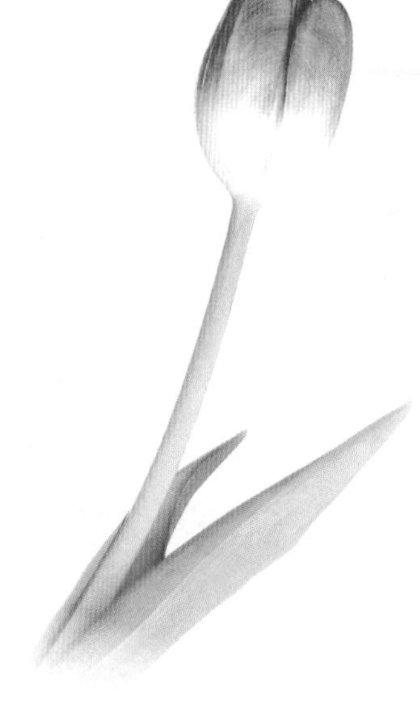

物理治疗是最常用的有效治疗方法，多数只需一次即可治愈。其原理是以各种物理方法将宫颈糜烂面单层柱状上皮破坏，使其坏死脱落后为新生的复层鳞状上皮覆盖。创面愈合需3~4周，病变较深者需6~8周。电熨或热熨治疗因易引起颈管粘连，目前较少应用。冷冻治疗不形成疤痕，因此一般不会发生宫颈狭窄。激光治疗发生宫颈狭窄也很少，如较表浅，多数也不影响宫颈弹性。一般利普（LEEP）刀或宫颈锥切不建议用于宫颈糜烂。对于分娩引起的陈旧性的宫颈裂伤及黏膜外翻，可行宫颈修补术。

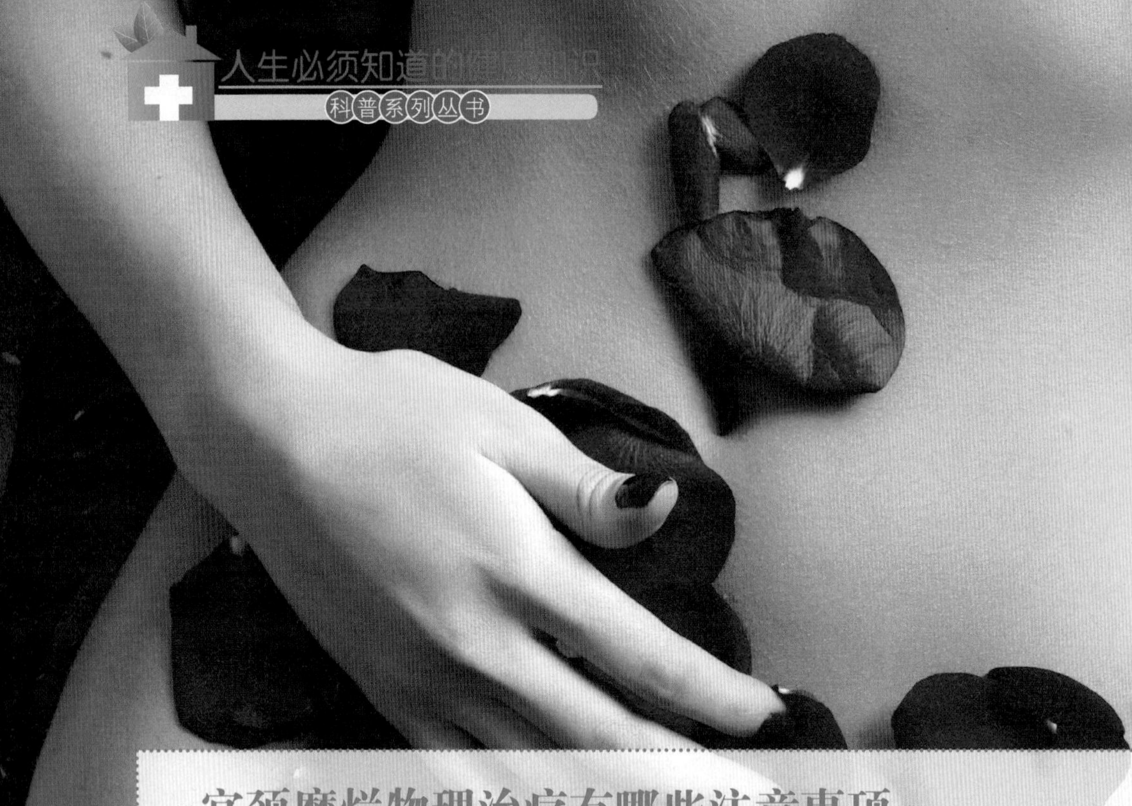

宫颈糜烂物理治疗有哪些注意事项

（1）治疗前，应常规做宫颈刮片行细胞学检查。

（2）有急性生殖器炎症列为禁忌。

（3）治疗时间应选在月经干净后3~7日内禁性交进行。

（4）物理疗法术后均有阴道分泌物增多，甚至有大量水样排液，在术后1~2周脱痂时可有少许出血，因此要注意保持外阴清洁干燥，防止感染。

（5）在创面尚未完全愈合期间（4~8周）禁盆浴、性交和阴道冲洗。

（6）物理治疗有引起术后出血、宫颈管狭窄、感染的可能。治疗后需定期复查，观察创面愈合情况直到痊愈，同时应注意有无宫颈管狭窄。

盆腔炎的典型症状有哪些

盆腔炎是女性的常见疾病，一般分为慢性和急性两种，这两种盆腔炎的症状既有区别也有相似之处。

有些女性在月经期间或过后会突然患上急性盆腔炎，这个时候大多会出现下腹疼痛、食欲不振、头痛、发烧等盆腔炎的典型症状。有的女性还会有在经期出现经量增多、经期延长，非月经期发病可有白带增多的现象。盆腔炎的典型症状如下。

（1）全身症状多不明显，有时可有低热，易感疲乏。部分病程时间较长者，可有神经衰弱症状，如精神不振、周身不适、失眠等。当患者抵抗力差时，易有急性或亚急性发作。

（2）慢性炎症形成的瘢痕粘连以及盆腔充血，可引起下腹部坠胀、疼痛及腰骶部酸痛。常在劳累、性生活后及月经前后加剧。

（3）由于盆腔瘀血，急性盆腔炎患者可有月经增多；卵巢功能损害时可有月经失调；输卵管粘连阻塞时可有不孕症等。

女性朋友们，如果对照以上盆腔炎的典型症状，发现有患上盆腔炎的可能性，一定要及时去医院诊治。急性盆腔炎要及时治疗，以防发生病变。

急、慢性盆腔炎有什么区别

急性盆腔炎典型症状是发热，下腹疼痛拒按，白带量多，呈脓性。可伴乏力，腰痛，月经失调。病情严重者为可见高热、寒战、头痛、食欲不振。如有腹膜炎则出现恶心、呕吐、腹胀等消化系统症状。如有脓肿形成，位于前方可出现膀胱刺激症状，如尿频、尿急、尿痛；位于后方可出现直肠刺激症状，如里急后重、肛门坠胀、腹泻和排便困难等。出现脓毒血症时，常伴有其他部位脓肿病灶。

慢性盆腔炎的典型症状是有时低热，易感疲劳，部分患者由于病程长而出现神经衰弱症状，如失眠、精神不振、全身不适等。下腹部坠胀、疼痛及腰骶部酸痛，常在劳累、性交后或月经前后加剧。由于慢性炎症而导致盆腔瘀血、月经过多，卵巢功能损害时会出现月经紊乱，输卵管粘连阻塞时会导致不孕症。

盆腔炎不及时治疗有哪些危害

（1）盆腔炎不及时治疗可能导致不孕。多为输卵管性不孕。盆腔炎的发生往往累及双侧输卵管，由于感染和炎症导致输卵管积水、瘢痕、粘连和伞端闭锁，造成管腔粘连甚至完全阻塞，阻碍卵子、精子或受精卵顺利结合，导致不孕。少部分是由于卵巢周围炎症，导致排卵障碍引起。另外，不孕与盆腔炎发作的次数及发作的严重性直接相关。

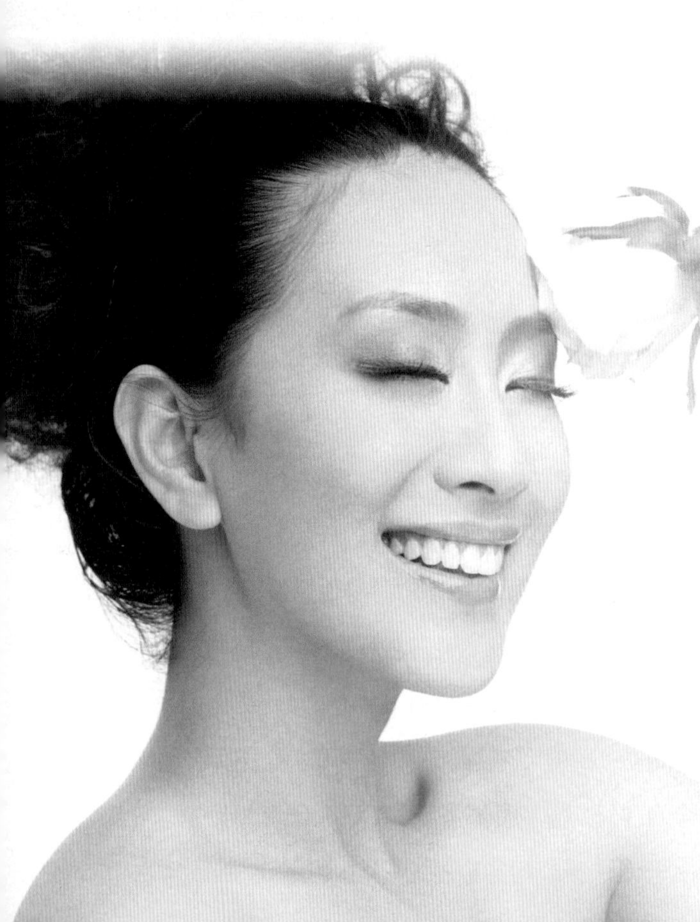

（2）异位妊娠。慢性盆腔炎多为双侧输卵管炎，容易使输卵管粘连堵塞，管腔变窄或闭锁，导致受精卵无法着床于宫腔而形成宫外孕。

（3）慢性盆腔痛。盆腔炎造成的输卵管积水或输卵管卵巢周围粘连被认为是造成慢性盆腔痛的原因。

盆腔炎性疾病易反复发作。有盆腔炎病史的患者，约有25%将再次急性发作。采用避孕套及积极治疗下生殖道感染有助于减少复发。另外，患者自身免疫力降低可使患者容易再次复发。

女性盆腔炎如何预防

对于盆腔炎所造成的上述危害，目前尚没有特殊有效的治疗方法，故重点在于预防。要特别注意外阴的清洁，每天都应该进行外阴清洗和内衣裤更换，淋浴最佳。通常一天洗一次下身就可以了，最好大便完后也清洗一次。另外，要选质量好的卫生巾，男女同房前双方都应该清洗下身。

(1) 敏感时期禁忌性生活。月经期生殖器官抵抗力较弱，宫颈口开放，易造成上行感染，应避免性生活。月经期、人流术后及上、取环等妇科手术后阴道有出血，一定要禁止性生活，禁止游泳、盆浴、洗桑拿浴，要勤换卫生巾，因为此时机体抵抗力下降，致病菌易乘虚而入，造成感染。

(2) 注意个人性卫生。包括延迟初次性交时间，限制性伴侣数目，避免与有性传播疾病者进行性接触，坚持使用避孕套。杜绝各种感染途径，保持会阴部清洁、干燥，每晚用清水清洗外阴，做到专人专盆，切不可用手掏洗阴道内，也不可用热水、肥皂等洗外阴。患有盆腔炎时白带量多，质黏稠，所以要勤换内裤，不穿紧身、化纤质地内裤。

(3) 发热患者在退热时一般出汗较多，要注意保暖，保持身体的干燥，出汗后给予更换衣裤，避免吹空调或直吹对流风。

(4) 注意自我检查，早发现早治疗。要注意观察白带的量、质、色、味。白带量多、色黄质稠、有臭秽味者，说明病情较重；如白带由黄转白或浅黄，量由多变少，味趋于正常微酸味，说明病情有所好转。

(5) 被诊为急性或亚急性盆腔炎患者，一定要遵医嘱积极配合治疗，防止转为慢性盆腔炎。患者一定要卧床休息或取半卧位，以利炎症局限化和分泌物的排出。

(6) 规范合理用药。有些患者稍感不适，就自服抗生素。长期服用抗生素可以出现阴道内菌群紊乱，而引起阴道分泌物增多，呈白色豆渣样白带，应立即到医院就诊，排除霉菌性阴道炎。

(7) 做好避孕工作，尽量避免因人工流产术招致感染。

患了盆腔炎怎么办

盆腔炎是由于病原体经阴道、宫颈的上行感染引起的。所以，治疗盆腔炎首先要针对致病菌而进行。急性盆腔炎应针对致病的病原体给予有效的抗生素静脉滴注，剂量要大，疗程要足；药物种类要少，毒性小，以联合用药疗效好。对于重症患者，应卧床休息，给予头高脚低位，这样有利于宫腔内及宫颈分泌物排出体外，还可以使盆腔渗出物聚集在子宫直肠陷窝内使炎症局限吸收。若已经形成盆腔脓肿，应在使用抗生素的同时及早切开引流。急性盆腔炎若治疗及时、彻底、有效，则常可治愈。

而一旦形成慢性炎症，治疗起来就相当棘手。一般主张中西医治疗相结合，全身用药与局部治疗相结合，物理治疗与药物治疗相结合，并应坚持治疗一段时期以后方可奏效。常用的物理疗法，如激光治疗、超短波疗法、微波透入、紫外线疗法、热水坐浴、中波直流电离子透入法等，主要是通过微热的刺激，进入盆腔组织加快局部的血液循环，消除组织水肿，以利炎症的吸收和消退。

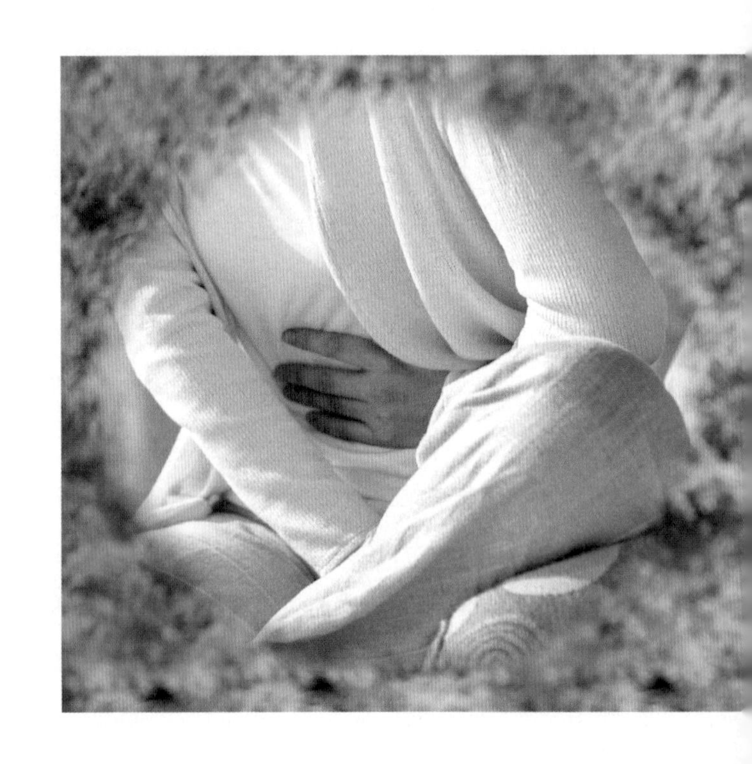

盆腔炎患者生活中应注意饮食清淡，避免剧烈运动。跑步、打球、跳绳等可加重盆腔的瘀血，使局部组织缺氧，为厌氧菌的生长创造有利环境，进而使病情加重，

难以痊愈。建议进行散步、打太极拳等温和的运动。

对于慢性盆腔炎引起粘连而致不孕的，千万不可反复地、盲目地做输卵管通液，因为这样做不但无效，而且会使病情进一步加重。如有必要应到条件较好的医院，在X线下做子宫输卵管造影，如造影中发现明显异常或造影后半年仍未怀孕（在排除男方不育因素和其他因素导致不孕的前提下），应及早做腹腔镜检查，在腹腔镜下行盆腔粘连松解手术，恢复盆腔各器官的正常解剖关系；同时，检查输卵管是否通畅，必要时行输卵管成形或输卵管造口手术。手术结束时盆腔注入粘连阻隔剂以防止术后再次粘连。如术中发现严重的盆腔粘连或无法纠正的输卵管病变患者，采用体外受精—胚胎移植技术助孕可能是唯一的选择。如果虽经手术治疗，但术后1年之内仍不怀孕者，应及早改用体外受精—胚胎移植技术助孕。

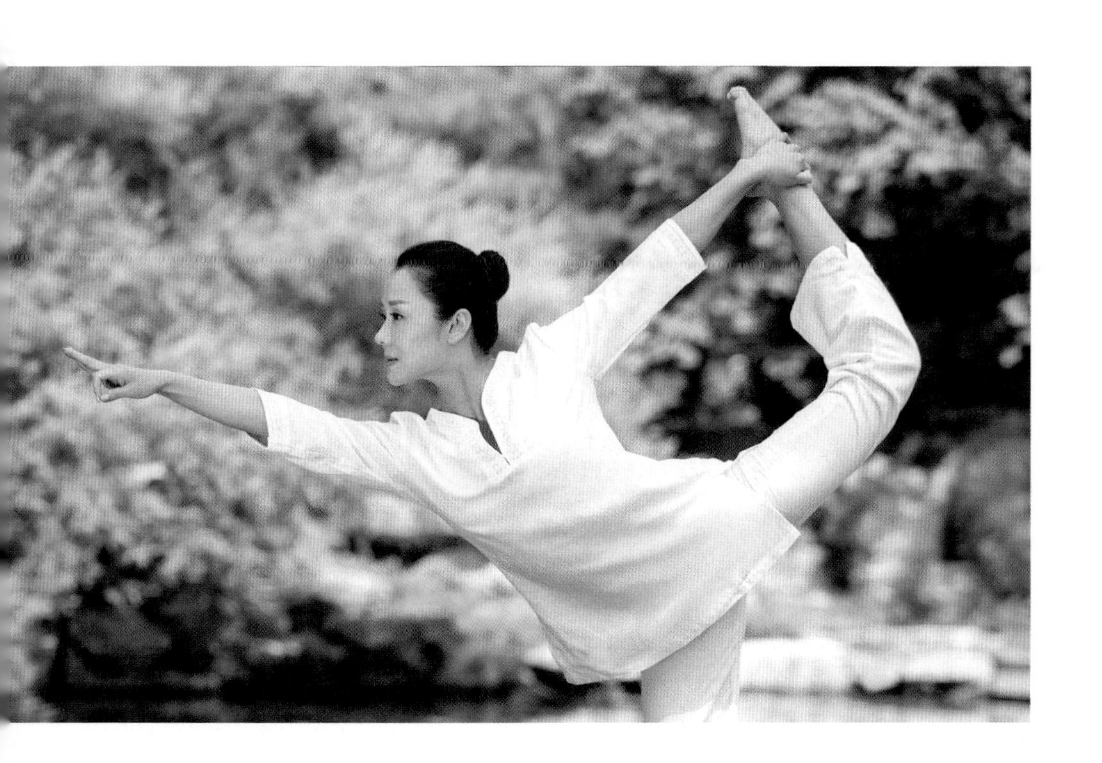

盆腔炎的治疗有哪些注意事项

急性盆腔炎和慢性盆腔炎的治疗是不同的。

急性盆腔炎患者治疗方面主要是要多休息，如果有条件可以住院治疗，还应该注意多吃高蛋白营养性食物，另外要注意电解质的平衡，注意补充液体（晶体液），最主要的是应该用一些消炎的抗生素。对于抗生素的运用应该在运用抗生素前做好阴道分泌物的细菌培养和药物敏感试验。通过药物敏感试验选择最合适的药物，需要注意的是用量一定要足够大，时间要足够长。临床上有的患者在用了几天后症状消失就不再用药了，这样容易引起复发甚至导致慢性盆腔炎的发生。

由于慢性盆腔炎的疗程比较长，因此治疗起来要比急性盆腔炎更复杂，通常采用中药综合疗法进行治疗。中药综合疗法包括中药口服、中药静脉点滴、中药灌肠、针灸治疗，另外还可以配合中药热敷和离子导入。中药热敷是把活血化瘀的中药装到布口袋里，经过蒸锅蒸热后放在患者的小腹部，通过温热效应和药物的渗透达到消炎和消除盆腔粘连的作用。中药的离子导入是把中药浓煎后通过离子导入仪，将中药离子导入病变的局部，也可起到松解盆腔粘连、消除盆腔炎症的作用。单纯口服中药效果没有综合治疗好。一般来讲，中药离子导入一次需要20分钟左右，中药热敷治疗一次可以维持2小时左右。通常一个疗程需要三个月的时间，来月经的时候是不治疗的。

常见的女性生殖器结核

生殖器结核是全身结核的一种表现，常见于20~40岁女性。一般认为是继发性感染，主要来源于肺或腹膜结核，可通过血行传播、直接蔓延、淋巴传播及性接触传播。结核杆菌感染肺部后，大约1年内可感染内生殖器，由于输卵管内黏膜有利于结核菌的潜伏感染，结核杆菌首先侵犯输卵管，然后依次扩散到子宫内膜、卵巢，侵犯宫颈、阴道及外阴者很少见。

常见的女性生殖器结核有：①输卵管结核，占女性生殖器结核的大部分，为90%~100%。双侧性居多，其外观会出现不同的表现，有部分患者是在浆膜面上引起结节，有的患者在盆腔腹膜、卵巢表面会出现相同的结节情况。有的患者在患上疾病后会出现输卵管增粗、肥大，而且管腔内会流出干酪样物质，有的则是出现伞部闭锁。②子宫内膜结核，经常是由于输卵管结核蔓延感染的，内膜会受到不同程度的破坏，最后形成瘢痕组织。这样会造成子宫腔缩小，变形等。③卵巢结核，是由于输卵管结核蔓延感染的。侵犯卵巢深层的很少，主要表现为卵巢周围炎。卵巢表面可见结核、结节或干酪样坏死。④盆腔腹膜结核多会合并输卵管结核，会在腹膜上出现大小不一的灰黄色结节，还会渗出浆液性草黄色澄清液体。这些液体会积聚在盆腔，造成粘连等情况发生。盆腔出现粘连后腹膜就会增厚，还会与周围的器官发生粘连。⑤宫颈结核比较少见，是子宫内膜结核后感染的，病发时可表现乳头状的增生或形成溃疡，这时候可能会和宫颈癌相混淆。

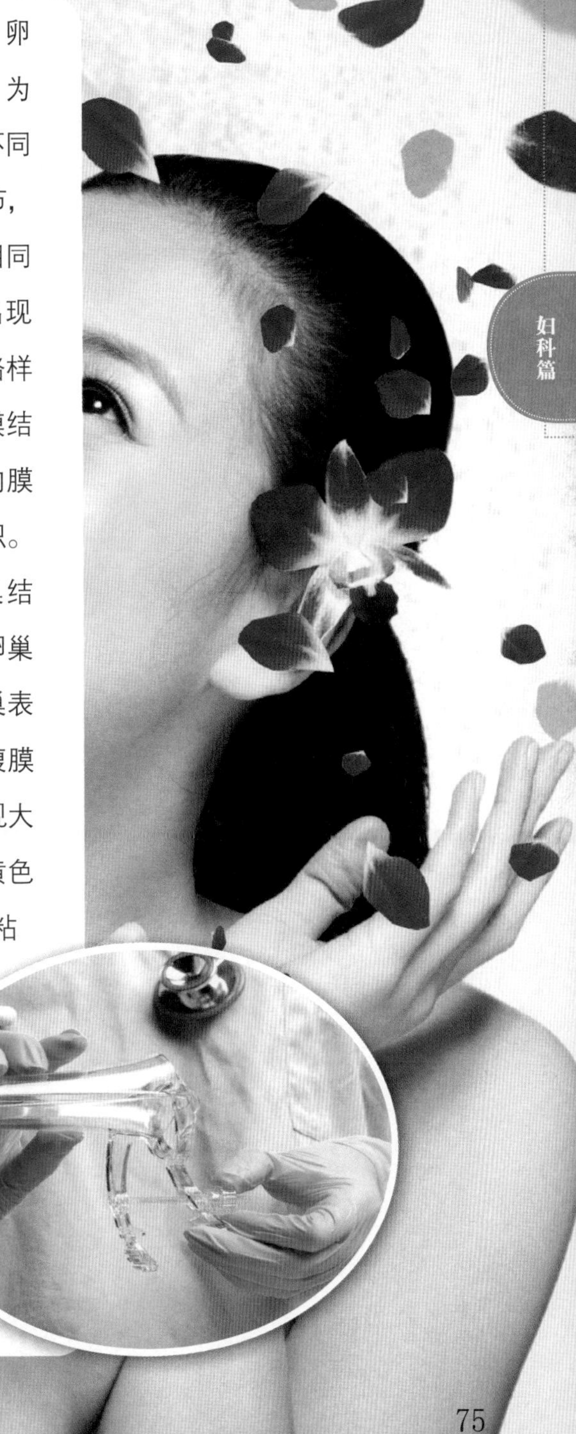

女性生殖器结核有什么特殊表现

女性生殖器结核因病程缓慢、病变较为隐伏，临床表现多为非特异性，随病程轻重和时间长短而有很大差异，有的除不孕外无任何症状与体征，而较重病例除有典型的生殖器官的结核性改变外，尚有全身明显症状。

（1）不孕。不孕是生殖器结核的主要症状，占40%~50%。因输卵管首先受累，病变常致伞端或其他节段阻塞、狭窄，或因间质炎症，使输卵管蠕动异常或黏膜纤毛破坏，影响精子或受精卵的输送而致不孕。子宫内膜结核妨碍受精卵着床会造成不育或流产。

（2）下腹坠痛。占患者主诉的第二位，占25%~50%，一般为长期下腹隐痛，月经前加重，如合并继发化脓感染，则有明显的腹痛、发热、压痛性包块等类似急性盆腔炎的表现。

（3）月经失调。当引起盆腔器官瘀血或子宫内膜有炎性改变时亦可出现各种各样的月经变化。常表现为月经量过多、经期延长或不规则阴道出血。

（4）白带增多。盆腔或子宫内膜结核病变均可发生白带增多。特别是宫颈结核时，其分泌物呈脓性或脓血性，有时甚至有接触性出血或臭性脓血带。

（5）合并有其他器官结核。生殖器结核患者往往合并其他器官结核，如仔细询问病史，细致进行全身检查，80%以上有过生殖器官以外的结核病灶。与其他器官活动性结核病灶并存者约占10%，最常见者为肺结核和胸、腹膜结核，其次为肾、骨结核。

（6）全身症状。生殖器结核患者可有结核病的常见症状：疲劳、乏力、食欲不振、体重减轻、持续傍晚体温轻度升高、盗汗等慢性消耗症状，但多数患者缺乏自觉症状，常在系统体检时发现，实际患者中真正发热者较自觉发热者多1倍，月经期更明显。

女性生殖器官结核如何治疗

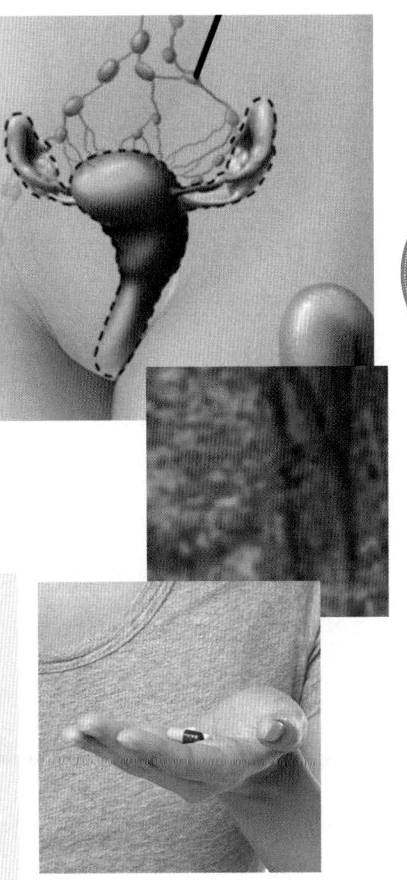

(1)一般治疗。生殖器官结核与其他器官结核一样，是一种慢性消耗性疾病，机体免疫功能的强弱对控制疾病的发展、促进病灶愈合、防止药物治疗后的复发等起很重要的作用，故急性期患者至少需卧床休息3个月。病变受到抑制后可以从事轻度活动，但也要注意休息，增加营养及富含维生素的食物，夜间要有充足睡眠，精神须愉快。特别对不孕妇女更要进行安慰鼓励，解除思想顾虑，以利于全身健康状况的恢复。

(2)抗结核药物的治疗。为了达到理想疗效，必须贯彻合理化治疗的五项原则，即早期、联合、适量、足程和规则使用敏感药物。早期结核病变处于细菌繁殖阶段，病变愈早愈新鲜，血供愈佳，药物愈易渗入；治疗积极可防止延误而形成难治的慢性干酪化病灶。联合用药能杀死自然耐药菌或阻止其繁殖，使产生抗药性结核菌的机会大大下降，但由于药物治疗疗程长，患者往往不易坚持而出现过早停药或不规则服药等情况，导致治疗失败。

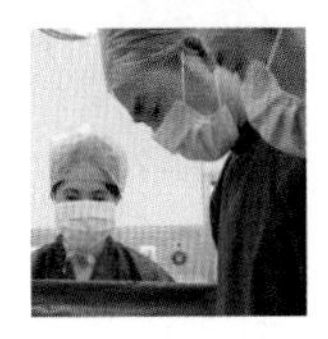

(3)手术治疗。生殖器结核的手术并发症目前虽已很少，但在术时仍应高度警惕。

哪些生殖器结核需要手术治疗

生殖器结核以抗结核药物治疗为首选，一般不需手术治疗，但以下几种情况需要手术治疗。

（1）药物治疗6个月，盆腔包块持续存在。

（2）多种药物耐药。

（3）症状（盆腔疼痛或子宫异常出血）持续或复发；药物治疗后病变复发。

（4）瘘管未能愈合。

（5）怀疑同时有生殖道肿瘤存在。

为避免手术时感染扩散，减少盆腔器官广泛粘连、充血而导致手术操作困难，也有利于腹壁切口的愈合，术前应做抗结核治疗一两个月。凡炎症粘连严重，分离时损伤邻近脏器，可能发生瘘管，故在分离粘连时应避免用力做钝性剥离。一旦在器官间做出分离线后，即做锐性剥离，每次宜少剪，循序渐进。陈旧肠管彼此间粘连不必予以分离。如遇盆腔器官粘连严重、广泛，应查明圆韧带，首先游离子宫底，便于确定手术方向，进行剥离。如有盆腔结核所形成的瘘管，手术前应做泌尿系及全消化道X线检查，以了解瘘管的全部情况后，才可进行手术。术前数日开始服新霉素进行肠道准备。

淋病可怕吗，有哪些危害

淋病是由淋球菌引起的以泌尿生殖系统化脓感染为主要表现的性传播疾病。目前，其发病率居我国性传播疾病的首位。绝大多数感染是通过性接触（主要是性交或其他性行为）传染。男性淋病几乎都是由性交接触引起的，女性淋病可由性交直接感染，也可由其他方式感染。淋病患者是传染源，传播速度快，而且感染率很高，感染后3~5天即可发病。感染人群以青壮年为主。间接传染较少，主要是接触患者含淋病双球菌的分泌物或被污染的用具，如沾有分泌物的毛巾、床单、浴盆，甚至厕所的马桶圈等均可传染，特别是女性（包括幼女），因其尿道和生殖道短，很易感染。新生儿经过患淋病母亲的产道时，眼部也可引起新生儿淋菌性眼炎，妊娠期女性淋病患者可引起羊膜腔内感染，包括胎儿感染。

淋病危害主要有：①淋菌性盆腔炎，包括急性淋菌性输卵管炎、子宫内膜炎、腹膜炎等，临床表现为白带多，且为脓性或血性，全身症状明显，如畏寒、发热、恶心、双下腹部痛，尿道、宫颈等处有脓性分泌物，严重者可造成输卵管粘连、阻塞，以致不育或宫外孕。②对胎儿的影响，主要是早产和胎儿宫内感染，早产的发生率为17%。胎儿感染易引起胎儿宫内生长受限，胎儿窘迫，甚至死胎及死产。③对新生儿的影响，新生儿出生时通过产道也容易受母体子宫颈淋病双球菌的感染而患新生儿淋菌性眼炎，使新生儿在出生后2~3天出现眼睑水肿、发红、有脓性分泌物，如果延误治疗，则可能穿透角膜，导致失明。④导致产后败血症，妊娠女性感染上淋病双球菌后，对本人及胎儿均有极大的危害性，易发生胎膜早破，胎盘、胎膜脐带、胎儿等羊膜腔内感染，以及早产、产后败血症。

淋病可以治愈吗

答案是肯定的。如果治疗及时、合理、规范用药，淋病是完全可以彻底治愈的。造成淋病难以彻底治愈的原因有3个：①没有到性病防治专业机构治疗（包括缺乏专业技术人员和治疗原则）。②盲目打针、吃药，滥用抗生素或剂量不足，不能彻底杀灭病原体，不能达到彻底治愈，反而由于干扰血清反应而妨碍诊断，影响疾病的诊疗。③没有夫妻同时诊疗，通过性接触再感染。

由于耐青霉素菌株的增多，目前首选药物为第三代头孢菌素类。应针对引起性病的病原体，选择敏感药物。

淋病如何预防

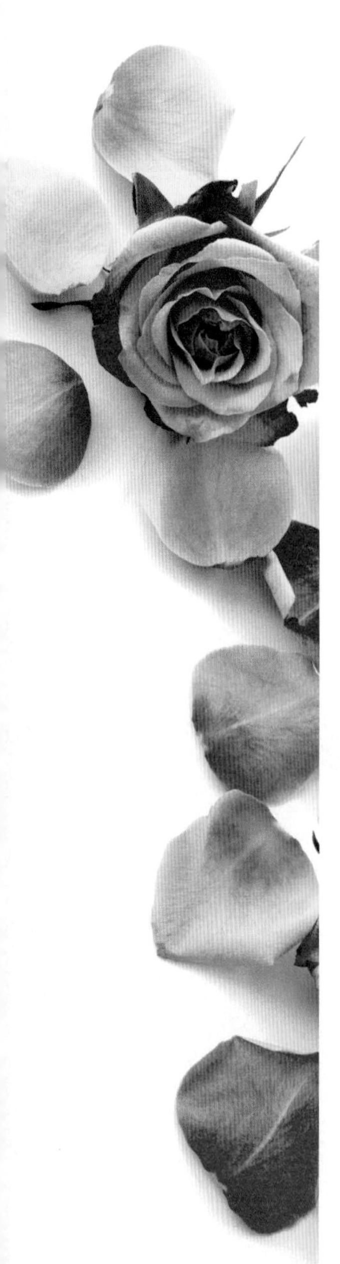

淋病属于易复发疾病，日常生活中应多注意预防。

（1）不入公共浴池，提倡淋浴。

（2）提倡洁身自好，反对性自由、性解放。性生活中，必须戴安全套。坚持一夫一妻的性关系，爱情专一是我国传统的性道德观念，也是预防性病在我国蔓延的重要手段之一。夫妻一方一旦感染了性病，应及时治疗，治愈后再性交，或鼓励和劝说使用避孕套。

（3）患病后要注意隔离，治愈前应避免性生活。

（4）患病后要及时治疗，以免传染给配偶及他人。淋病患者应禁止与儿童，特别是幼女同床、共用浴盆和浴巾等。淋病患者在未治愈前应自觉不去公共场所，如公共浴室、公共厕所、餐厅等。被淋病患者污染的物品，包括被褥、衣服等生活日常用品，应及时消毒处理。

（5）应当经常清洗外阴部和手。触摸患处后，须清洗，消毒手部，不要用带脓液的手去揉擦眼睛。

（6）新生儿出生时，经过有淋病母亲的阴道，为了预防发生新生儿眼病，对每一个新生儿都要用1%硝酸银一滴进行点眼预防。

（7）要去正规医院就医，积极彻底进行治疗，对已治愈的淋病患者要定期进行追踪复查和必要的复治，以求根治，防止复发。为防止无症状性淋病传播，导致晚期病变，在必要时应进行预防性治疗。30天内接触过淋病的性伴侣，均应进行检查，必要时做预防性治疗。患病6周后应常规做梅毒血清学检查，必要时做艾滋病抗体的检测，除外可能同时存在的相关感染。

艾滋病是怎么传播的

艾滋病(AIDS)是一种由艾滋病病毒，即人类免疫缺陷病毒(HIV)，侵入人体后破坏人体细胞免疫功能，继而使人体发生多种条件致病性感染和肿瘤。该病病死率高，目前尚缺乏有效安全的治疗方法和安全性疫苗，因此该疾病已成为严重威胁人类健康的疾病之一。

其转播途径主要有以下几种。

(1)性传播：包括同性恋、异性恋和双性恋，性伴侣多，无保护性性交(尤其是肛交)是HIV传播的高危险性因素。

(2)血液转播：输入了HIV污染的血液；移植或接受了HIV感染的器官；共用了受HIV污染的、未消毒的针头或注射器；医院性感染。

(3)母婴传播：是儿童感染的主要方式，感染HIV的母亲可经宫内、分娩和产后感染胎儿和婴儿。

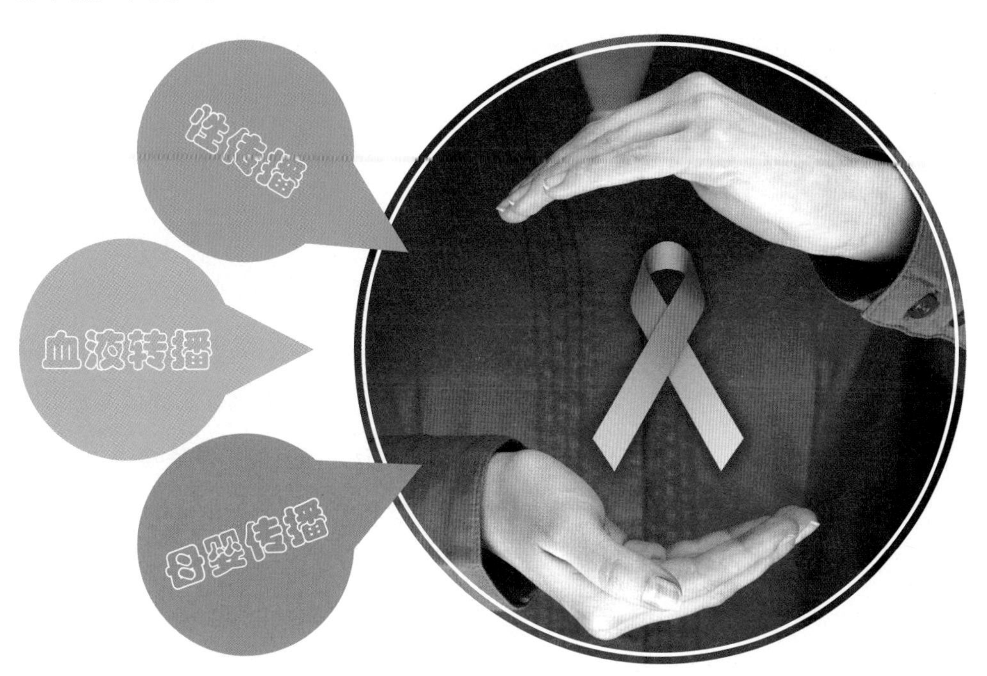

艾滋病的主要表现是什么

艾滋病会经历急性HIV感染、无症状HIV感染、艾滋病前期和艾滋病期。一般急性感染者在感染HIV后6天到6周之内出现类似感冒的症状，如发热、淋巴结肿大、咽炎、皮疹、肌痛或关节痛、腹泻、头痛、体重下降等，平均持续两周，不经特殊治疗也自行消退，但是出现这种情况并不代表一定就是感染了艾滋病病毒。急性期过后，感染者进入无症状感染期，成年人无症状感染期的时间一般为8~10年。

到了艾滋病前期，感染者会出现持续或间歇性的全身症状和轻微的机会性感染，全身症状包括持续性全身淋巴结肿大，乏力，厌食，发热，体重减轻，夜间盗汗，血小板减少等，轻微感染者多表现为口腔、皮肤黏膜的感染，包括口腔念珠菌病、牙龈炎、皮肤真菌感染、带状疱疹、毛囊炎、瘙痒性皮炎等。随着时间的推移，艾滋病病毒对人体免疫系统的破坏越来越厉害，主要破坏一种叫作CD4+T细胞的免疫细胞，当免疫系统破坏到一定程度时，患者就会发病，出现一种或多种艾滋病症性疾病，如肺炎、食道炎、淋巴瘤、肺部或肺外结核病及HIV相关性综合征等。

艾滋病可以治愈吗

就目前而言，HIV/AIDS还不能治愈，但可以治疗，通过治疗可以有效地延缓病情发展，延长生存时间，提高健康水平和生活质量。目前，仍是主张采取综合的治疗措施，联合用药，将病毒的繁殖力抑制到最低点，获得免疫功能重建或维持免疫功能，减少HIV的传播，延长患者的存活期，提高生活质量。随着临床药物的不断改进和创新，只要坚持规范服药，保持良好的依从性，就有可能长期控制病情进展。目前最重要且最有效的预防措施，就是改变人们那些容易感染艾滋病病毒的行为方式。针对不同传播途径，应当采取以下措施。

(1) 预防艾滋病的性传播。洁身自爱，保持忠贞单一的性关系。发生危险性行为时正确使用避孕套，及时治疗性病。

(2)预防艾滋病的血液传播。不使用未经检测的血液及血液制品。不吸毒，不与别人共用针具吸毒。穿耳或身体穿刺、文身、针刺疗法或者任何需要侵入性的刺破皮肤的过程，都有一定的艾滋病病毒传播危险。

(3)母婴传播预防。艾滋病病毒可在怀孕、分娩或者孩子出生后的母乳喂养过程中传播，感染艾滋病病毒的妇女应避免怀孕，如怀孕应行人工流产。孕、产妇在分娩前、后使用抗病毒药物，可降低母婴传播的概率。采用人工喂养，也可减少艾滋病病毒感染的危险性。

何为尖锐湿疣

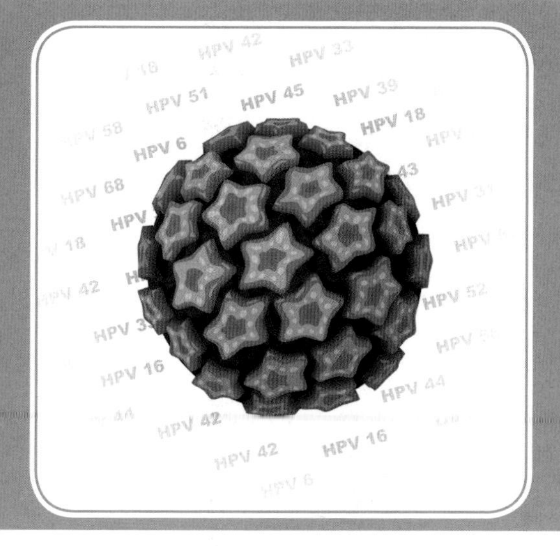

尖锐湿疣是由低危型人乳头瘤病毒(HPV)所致，常发生在肛门及外生殖器等部位，主要通过性行为传染。尖锐湿疣是全球范围内极常见的性传染疾病之一，国外发病率占性病的第2位，且仍有不断增长的趋势。本病好发生于性活跃的中青年。潜伏期一般为1~8个月，平均为3个月。

尖锐湿疣有哪些临床表现

外生殖器及肛门周围皮肤黏膜湿润区为好发部位，女性多见于大小阴唇、阴道口、阴蒂、阴道、宫颈、会阴及肛周；少数患者可见于肛门生殖器以外部位(如口腔、腋窝、乳房、趾间等)。皮损初起为单个或多个散在的淡红色小丘疹，质地柔软，顶端尖锐，后渐增多增大，依疣体形态可分为无柄型(即丘疹样皮损)和有柄型，后者可呈乳头状、菜花状、鸡冠状及蕈样状；疣体常呈白色、粉红色或污灰色，表面易发生糜烂，有渗液、浸渍及破溃，尚可合并出血及感染；多数患者无明显自觉症状，少数可有异物感、灼痛、刺痒或性交不适。宫颈部位疣体通常较小，界限清，表面光滑或呈颗粒状、沟回状，妊娠时可明显增大增多。少数患者疣体过度增生成为巨大型尖锐湿疣，常与HPV-6、HPV-11型感染有关，部分可发生恶变。

尖锐湿疣都有哪些病因

尖锐湿疣是一种很常见的性病，常见的病因如下。

（1）年龄和性别。年龄是尖锐湿疣的独立危险因素，80%的尖锐湿疣发生于16~34岁的青年人，发病高峰年龄为20~25岁。尖锐湿疣在男性平均发病年龄为22岁，女性为19岁，男女发病比例约为1∶1.4。

（2）性行为。研究和统计表明，有多个性伴者发生尖锐湿疣的概率和复发率均明显高于单一性伴者。在一定的范围内，性生活的年龄也是尖锐湿疣的危险因素。

（3）吸烟。吸烟能降低机体抵抗力。研究表明，吸烟者尖锐湿疣的发病率比不吸烟者高3倍多，且发病率随烟龄和日吸烟支数的增加而增加，同时吸烟能促进尖锐湿疣复发。

（4）免疫功能。免疫力低下的个体，如恶性肿瘤、免疫抑制性化疗和应用糖皮质激素等患者，尖锐湿疣的发病率及复发率均显著增加，且疣体体积也较大。

（5）避孕措施。多项研究结果表明，坚持使用安全套可预防尖锐湿疣的发生。另有研究显示，服用避孕药的女性尖锐湿疣的发病率高于未服药者。

（6）饮酒。饮酒影响了机体T细胞的活性，抑制了机体的免疫力。同时，酒精能抑制中枢神经系统，减轻焦虑，增强性欲，增加高危性行为，在一定程度上增加了尖锐湿疣的发生和复发。

（7）婚姻妊娠状况。资料显示，离婚、夫妻分居、丧偶、未婚者尖锐湿疣发病率比正常对照组高，因为这些情况下容易发生高危性行为。

（8）患其他性病。尖锐湿疣与其他性传播疾病，如生殖器疱疹、淋病、艾滋病等密切相关，其原因一是尖锐湿疣患者多也有可导致其他性病的危险性行为；二是一些性病的病原体破坏了黏膜屏障，使机体抵御HPV的能力下降。

尖锐湿疣的治疗方法

首先是局部药物治疗。常见的药物治疗：①0.5%鬼臼毒素酊（或0.15%霜）适用于直径≤10毫米的生殖器疣，临床治愈率达90%左右，用药疣体总面积不能超过10平方厘米，日用药总量不应超过0.5毫升。②5%咪喹莫特霜，疣体清除率56%。其优点为复发率低，约为13%。③80%~90%三氯醋酸或二氯醋酸，由医生实施治疗。目前强调综合疗法才能达到良好的治疗效果。但治疗效果不一。

其次是物理疗法。①激光治疗：在治疗尖锐湿疣的方法中，激光治疗是一种常见的治疗方法。其特点是见效较快，在治疗的过程中，疣体即可脱落。一般情况下，最常用的是二氧化碳激光，烧灼疣体，一般1次即可使疣体脱落。②冷冻疗法：冷冻疗法也是我们治疗尖锐湿疣的一种常用方法。它主要是通过液氮或者二氧化碳干冰冷冻皮肤的病损，使皮肤的损害局部水肿、坏死，达到治疗的作用。

最后就是手术疗法。手术也是尖锐湿疣的治疗方法之一，有一些尖锐湿疣的发病面积较小，可运用手术的方法予以切除。

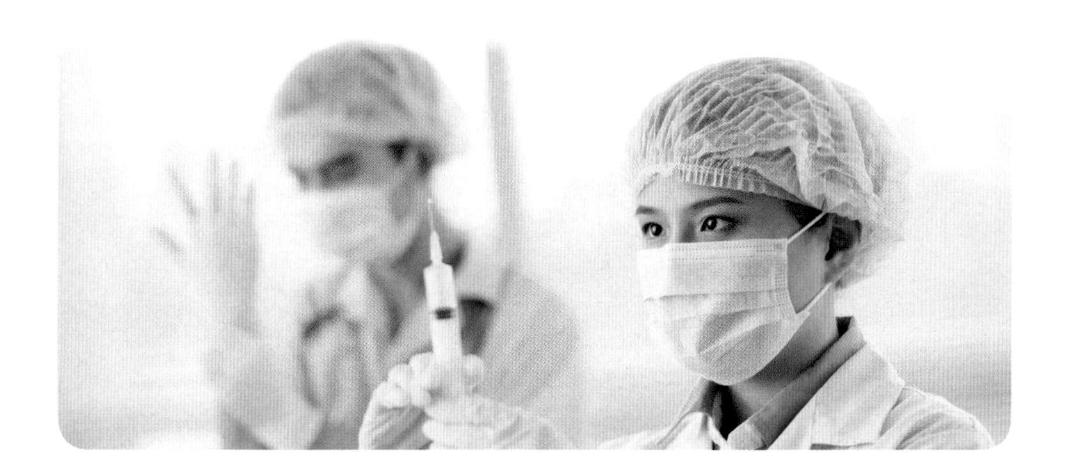

反复阴道炎需要注意的事项

要想把阴道炎彻底治愈，除了医生对症治疗外，患者也要积极配合，按照医生的叮嘱去做。

（1）丈夫或性伴应同时进行针对性治疗。其实除淋菌阴道炎、病毒性阴道炎外，滴虫阴道炎、念珠菌阴道炎也会通过性传播，因此，丈夫或性伴也很可能染上该病，如果不治就会造成患者反复感染。

（2）一定要完成医生规定的治疗疗程。对于大部分患者只要用药得当，几天治疗后检查结果会表现为阴性，但这并不意味着就彻底治愈了。其实这时有些未被消灭干净的病菌正躲在黏膜下，等到下一次例假前后患者抵抗力差的时候，它又会跑出来。因此，真正意义上的阴道炎治愈，是在连续3个月，每次例假结束用7天药后，检查结果为阴性。

（3）治疗期间保持外阴清洁，禁止性交。

（4）一定要对生活用品进行同步治疗。患者的毛巾和内裤上也会染有病原体，如果不将它们进行同步治疗，治疗成果就会前功尽弃。因此，对毛巾和内裤要进行充分消毒：煮沸15分钟，并放在阳光下晒干。

（5）坚持每日换内裤，而且最好穿宽松的棉质内裤，以保持阴道透气、干燥。

宫颈炎的症状和感染途径

目前，女性宫颈炎患病率很高，如不及时治疗很可能诱发其他宫颈疾病。因此，女性应了解宫颈炎相关知识，及时就诊。

症状：主要是白带增多，会因病原菌不同，白带颜色、量也不同。白带可为黏稠的或脓性的，有时可带有血丝或少量血液，也可有接触性出血。另外，患者的下腹经常出现疼痛，盆腔部可发生下坠痛或痛经，在月经期、排便或性交时常会加重。

感染途径：①机械性刺激或损伤感染。宫颈炎的发生与性生活有关系，自然或人工流产、诊断性刮宫以及分娩都可造成子宫颈损伤而导致炎症；②病原体感染。最常见的是葡萄球菌、大肠杆菌、链球菌、绿脓杆菌等引起的化脓性炎症，此外，病毒、滴虫等都可引起宫颈炎；③化学物质刺激感染。用某种酸性或碱性溶液冲洗阴道，或将栓剂放入阴道，都可引起宫颈炎。

宫颈炎有哪些不良后果

(1) 导致不孕。阴道分泌物过多的患者，20%~25%是由宫颈炎所致，若因炎症造成白带黏稠脓性，会不利于精子通过宫颈管，从而导致不孕。

(2) 导致流产。宫颈炎也是流产的一个病因，因为宫颈炎会使组织变化，弹性下降，使产程不顺利，进而导致流产。

(3) 影响性生活的质量。严重的宫颈炎会影响性生活的质量，会让女性在性生活过程中感到疼痛和不舒服，进而排斥性生活。

(4) 诱发其他宫颈疾病。据统计，有宫颈炎的女性，其他宫颈疾病发病率比没有宫颈炎的女性高10倍。长期不治或久治不愈的宫颈炎被认为是其他宫颈疾病发病的一个因素。

宫颈癌筛查方法哪家强

以前用的宫颈刮片法（巴氏涂片），虽然便宜，但准确度低，已经基本被淘汰了。现在主流的筛查方法是TCT和HPV检测。TCT在二线甚至三线城市都已经开展，而HPV检测目前在大城市才能进行。如果您所在的地区确实没有开展，那么做传统的巴氏涂片也是一个选择。

宫颈癌筛查什么时候开始，如何选择筛查方法

年龄<21岁不建议做宫颈癌筛查，因为这个年龄宫颈癌及其癌前病变发病率极低，筛查没有太大意义。21岁以后开始筛查。

21~29岁的女性只需要做TCT即可，不需要HPV检测，因为这个年龄段HPV感染率虽然很高，但多为一过性感染。而宫颈癌是需要高危型HPV的持续感染才会发生。

30~65岁的女性应该选择TCT+HPV联合检测。不推荐仅仅做HPV检测，但是仅做TCT是可以的。

65岁以上的女性，如果以前的筛查都是正常的，那么不建议继续筛查。

宫颈癌每年都需要筛查吗

这是大家甚至很多医生最搞不清的地方。

所有年龄段都不需要每年筛查。30~65岁如果TCT+HPV正常，可以5年筛查一次（首选）。如果只做TCT，或者只需要做TCT（如21~29岁年龄段），那么每3年筛查一次即可（次选）。

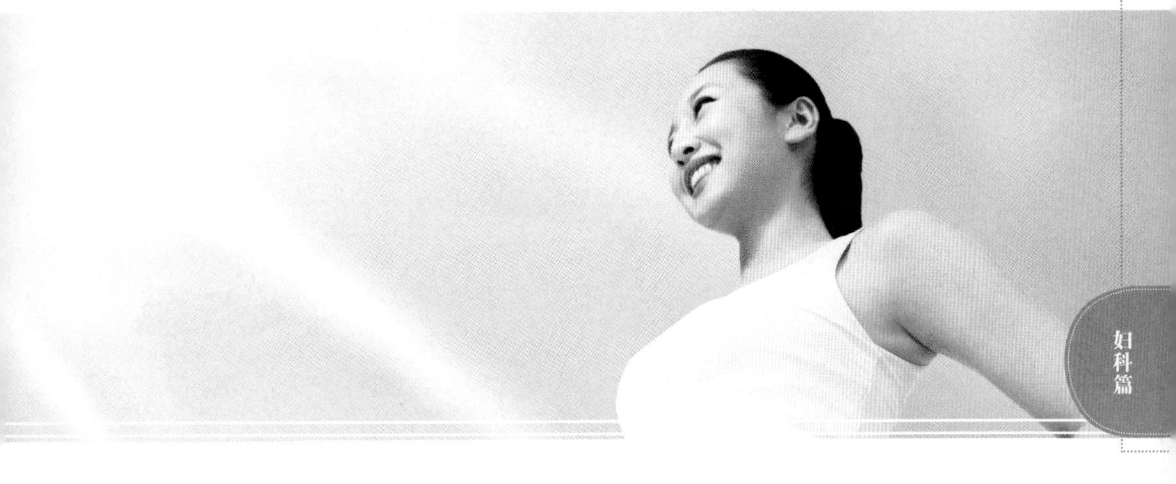

很多女性都去香港打过宫颈癌疫苗，但是请注意，打过疫苗也要按照上面的方法去筛查！

请注意：以上筛查的时间间隔都是结果正常的基础上；如果筛查有异常结果，比如TCT+HPV有一项异常的时候，请不要傻乎乎地等5年，应赶紧咨询医生。

急性附件炎症状及其治疗措施

急性附件炎主要是以感染性为主，像细菌感染、衣原体感染或是混合性感染。主要表现为剧烈腹痛。

急性附件炎的治疗最重要的是要及时足量地使用抗生素治疗，抗生素最好是广谱的，一定要做到足疗程的治疗，一般是7天，然后再进行一段时间的巩固治疗。在急性附件炎发病的时候，最好禁忌或减少同房次数，还要保证局部的卫生，不要吃辛辣刺激性的食物，多吃蔬菜、水果。

一定不能让急性附件炎转成慢性的，因为这样既不利于治疗，而且抵抗力下降或身体劳累时很容易造成慢性附件炎急性发作。因此，急性附件炎要在发病初期就规范及时地治疗好，以免后患。

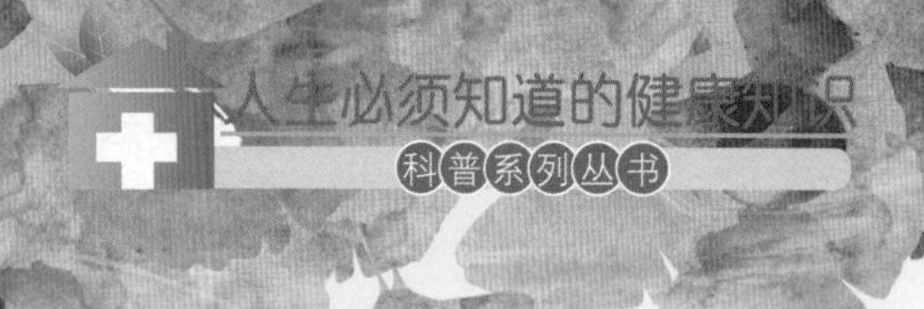

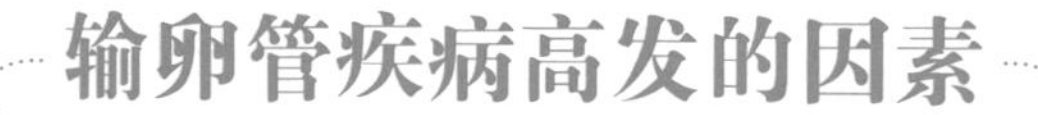

输卵管疾病高发的因素

输卵管阻塞是女性不孕症中的一种常见多发病，近年来在我国发病率非常高，在女性不孕症中已占到50%左右。

（1）与输卵管的解剖结构有关。输卵管是两端均有开口的一条肌性管道，一端开口于盆腔，另一端与子宫体相连，通过开口与宫腔相通。这样的话，盆腔的感染或生殖道感染都会引起输卵管内膜炎症，导致输卵管不通。

（2）与现代人的生活方式也有关系。夜生活增多、性生活不节制、多个性伴侣等都会使人体抵抗力下降，引起生殖道感染，进而引起输卵管炎症。

（3）其他因素。不洁性交、经期性交、不当流产、使用宫内节育环、流产后没有按要求忌房等也都会引发输卵管炎症。

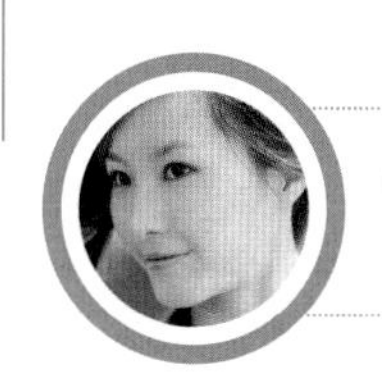

妇科内分泌篇

关于月经你知多少

女孩子一般在12岁左右进入青春发育期，卵巢功能受下丘脑、垂体激素的调节与作用，开始有卵泡发育、成熟与排卵。与此同时，性激素（如雌激素、孕激素）等开始产生与分泌，并对靶器官发挥作用，女性性征更明显。靶器官中子宫受性激素影响最显著，子宫内膜发育、成熟、脱落、出血，形成流动的混合物排出体外，就是月经。

健康女子月经期为2~7天，第2~3天经血量较多，随后逐渐减少，至第6~7天月经自行“干净”。月经周期一般为28±7天。

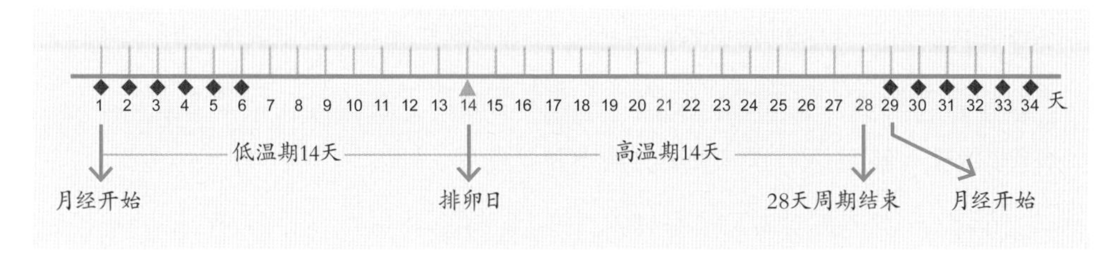

同居一室的女孩月经为何会变得同步

每个女子的月经都有自己的独自规律性。但如果女孩子同居一个宿舍，往往会见到一个“有趣”的现象，即这些女孩子的月经会慢慢变得同步，基本上会在邻近的几天来潮。这是为什么呢？

在青春期，下丘脑分泌的激素调控卵巢的发育，并使卵巢分泌雌性激素，即雌激素和孕酮。女孩每月一次的月经周期就是由于上述激素的周期性变化引起的。同宿舍女生的月经周期逐渐趋向同步，原因至今未完全明了。有科学家发现，女性腋窝分泌一种叫信息素的物质，通过嗅觉会感受到这种信息的刺激，将这些刺激传至脑部，就导致了她们下丘脑—垂体—卵巢轴功能协调一致，并同步化，所以她们的月经周期也基本一致了。

月经血为何不凝固

月经血最显著的特点是不凝固。众所周知，从身体其他部位流出的血液，一般呈鲜红色，可迅速凝固成块，出血伤口也会结血痂自行封闭出血的小血管，出血立即停止。这是由于血小板及血中纤维蛋白原在各种凝血因子的共同作用下的结果。

月经血一般呈暗红色，除了血液成分外，还含有子宫内膜碎片、宫颈黏液、阴道上皮的脱落细胞与各种杂菌，却缺乏能使血液凝固的纤维蛋白。造成这种情况的原因是子宫内膜中有较多的活性物质混入经血中，它们激活了纤溶酶，使纤维蛋白在纤溶酶的作用下分解成为流动的分解产物，失去了凝血作用。同时，子宫内膜中还含有其他活性酶，能破坏诸多凝血因子的凝血作用，影响了经血的凝固，以至月经血总是成不凝固的液态排出体外。

那么，子宫内膜出血又是怎样自然停止的呢？

这个止血机制是十分复杂的。一方面子宫内膜出血是由于子宫内膜功能层脱落，螺旋动脉的顶端发生裂口导致出血，出血后螺旋动脉立即塌陷，子宫肌层收缩将螺旋动脉裂口关闭。另一方面，体内血液中的凝血因子及纤维蛋白与纤维蛋白原不受子宫内膜中活性物质的影响，共同产生凝血作用，阻止了子宫内膜血管继续出血。因此，月经期只要多多注意卫生，是不会产生大出血或感染等疾病的。

月经周期与体温有什么关系

月经是人们所熟知的生理现象，在月经周期中，女性的体温是有高低变化的，常常是月经前半期体温稍低，后半期体温稍高，为什么？

卵巢除排卵外，还分泌激素，主要为雌激素和孕激素。排卵前主要为卵泡的生长、成熟，此时以分泌雌激素为主。排卵后的卵泡形成黄体，而黄体能产生两种激素，即雌激素和孕激素，其中孕激素能刺激体温中枢，使体温略为上升。正常女性在排卵后体温可升高0.3~0.5摄氏度。

人们通过检查基础体温可测出体温的变化，方法是在较长时间睡眠（6~15小时以上）后醒来，尚未进行任何活动之前，由自己测量体温，起床后将所测体温记录于基础体温单上，逐日进行，持续测30天，记录下来，并画成曲线。

正常曲线是排卵前稍低，排卵期最低；而排卵后由于孕激素的致热作用，体温高于卵泡期。因此，正常曲线呈双相型，无排卵性月经周期缺乏孕激素无上述规律性变化，体温前后一致呈单相型。

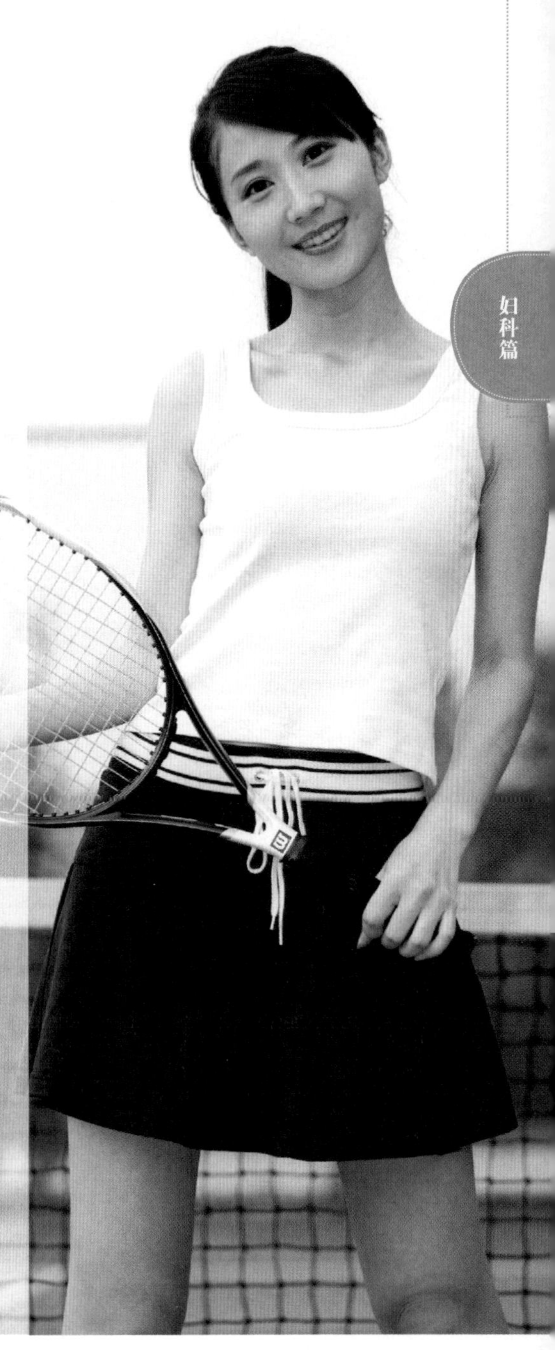

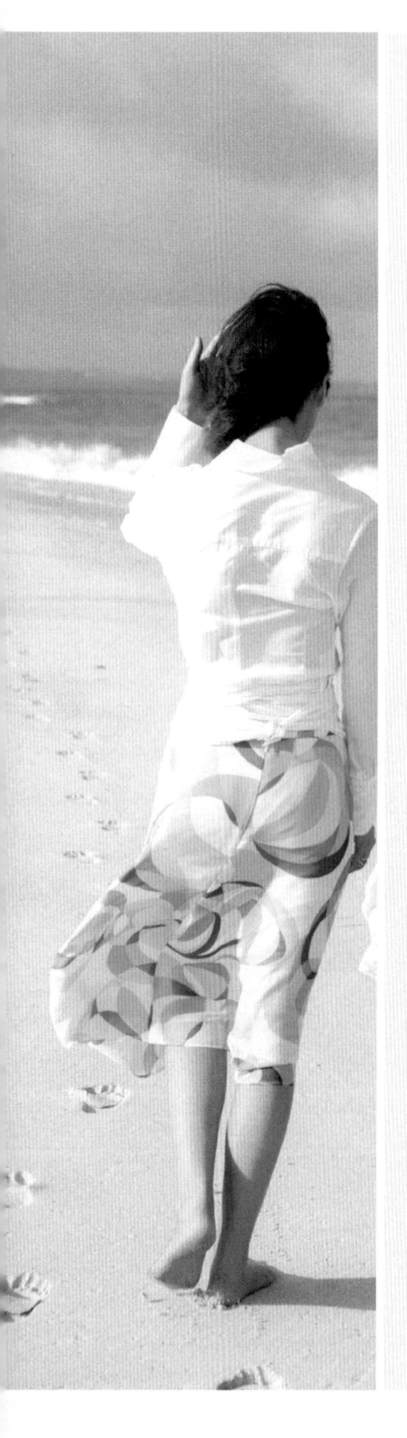

月经紊乱与哪些因素有关

（1）情绪激动：保持稳定的情绪极为重要。经期应与平时一样保持心情愉快，防止情绪波动。如情绪激动，抑郁愤怒会使气滞，进而导致月经周期紊乱、痛经、闭经等。

（2）过于劳累：经期要注意合理安排作息时间，避免剧烈运动与体力劳动，做到劳逸结合。经期繁劳过力，可导致经期延长或月经过多；反之，过度安逸，气血凝滞，易致痛经等症。

（3）饮浓茶：经期应适当多饮白开水，不宜饮浓茶。因为浓茶含咖啡因较高，能刺激神经和心血管，容易导致痛经、经期延长或出血过多。同时，茶中的鞣酸在肠道与食物中的铁结合，会发生沉淀，影响铁质吸收、引起贫血。此外，经期最好不饮酒、吸烟、吃刺激性强的食物。

（4）营养不足：因为月经来潮后每月要损失一定量的血液，所以要适当增加营养，如蛋白质、维生素及铁、钙等。经期应多吃一点鸡蛋、瘦肉、鱼、豆制品及新鲜蔬菜、水果等。不宜暴饮暴食、饮食偏嗜，如果吃过多辛辣助阳之品可导致月经先期、月经过多等；过食寒凉生冷食物，可致痛经、闭经、带下病症。

（5）性生活：经期应禁止性生活，因为月经期间，子宫内膜剥脱，子宫腔内有新鲜创面。如果有性生活，就可能把细菌带入，引起生殖器官炎症，而且还可能

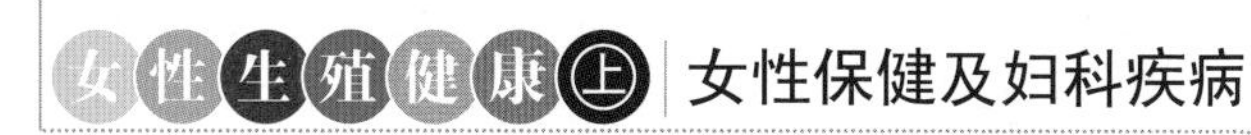

使经血量增多或经期延长。

（6）受寒凉：经期注意保暖，避免着凉，不要淋雨、涉水或游泳，不要坐在潮湿、阴凉之处以及空调、电扇的风道口，也不要用凉水洗澡、洗脚，以免引起月经失调。

（7）坐浴：有些人平时喜欢坐浴或盆浴，但在月经期，因为子宫颈口微开，坐浴或盆浴很容易使污染的水进入子宫腔内，从而导致生殖器官发炎，进一步影响月经周期。

（8）穿紧身裤：如果月经期间穿立裆小、臀围小的紧身裤，会使局部毛细血管受压，从而影响血液循环，增加会阴摩擦，很容易造成会阴充血水肿，甚至还会引发泌尿生殖系统感染等疾病，进而影响月经周期。

何为功血

由神经内分泌失调引起的月经周期不规律称功能失调性子宫出血，简称“功血”，有多种类型，临床可以通过相应内分泌检查明确原因。

（1）月经过频：流血时间和流血量可能正常，但月经周期缩短，一般少于21天，可以发生于各种年龄的妇女。

（2）月经过多：一是经血量多，尤其第二三天更多，伴有血块，一次月经失血总量达500~600毫升，周期正常。二是经期延长，需10~20天经血方可干净，经量不一定多。

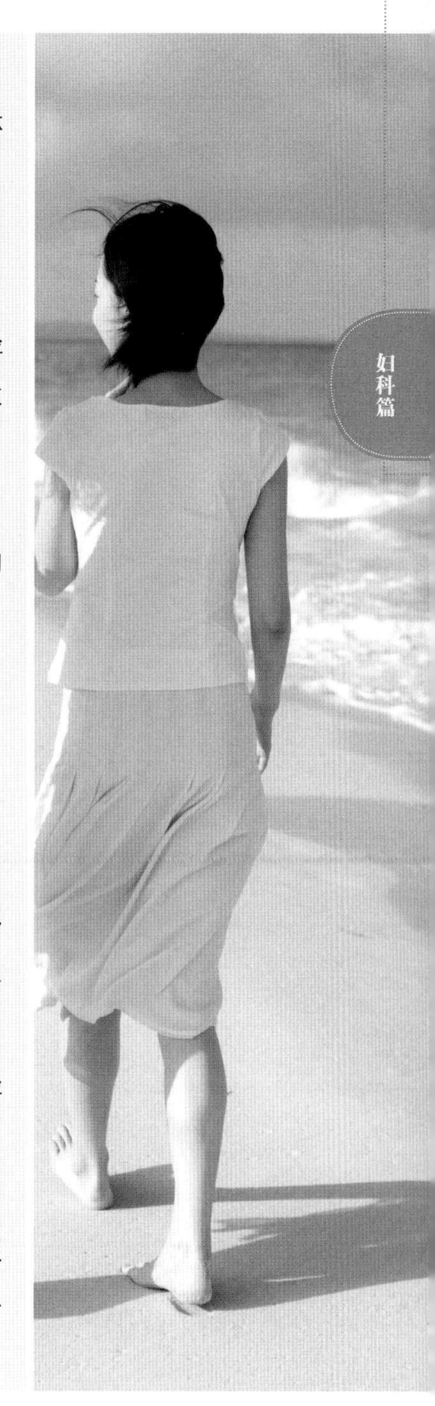

(3)月经间期出血：两次月经期中间出现子宫出血，流血量少，常不被注意，多发生于月经周期的第12~16天，持续1~2小时至1~2天，很少达到月经量。常被认为是月经过频。

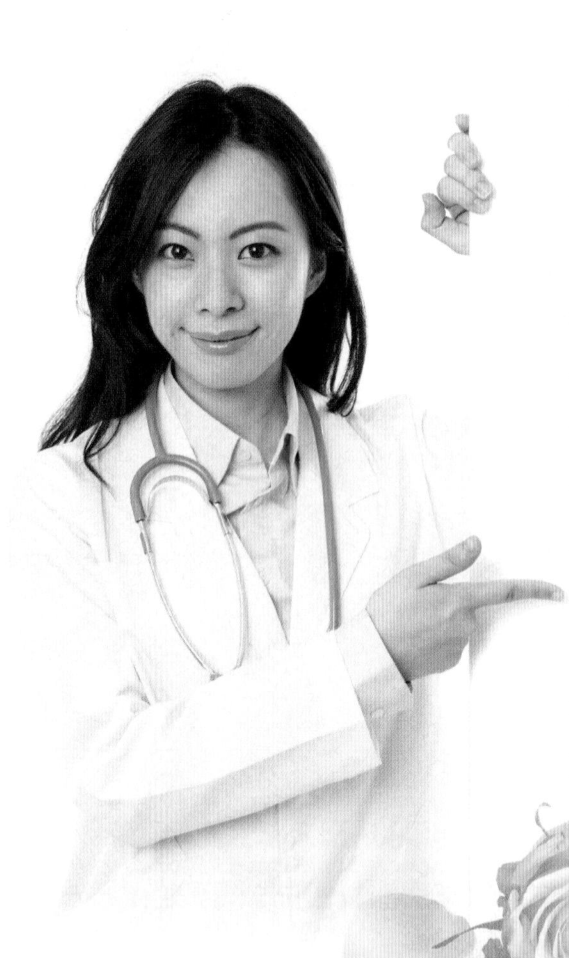

几岁初潮算正常

问：某女孩今年18岁了，但一直没有来月经。这种情况算正常吗?

答：女性初潮的时间随着时代进步，不断发生变化。在20世纪40年代，18岁左右来月经都算正常。但现代人营养好了，初潮时间逐渐提前。现在，女孩初潮时间在12岁左右。如果16岁以上的女孩没来月经，同时乳房、阴毛、腋毛等第二性征也不发育，应尽快去医院检查。若14岁以上，有第二性征发育，但迟迟不来月经，也应看医生。

妇科篇

青春期月经紊乱咋办

问：女孩16岁，月经来潮已经两年了，但一直都不准。正常吗?需要治疗吗?

答：初潮后第一年，绝大多数女孩月经都不规律。甚至到了第三年，仍有一半人不规律。多数人要在月经来潮的3~5年，才会形成自己的周期。如果青春期少女月经紊乱，两三个月才来一次，可能是“青春期无排卵型功能性子宫出血”，应及时上医院检查，在医生指导下进行治疗。

月经次数增多算病吗

问：从初潮开始，我每次来月经都会提前，有时两三天，有时一个星期，都快5年了。别人一年十二三次例假，我恨不得要来十七八次。像我这样的情况要治吗?

答：按照临床医生的共识，月经周期在28±7天都算正常，所以，每次提前两三天，也没有问题。若月经周期只有20天左右，就要上医院检查，排除病理性因素。

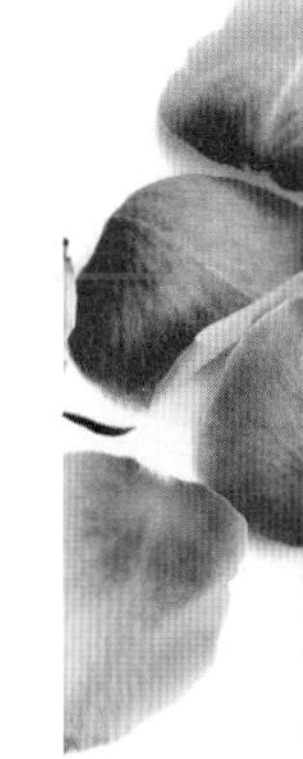

月经为啥老拖后

问：我每次月经都会拖后，经常是两三个月来一次，会影响怀孕吗?

答：这种情况对生育影响很大。一次月经意味着一次排卵，两三个月一个周期，排卵周期就比别人长，甚至没有排卵，受孕难度也会增加。月经周期过长的人可能患有多囊卵巢综合征、高泌乳素血症、垂体下丘脑功能减退等，应该及时就医。

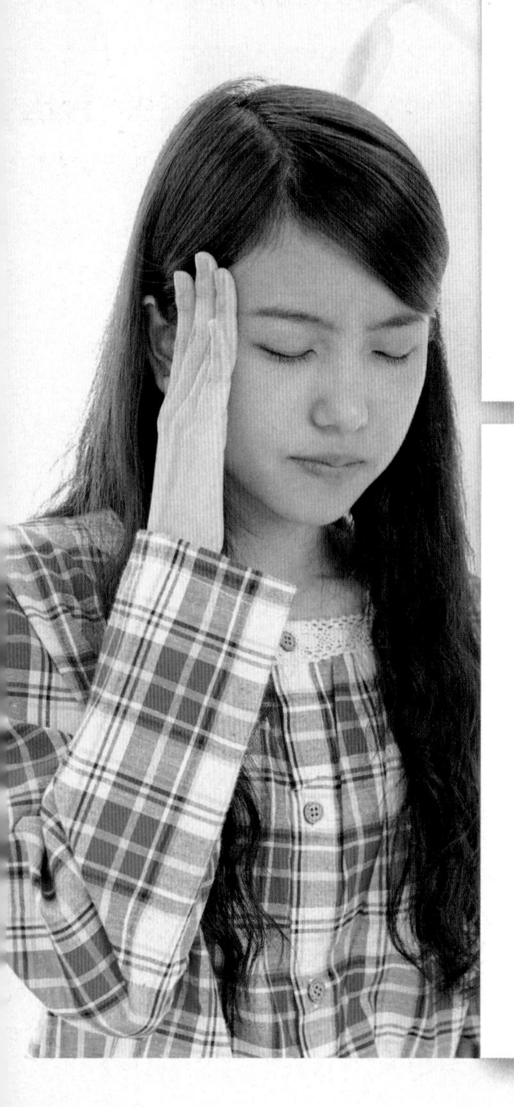

月经量大咋回事

问：我每次月经都要持续八九天，量也很大，对身体会有影响吗?

答：月经量大、出血时间长，最直接的后果是贫血，但还不至于提前绝经。月经过多主要有两方面原因：一是子宫肌瘤、子宫腺肌症等器质性病变。二是功能性病变，问题在内分泌紊乱，可能是子宫局部纤溶系统亢进，即止血机制差。前一种情况要根据病因治疗，后一种情况可以在医生指导下服用避孕药、抗纤溶药或上个释放孕激素的避孕环。

月经量特少正常吗

问：我的月经量特别少，每次就一两天，一包十片的卫生巾，我能用三个月。请问，我这样正常吗?

答：月经量少一般没什么大问题，不用担心。如果已经生了孩子或没有生育要求，在排除了结核后，就不用管它。如果有生育要求，不能怀孕，应该到医院检查是否有内膜病变，包括结核病以及反复人流、刮宫等造成的内膜损伤。

怎么月经间期还会出血呢

问：我有时工作劳累或心情不好时会有两次月经间期出血，咖啡色，量少，持续一两天。请问，我这样正常吗？

答：在这种情况下千万不要惊慌，首先要看有没有怀孕以及宫颈有没有病变，如果这两种情况都排除，医学上就称为“排卵期出血”。卵巢非常娇嫩，容易受到情绪及身体情况的影响，从而出现排卵期出血。

出现这种情况，需要调整自己的生活规律，如果可以就去休假放松心情！如果非常担心，可以口服避孕药3~6个月，让卵巢充分休息。经过调整后，卵巢会更好地工作。

减肥后咋不来月经了

问：前段时间，我成功减肥20斤，可月经不来了。这是为什么？

答：太胖太瘦，都会导致月经失调。太胖的女性，可能患有多囊卵巢综合征，单纯肥胖也可以造成内分泌紊乱，出现月经不调；太瘦或突然消瘦的女性，尤其是1个月减去10多斤的人，极易患上营养不良、神经性厌食症，最后导致闭经。后者体重即使恢复了，月经仍需1年左右才能慢慢恢复。因此，本身就不胖的人，完全没有减肥的必要，千万不要盲目减肥。

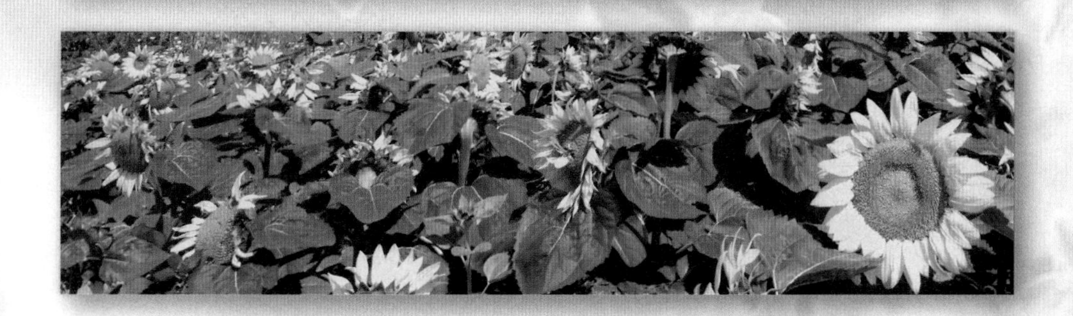

体重与月经有关系吗

下丘脑—垂体—卵巢轴与体重的关系密切，生殖系统受外界环境的影响尤其敏感。女性生殖功能与营养状况紧密相关，一定脂肪含量是女性生殖功能发育的前提，1%~5%的女性可发生体重相关的闭经。很多青春期推迟的女孩都较瘦，据推测，体重47千克或者一定的脂肪含量是周期性排卵的临界体重和临界脂肪量。对过去120年内女性初潮年龄的研究发现，虽然月经初潮年龄从16.5岁降为12.5岁，但是初潮体重却没有改变，为（47.5±0.5）千克。

进食障碍疾患导致的体重下降与月经稀发和停止排卵有关，体重低于正常体重10%~15%时月经周期停止，发生闭经。低体重可引起原发性或继发性闭经，可能因为神经性厌食症、神经性贪食症、过量运动（如运动员、舞蹈演员）或营养不良引起。神经性厌食和神经性贪食症引起的体重下降导致5%生育年龄女性闭经、不育和妊娠女性流产。也有报道神经性厌食的女性中15%~30%闭经。低体重引起的闭经属于下丘脑性闭经，表现为低雌激素血症，血清促性腺激素正常或降低。神经性厌食常发生于13~20岁女性，表现为体重严重下降、闭经、体形严重扭曲及对瘦的苛刻追求。

尽管一定的脂肪含量是女性生殖功能发育的前提，但研究发现肥胖可以导致月经失调、无排卵、不育等。肥胖患者月经不规律可表现为月经周期不规律（不规律月经的出血量经常不多，但在子宫内膜增生的患者中可以表现为大量出血），月经稀发、量少或闭经（绝大多数表现为闭经前月经稀发或过少，偶见闭经与月经过多相间出现），还有一些出血是不可预测的，这些患者在出现月经改变时常常伴发体重短期内急剧增加。肥胖引起的闭经是由于无排卵造成的，体内雌激素水平高低不一，孕激素试验可为阳性，也可为阴性。

情绪不好会诱发月经紊乱吗

女性的月经来潮，月经的周期，受下丘脑一垂体一卵巢轴的调节。下丘脑又与中枢神经系统联系，接受外来的刺激，经过整合，影响下丘脑一垂体一卵巢轴的功能。这些环节中的任何一部分发生变化，都会影响卵巢功能而发生月经紊乱。

精神因素如情绪过度波动、紧张，环境或外周温度的较大变化，会引起中枢神经系统与下丘脑一垂体间的功能失调，使促性腺激素的分泌受到影响，卵泡成熟和排卵功能发生障碍从而引起月经紊乱，直至发生闭经。

每个女人每个月总是那么的无奈，而有时候就是那样的无奈容易引起月经不调的相关问题。建议女性月经期间心态一定要放好。

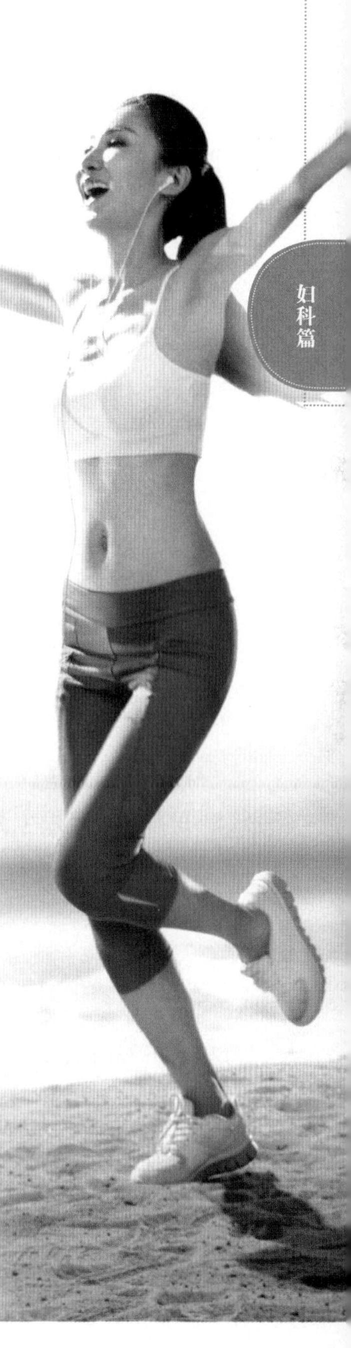

女孩月经不调咋治

问：某女孩初潮14岁，现16岁，最近四五个月，除了7天月经期，前后一直淋漓不尽。没有其他疾病。需要治疗吗？该怎么治？

答：青春期女性由于性腺轴发育不完善，卵巢功能不稳定，初潮后的几年内容易受到饮食不节、睡眠不规律以及精神紧张等因素的影响，出现功能性子宫出血。由于是机体内部调节紊乱引起的，所以一般在改善生活习惯、减轻精神压力后，症状能够得到缓解。如果月经紊乱持续较长时间，甚至异常出血，就需要除外生殖系统器质性病变，需要完善B超、性激素、甲状腺功能等检查。

对于单纯性腺调节机制紊乱造成的月经不调，目前西医的治疗手段主要是性激素，但青春期女性选用应谨慎，一般建议先观察看看；中医则会通过望、闻、问、切四诊合参，辨证施治。建议患者到医院完善相关检查，同时自己在家可以测定基础体温。测定基础体温是评估卵巢功能周期性变化最简单的方法，对诊断和治疗有很大的参考价值。

能用雌激素治疗闭经吗，有没有不良反应，有没有天然雌激素

问：我月经一直不正常，最近3个月不来了，经医生诊断为闭经，建议用雌、孕激素替代疗法。可以吗？

答：对先天性卵巢发育不良，或卵巢功能受到抑制或破坏以致功能衰竭者，可用外源性卵巢激素进行替代疗法。这些患者因缺乏正常卵泡和卵母细胞，不分泌性激素，如给予雌激素或雌、孕激素人工周期疗法，可纠正患者缺乏雌激素的生理和心理状态，促进生殖器官和第二性征一定程度的发育，改善性生活，并可导致出现酷似月经的周期性撤药性出血。国产红丽来结合雌激素由新疆新姿源生物制药生产，是纯天然雌激素，是女性更年期和卵巢早衰导致的雌激素缺乏症的主要药物，与原进口的倍美力等效，可在医生指导下使用；德国拜耳医药生产的戊酸雌二醇也是天然雌激素。

雌性激素低有哪些表现，怎么办

雌激素低主要有以下表现：①皮肤干燥瘙痒、皮肤蚁走感；②感觉异常（经常有刺痛、麻木、耳鸣）；③潮热出汗、经常失眠、焦虑、易怒，产生忧郁情绪，甚至对

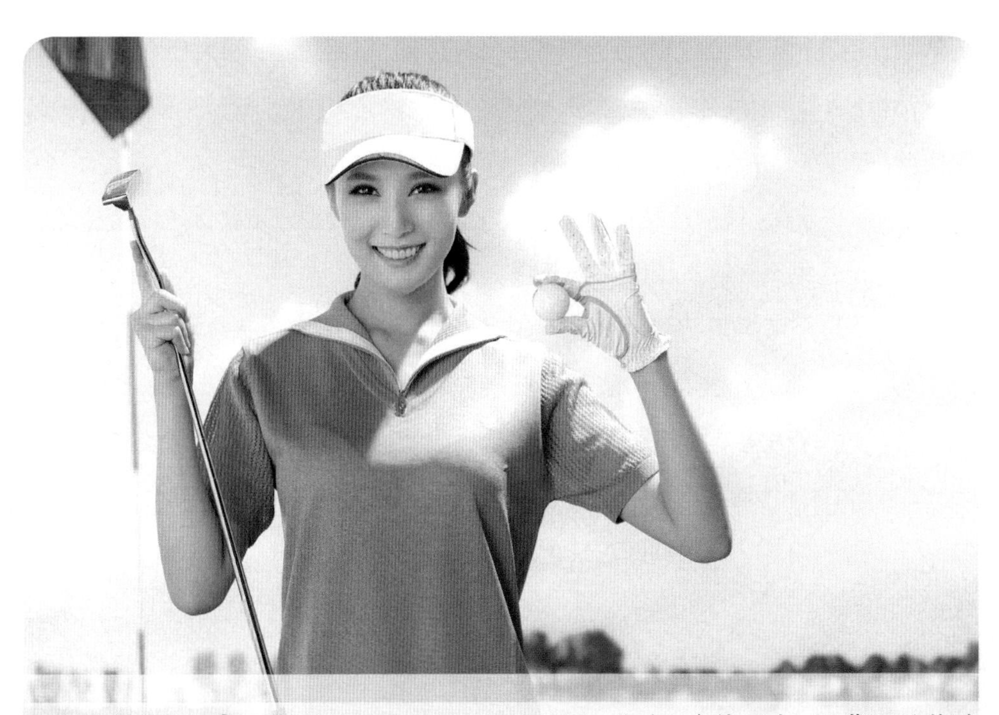

生活失去信心；④身体出现亚健康状态，如头晕、头痛、疲倦乏力、腰背和关节酸痛，有骨质疏松的症状，记忆力减退、心悸、血压波动、泌尿系统不适；⑤月经紊乱、性生活困难，有的甚至不能过性生活，甚至影响生育。

到医院检查激素五项，确定雌激素低可适量补充雌激素。

女性月经期间有哪些注意事项

每月的那几天都是女性既爱又恨的日子，爱它是因为它的出现证明你健康，不出现就预示你的健康有问题。你知道女性经期注意事项有哪些吗？

（1）月经期间不要参加剧烈的运动和重体力劳动：适当活动可以促进血液循环、月经通畅，但是不宜参加剧烈的运动和重体力劳动，以免引起经血过多或经期延长。

（2）经期要注意卫生：每天要用洁净的温水洗净外阴，洗时要从前向后洗，不要从后往前洗，以免把肛门附近的细菌带到外阴部，引起其他妇科炎症。

(3)不可着凉：月经期间毛孔放大，应注意气候变化，特别要防止高温日晒，风寒雨淋，或涉水、游泳，或用冷水洗头洗脚，或久坐冷地等。

(4)保持乐观：精神情绪对月经的影响尤为明显。经期一定要保持情绪稳定，心情舒畅，避免不良刺激，以防月经不调。

(5)严禁房事：月经期间子宫内膜剥脱出血，宫腔内有新鲜创面，宫口亦微微张开一些，阴道酸度降低，防御病菌的能力大减。要是在这时候进行房事，将细菌带入，容易导致生殖器官发炎。若输卵管炎症粘连，堵塞不通，会造成不孕症；也可造成经期延长。因此，妇女在行经期间应禁止房事，防止感染。

(6)忌饮浓茶：经期要注意适当多饮白开水，不宜饮浓茶。因为浓茶含咖啡因较高，能刺激神经和心血管，容易导致痛经，同时茶中的鞣酸在肠道与食物中的铁结合，会发生沉淀，影响铁质接收，导致贫血。此外，经期最好不饮酒、不吸烟、不吃刺激性强的食物。

内分泌失调有哪些症状

（1）肌肤恶化：如果脸上突然出现了很多黄斑、色斑，用了护肤品、化妆品也无济于事，那么很可能就不只是单纯的皮肤问题，也可能是内分泌不稳定时受到了外界不良因素的刺激。

（2）脾气急躁：如同更年期女性或者月经来临前的女性一样，内分泌失调的女性脾气会变得急躁，情绪波动较大，出现出汗、失眠等。

（3）妇科疾病：不孕不育、子宫内膜异位症、痛经、月经不调等都是妇科内分泌的疾病，还有一些乳腺疾病也和内分泌失调有关，有些面部色斑也是由于妇科疾病造成的。

（4）肥胖：如果发现最近“喝凉水都长肉”，可能和内分泌失调有关系。喜欢高热量、高脂肪的食物，不注意膳食平衡等饮食习惯也会对内分泌产生影响。

非经期出血要留心哪些疾病

有不少女性朋友都会遇到这样一个情况：就是一个月“大姨妈”来好几次，有时候甚至会被这种情况吓到。

（1）与创伤有关：外伤会导致出血，如性交后出血。处女膜破裂、阴道壁破裂、后穹窿破裂都会引起出血。

（2）与内分泌有关：避孕药服用不当会引起出血，如功能性子宫出血、绝经后子宫出血以及新生儿阴道出血等。

（3）与全身疾病有关：再生障碍性贫血、血小板减少性紫癜白血病、肝脏疾病、妇产科疾病导致的弥散性血管内凝血，这些疾病都易出现出血情况。

（4）与肿瘤有关：中年以上的女性出现非经期出血，通常是因为子宫肌瘤；绝经女性有不规则出血，主要是由于宫颈癌、子宫内膜癌以及卵巢功能性肿瘤导致的。除此之外，幼女出现不规则出血，主要原因是葡萄状肉瘤。

（5）与炎症有关：外阴溃疡、尿道肉阜等疾病易出现非经期出血情况，如阴道溃疡、阴道炎、滴虫性阴道炎、老年性阴道炎，后两者的出血概率更大些。另外，宫颈溃疡、宫颈炎、宫颈糜烂、宫颈息肉等也易出现出血情况。急慢性子宫内膜炎、慢性子宫肌炎和急慢性盆腔炎等易出现子宫出血症状。

（6）与妊娠有关：宫外孕、前置胎盘、葡萄胎、胎盘早剥、绒毛膜癌以及先兆流产和不全流产等都会存在出血情况。

非经期出血有哪些应对措施

如果是少量的出血，注意会阴部清洁，并注意观察量变化及注意多休息。如果有出血增多、面色苍白、出虚汗的情况，把双脚抬高一点，头部放低，可喝点淡盐水，为身体保暖，并及时就医。有时候非经期出血并不是一种原因导致，而是两种或多种原因混合引起，因此，一有非经期出血的状况就应尽早到医院进行检查，积极配合医生进行治疗。

怎样缓解经期身体不适

月经期是每个女性的正常生理现象，很多女性在生理期会有一些异常的表现，如身体乏力、体虚易出汗等。那么，有什么办法可以缓解这些不适症状吗？适当的健身活动可以提高人体机能水平，但也要注意经期的特殊性，需要一些正确的运动方式才能缓解经期的不适症。

（1）经期应避免过冷、过热的刺激（冷水淋浴和桑拿），特别是下腹部不宜受凉，以免痛经或月经失调。

（2）经期的第一、第二天应减少运动量，并降低运动强度，运动时间不宜太长。经期不宜做剧烈练习，尤其是震动强烈、增加腹压的动作，如疾跑、跳跃（剧烈的健身操）、负荷过大的力量练习等，以免造成经血量过多或影响子宫的正常位置。经期一般不宜游泳，以免病菌在生殖器官自洁作用降低时侵入造成感染。

（3）有痛经、月经过多或月经失调者，经期应减少运动量和练习时间，降低运动强度，甚至停止运动。

（4）月经期不能做腹部按摩。

月经不调会影响怀孕吗

一般来说，妇女只要有月经，就有可能排卵，有排卵就有可能怀孕。通常所说的不排卵，多半是没有找对排卵的时间而已。月经规律的话，排卵也相对规律，有利于受孕。月经不调只是排卵时间不固定而已，不是不孕的直接原因，但如果长期月经不调，甚至出现绝经、闭经现象，那么就无法排卵，自然就不能怀孕了。

从临床上观察，不孕女性大多不同程度地存在月经不调的现象，因此，可以说，月经不调是不孕的信号。月经初潮后1~2年发现这一信号，容易调治，婚后的受孕率高；婚后发现这一信号，调治较棘手，受孕也慢。因此，月经不调应早治，不要等到婚后不孕时再去治疗。

导致女性闭经的原因有哪些

导致女性闭经的原因有很多，所以女性朋友在出现闭经的时候应该及时去专业的妇科医院进行治疗，才能真正解决烦恼。

（1）很长一段时间都在吃避孕药，会直接抑制女性体内雌性激素的产生，这是比较常见的女性不来月经的原因之一。

（2）患有某些妇科病，如子宫内膜炎、宫颈粘连等，也是造成女性长期不来月经的原因。

（3）缺乏蛋白质等营养物质也会造成女性闭经。如果缺乏蛋白质，激素的分泌就会受到相应的抑制。没有雌激素的刺激，子宫的生理活动就有可能停止。

(4)精神高度紧张也会让女性长期不来月经。过度劳累或者精神不稳定对神经系统都有影响，而异常的神经系统会对内分泌产生影响。

月经不调有哪些护理方法

由于生活环境和体质的不同，很多女性朋友都有月经不调的经历，这可不能小看，因为月经的正常与否直接影响女性的生育情况。那么，月经不调怎么办呢？

(1)饮食调理：饮食营养要全面多样化，合理搭配。平常多吃些蔬菜和水果，少吃油腻、辛辣等刺激性强的食物。炒菜最好多用植物油，少用动物油，因为植物油中含有更多的不饱和脂肪酸，对人体更好。

(2)精神调理：保持心情愉快，情绪乐观向上，维持平稳的心态，尤其是要注意放松身心，减轻心理的压力，努力克服日常生活中焦躁不安、过于紧张的不良情绪，注意提高自身的控制能力。

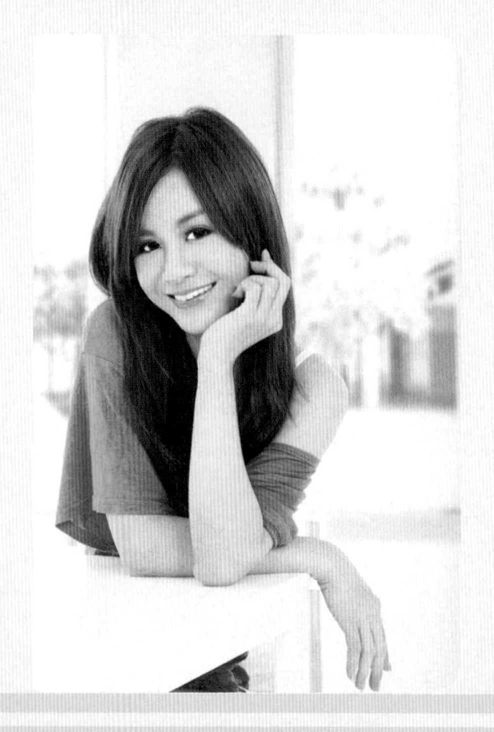

(3)运动调理：平常多参加一些户外锻炼，做一些健身运动。日常作息要有规律，不要过于劳累，注意劳逸结合。尤其注意尽量不要熬夜，并且要保证足够的高质量的睡眠休息。

(4)排毒调理：保证大便、小便以及汗腺的通畅，防止发生便秘，让身体中的废物、毒素能够及时排出体外，维持正常的新陈代谢。因此，平常要注意多喝水，一旦出现便秘要及时采取措施改善，让身体及时排毒。

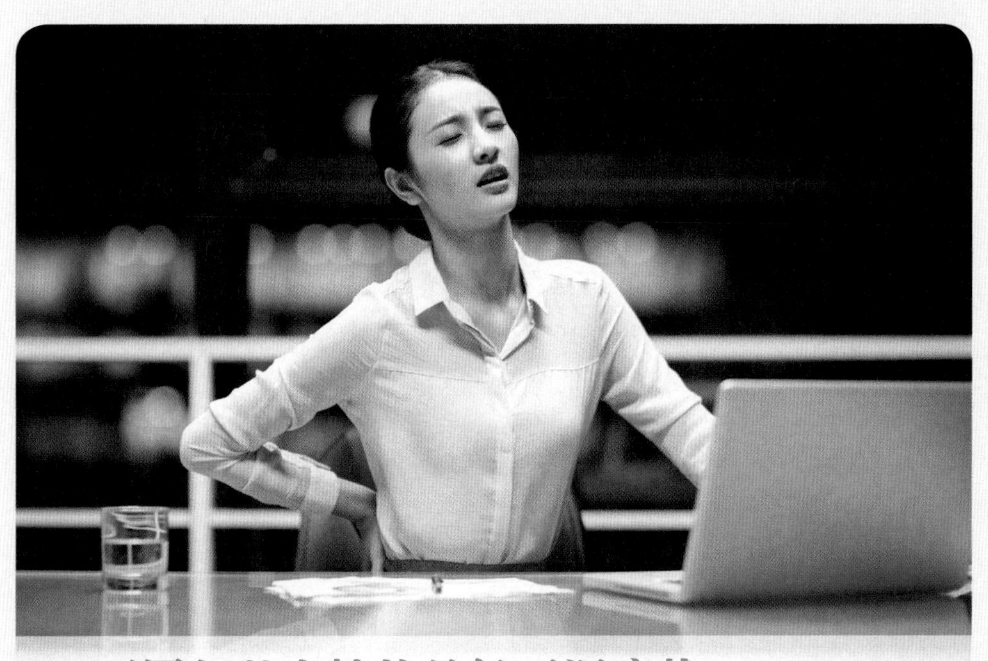

不同年龄女性的月经不调症状有什么不同

月经不调是困扰女性朋友的一种常见症状，主要包括女性初潮年龄的提前或延后，经期时间与经量变化等表现。不同年龄的女性月经不调的症状都有什么具体表现呢?

30岁左右：皮肤明显出现色斑，松弛、晦暗无光，毛孔粗大、粗糙、痤疮不断等不正常现象，增加不孕不育。

30~40岁：出现内分泌紊乱，如月经不调、老年斑、外阴干燥、性欲减退等，女性第二性症明显衰退、减弱，甚至出现更年期症状。

40~55岁：出现失眠、精力体力下降、记忆力减退、骨质疏松等更年期症状。

55岁以上：肾功能大幅下降，卵巢基本萎缩。

什么是多囊卵巢综合征

多囊卵巢综合征是育龄期女性常见的一种引起不孕的疾病，以高雄激素及长期无排卵为特征。患者多表现为不同程度的月经失调（包括月经稀发、闭经、量少、功能失调性子宫出血等）及不孕、多毛、痤疮、肥胖等，青春期患者多以月经失调就诊，而育龄期患者多以不孕伴月经失调就诊。

多囊卵巢综合征常表现为哪几种月经失调

多囊卵巢综合征患者常表现为月经稀发和闭经。月经稀发指周期大于35天（周期3~6月或一年不等），多提示卵巢长期无排卵，但临床有个别患者可以出现偶发性排卵。

月经频发指周期小于21天，少数患者表现为月经周期缩短、月经经期延长、淋漓不净的异常子宫出血。

闭经包括原发性闭经及继发性闭经。多囊卵巢综合征患者的闭经都为继发性闭经，指月经停止6个月，或按自身月经周期计算月经停止3个周期以上者。

月经规律就能排除多囊卵巢综合征吗

不能排除。月经失调是多囊卵巢综合征患者最常见的临床表现，但有少数患者表现为月经周期规律，经B超监测排卵提示自然周期无排卵，这部分患者也需要临床促排卵治疗帮助其怀孕。

多囊卵巢综合征患者什么时间进行性激素检查合适

性激素检查一般建议在月经来潮2~4日进行，但大多数患者没有规律的月经周期，内分泌激素没有周期性变化，因此可以不用等待月经来潮直接抽血检查，也可以行孕激素撤血让月经来潮后再行检查。

多囊卵巢综合征和多囊卵巢是一回事儿吗

不是的。多囊卵巢指的是B超检查发现双侧或单侧卵巢上小卵泡≥12个，是一种影像学的表现；多囊卵巢综合征是一种内分泌紊乱性的疾病，除了有上述B超上的表现外，还有排卵异常、月经紊乱、体内雄激素水平过高和或体重过重、血糖代谢异常等。

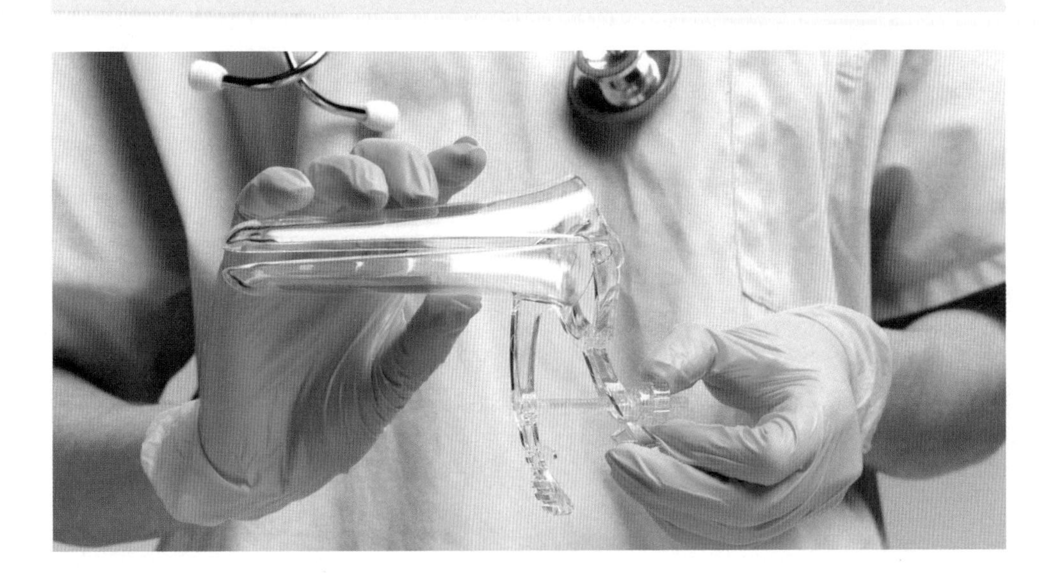

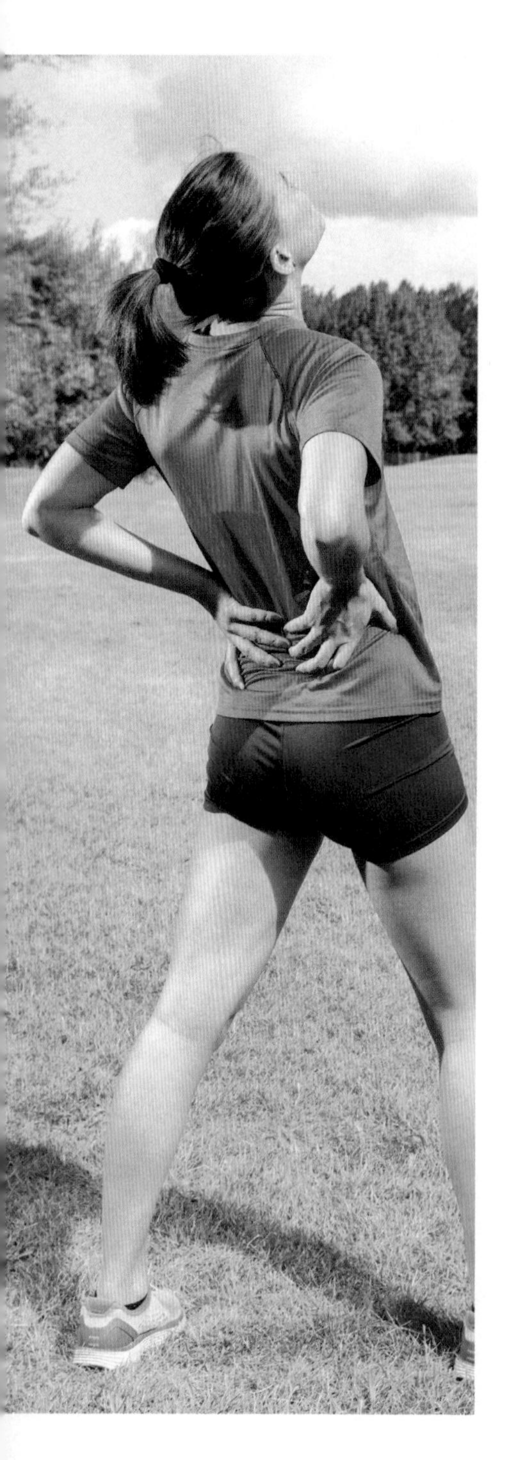

我被诊断为多囊卵巢综合征，医生为什么建议我多做运动

因为约有50%甚至更多的多囊卵巢综合征患者体内存在胰岛素抵抗的状态，多做运动有利于提高机体对胰岛素的敏感性，是多囊卵巢综合征治疗的一个辅助方法。

为什么多囊卵巢综合征患者需要行糖耐量及胰岛素释放试验检查

胰岛素抵抗指的是人体内胰岛素代谢的主要部位（肝脏、脂肪细胞、骨骼肌）对胰岛素不敏感了，从而导致血糖代谢异常。

近30%患者存在空腹血糖受损或糖耐量受损：空腹血糖受损指6.1毫摩尔/升（110毫克/分升）≤空腹血糖<7.0毫摩尔/升（126毫克/分升）；糖耐量受损（以往称为糖耐量减退或低减）指葡萄糖负荷后2小时7.8毫摩尔/升（140毫克/分升）≤血糖<11.1毫摩尔/升（200毫克/分升）。无论是否肥胖，50%~70%的患者普遍存在胰岛素异常，正常时空腹胰岛素水平小于20微米/升，血清胰岛

素最高浓度正常小于150微米/升，超过此标准，常提示存在胰岛素抵抗。大量研究表明，胰岛素抵抗是多囊卵巢综合征发病的中心环节。

什么样的多囊卵巢综合征患者需要口服二甲双胍治疗

妇科篇

医生为什么建议被诊断为多囊卵巢综合征的患者服用治疗糖尿病的药物呢？因为有50%~70%的多囊卵巢综合征患者，体内存在血糖代谢紊乱胰岛素抵抗的情况，服用治疗糖尿病的药物，是对多囊卵巢综合征的辅助治疗。

患者经糖耐量及胰岛素释放试验检查确定存在空腹血糖受损或糖耐量受损、存在胰岛素抵抗，则需要口服胰岛素增敏剂，主要包括二甲双胍及噻唑烷二酮类药物，其中二甲双胍最常应用。

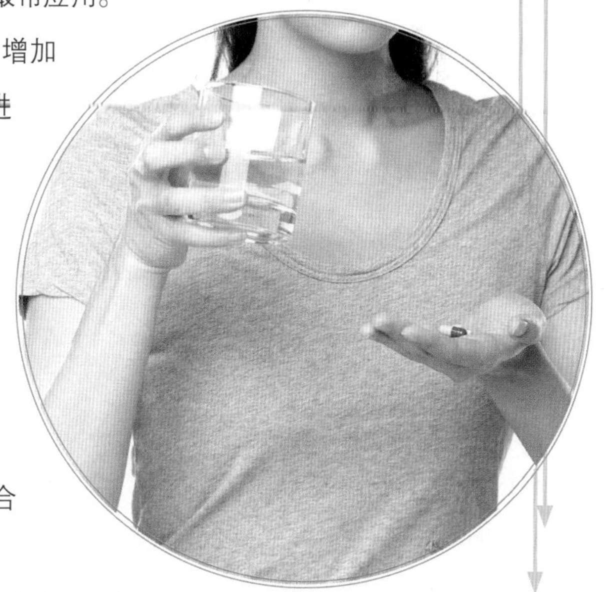

二甲双胍可抑制肝脏合成葡萄糖，增加外周组织对胰岛素的敏感性，促进对葡萄糖的摄取利用。患者接受二甲双胍治疗后，高胰岛素血症或胰岛素抵抗得到有效改善，生育力改善。单用二甲双胍或联合氯米芬可使肥胖多囊卵巢综合征患者的排卵率提高到90%。研究表明，应用二甲双胍治疗多囊卵巢综合征是安全有效的。

目前，建议一旦患者确定妊娠时就可以停

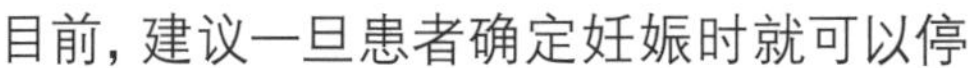

止服用二甲双胍。多年来研究表明，二甲双胍能降低患者自然流产及早产的发生率并不会导致胎儿先天畸形率增高。没有证据表明患者诱发排卵时或孕早期服用二甲双胍会使胎儿畸形的发生风险增加。

肥胖的多囊卵巢综合征患者需要减重吗

肥胖指体重指数（体重/身高^2）超过28千克/平方米。50%以上的多囊卵巢综合征患者表现为肥胖，脂肪分布以腹部和内脏为主。肥胖可能与遗传、肾上腺功能紊乱、运动、饮食有关，会影响脂肪代谢，造成血脂异常。

肥胖对健康危害严重，会加剧患者的内分泌异常，导致各种促排卵治疗效果差，妊娠率低，流产率高。即使妊娠成功，分娩时母子危险性均升高，除难产外，盆腔及下肢易发生血管栓塞，如栓塞性静脉炎。因此，多囊卵巢综合征伴肥胖患者应降低体重，低卡路里饮食及适当运动至为关键。

研究发现，体重减轻10%，即可明显改善胰岛素抵抗和高雄激素血症，改善月经和排卵。

肥胖的多囊卵巢综合征患者应当怎样调整生活习惯

多囊卵巢综合征伴肥胖者，调整生活习惯十分重要。健康的生活方式主要包括：长期坚持适度的体育锻炼，如每次快走0.5小时（每周不少于3次）；少吃多餐（4~6次/天，避免高血糖且不会引起饥饿）、减少单糖和脂肪的摄入，如多食果蔬及粗粮类（西红柿、黄瓜、绿叶蔬菜等），忌食高糖及高脂食物。合理的生活习惯可控制体重并获得一系列益处，如降低患心血管疾病的风险、提高对胰岛素的敏感性、恢复月经周期甚至排卵受孕等。

高雄激素的多囊卵巢综合征患者有男性化表现吗

多囊卵巢综合征患者伴高雄激素一般表现为睾酮水平升高（T≥50纳克/分升）或痤疮、多毛、皮肤粗糙等。由于高浓度的雄激素的影响，其面部、乳晕、下腹部、四肢毛发生长浓密。患者体内过多的雄激素经转化为活性强的双氢睾酮后，皮肤的皮脂腺经5α还原酶作用后亦增强分泌活动，故除体毛及性毛丰盛外，还同时出现痤疮及油性皮肤。偶有轻度的男性化症状，如声音低沉、喉结凸出等。但如男性化症状明显，则需进一步检查排除其他疾病引起的高雄激素。

为什么常常建议多囊卵巢综合征患者行甲状腺功能检查

女性内分泌包括下丘脑—垂体—卵巢轴、下丘脑—垂体—甲状腺轴等。其中，下丘脑—垂体共同部位会分泌作用于卵巢的促性腺激素及作用于甲状腺的促甲状腺激素。多囊卵巢综合征是下丘脑—垂体—卵巢轴失去周期性反馈调节机制所引起的，有部分患者由于下丘脑—垂体—甲状腺轴功能失调而引起甲状腺功能异常。因此，甲状腺功能检查对于多囊卵巢综合征患者是必要的，如检查异常需要同时治疗。

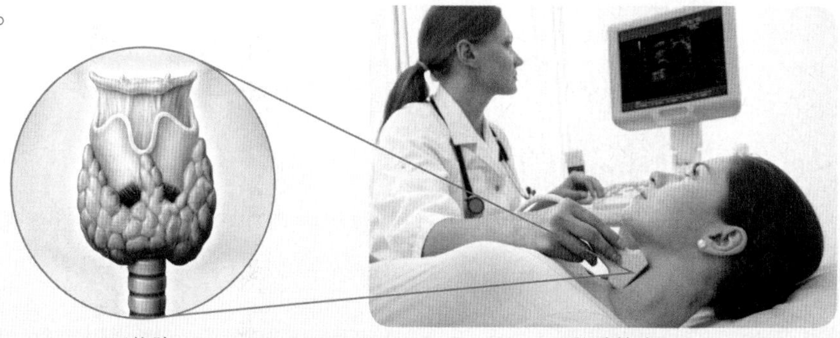

甲状腺　　　　甲状腺检查

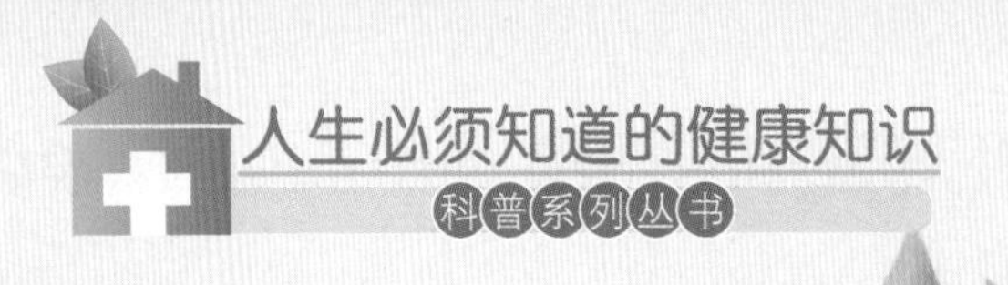

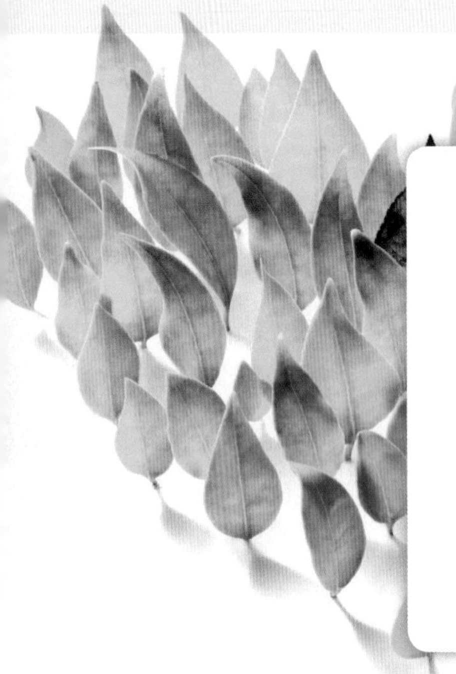

多囊卵巢综合征会遗传吗

近年来针对多囊卵巢综合征的病因学研究较多，但其确切病因仍不清楚，可能与遗传易感性、促性腺及性腺激素合成异常、代谢紊乱等多种因素有关，部分患者表现为一定的家族聚集性。目前，世界各地的医学专家都在致力于多囊卵巢综合征易感基因的筛查工作。

为什么多囊卵巢综合征患者会不孕

不孕是多囊卵巢综合征患者的主要症状之一，由于长期无排卵，血中雄激素水平升高，黄体生成素浓度在卵泡早期即开始升高。即使妊娠也容易发生自然流产和妊娠期糖尿病，导致不育。通过药物或手术降低卵巢雄激素水平，可使内分泌激素趋于正常，恢复排卵性月经，从而妊娠。

为什么多数多囊卵巢综合征患者需要口服避孕药治疗

口服短期避孕药为雌孕激素联合的周期疗法，不仅可以有效抑制垂体黄体生成素的合成和分泌，减少卵巢雄激素的产生，同时可直接作用于子宫内膜，防止子宫内膜增生过长并调节月经周期。此外，短期避孕药中的雌激素成分（炔雌醇）可以促进

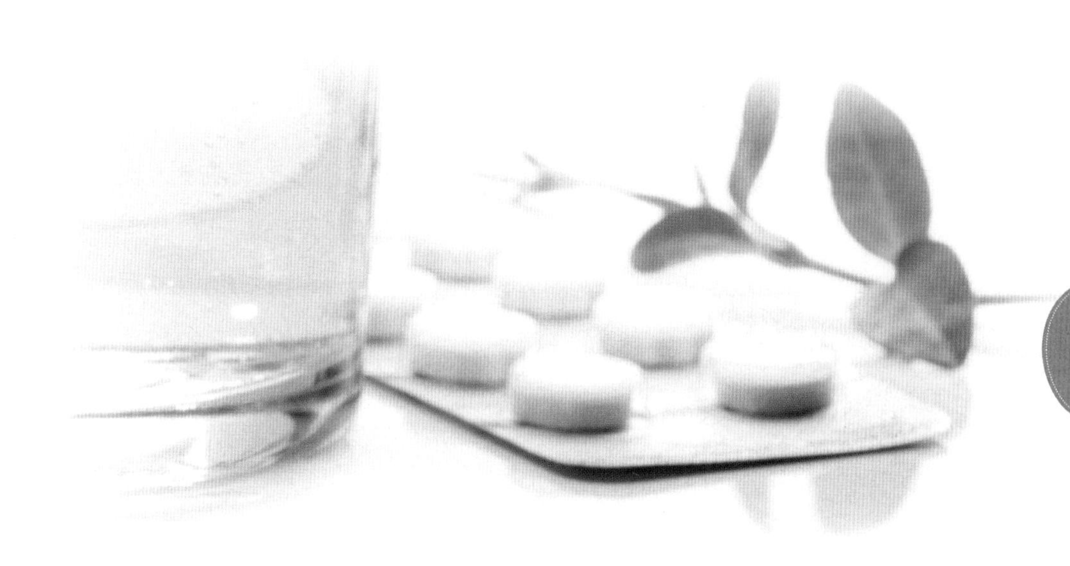

妇科篇

肝脏产生性激素结合蛋白，降低循环中游离雄激素水平。一般连续应用3个月经周期可使多囊卵巢综合征患者的内分泌紊乱得到明显改善。疗程一般为3~6个月，可重复应用。

为什么多囊卵巢综合征患者促排卵治疗前需要预处理

多囊卵巢综合征患者由于体内的内分泌激素状态异常，直接促排卵易导致多个卵泡发育、卵巢过度刺激综合征、多胎妊娠的发生率升高等不良结局，部分患者有对促排卵药物不反应或卵泡期过长，提早黄素化等。因此，在促排卵治疗前一般需要3~6个月的疗程治疗，降低患者黄体生成素水平，减轻体重，改善胰岛素抵抗，降低或直接对抗高雄激素作用，从而使窦卵泡从发育开始就处于一个低雄激素、低胰岛素的良好环境，使应用促性腺激素的后续发育更趋向正常，为接下来的促排卵治疗奠定基础，改善卵子治疗，易于更好的促排卵结局。

多囊卵巢综合征患者常用的促排卵药物有哪些

多囊卵巢综合征患者常用的促排卵药物包括：氯米芬（CC）、来曲唑及促性腺激素等。其中，氯米芬为一线促排药物，一般从月经周期第5天开始口服，治疗一般采用最小剂量50毫克/天，连用5天，最大可增至200毫克/天，一般不超过6个周期。当然氯米芬也存在以下问题：CC抵抗，20%~30%的多囊卵巢综合征患者对CC不敏感；妊娠率相对低（40%~50%），妊娠后早期流产率高。部分患者对CC无反应或有卵泡发育仍不能妊娠，可采用促性腺激素促排卵。

多囊卵巢综合征患者促排卵治疗中易发生哪些不良结局

（1）多囊卵巢综合征患者由于内分泌异常导致卵巢内多个窦卵泡发育，但无优势卵泡产生，故无排卵导致不孕。此类患者对促排卵药物反应表现特殊，即低反应或一旦反应则呈“爆发式”（即多个卵泡发育），极易造成卵巢过度刺激综合征。

（2）少数多囊卵巢综合征患者促排卵治疗中会出现异常出血，一般是由体内的雌激素波动引起的，可以补充少量雌激素，如补佳乐。如出血淋漓不净，应当酌情检查血绒毛膜促性腺激素、凝血功能等。

多囊卵巢综合征患者应当选择何时进行子宫输卵管造影检查

多囊卵巢综合征患者经过有效促排卵治疗3~6个周期仍未怀孕者，或有结核、盆腔炎、腹膜炎、阑尾炎及盆腔手术史，曾行输卵管通液检查提示“输卵管通畅度欠佳”，都建议行子宫输卵管造影检查，以明确输卵管通畅度。

多囊卵巢综合征患者何时应当选择人工授精治疗

多囊卵巢综合征患者经子宫输卵管造影检查提示至少一侧输卵管通畅，经有效促排卵治疗3~6周期未孕时、男方精液化验提示异常、妇科检查提示会影响自然受孕时，可建议人工授精治疗。人工授精治疗可以跨越宫颈屏障、改善氯米芬的治疗结果。

哪种多囊卵巢综合征患者应当选择试管婴儿治疗

多囊卵巢综合征患者经子宫输卵管造影检查示输卵管通畅度差、经多周期促排卵治疗后诊断为排卵障碍者或男方精液化验提示严重异常时，建议行试管婴儿治疗。

多囊卵巢综合征患者适合手术治疗吗

目前暂不建议多囊卵巢综合征患者行手术治疗。手术治疗是多囊卵巢综合征不孕患者的另一种治疗方法。手术方式包括传统的双侧卵巢楔形切除、腹腔镜下双侧卵巢开窗术或打孔术。但由于其对卵巢组织创伤大，易发生卵巢早衰，且可能并发盆腔粘连，所以除个别极严重患者外，一般不建议手术治疗。

所有的多囊卵巢综合征患者都适合未成熟卵子体外培养技术吗

卵母细胞体外成熟技术是脱离卵巢局部高雄激素的微环境，将卵巢中不成熟卵母细胞取出体外培养成熟后用于辅助生殖技术中。较常规超促排卵患者复诊次数少、治疗周期短，且大大降低了药品花费，减轻了患者负担，避免了卵巢过度刺激等不良反应的发生。目前，临床妊娠率为30%~35%。但由于妊娠率较常规试管婴儿低，故在充分知情的情况下患者可以权衡利弊进行选择。

卵巢早衰有哪些征兆

（1）月经周期改变：卵巢功能衰退最明显的征兆就是月经周期变化，如原本30天来一次，变成2个月、3个月才来一次。另外，经血量也慢慢减少甚至几乎没有，或是生理期间的天数变化。当周期出现变化时，多半与荷尔蒙内分泌失调有关，不过应先就医排除多囊卵巢或其他妇科疾病造成的荷尔蒙失调。

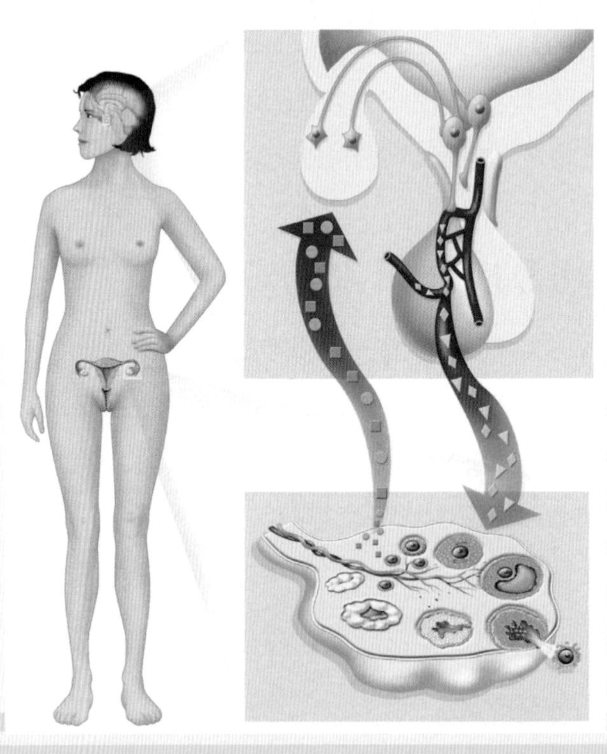

（2）提早进入更年期：除了月经周期改变是较明显的卵巢功能退化征兆外，难孕、皮肤干涩等更年期的症

状也会出现。不过，更年期症状因人而异，不是每个人的更年期症状都一样，确认是否是更年期较准确的方式是到医院做卵巢功能检查。而更年期平均出现年龄是50岁，若在40岁之前就已停经，应就医检查。

卵巢早衰对女性的危害

卵巢是女性非常重要的内分泌腺体之一，如果卵巢的功能不佳，就会直接影响雌激素的分泌和性功能、体型、肤质、肤色，身材就会变得臃肿、面部发黄、阴道干涩，提前进入衰老时期。卵巢早衰对女人的危害如下。

(1)生殖系统：月经不调、卵巢萎缩、阴道干涩、排卵率低下、不孕、性生活障碍和性冷淡等；

(2)自主神经系统：潮热、易怒、抑郁、失眠等；

(3)体形：发胖、小腹臃肿、臀部下垂、水桶腰等；

(4)皮肤系统：干燥、缺乏弹性、脱发、光泽减退；

(5)免疫力降低：易感冒、患感染性疾病等；

(6)心血管系统：动脉粥样硬化，如心肌缺血、心肌梗死等；

(7)泌尿系统：尿道萎缩、尿多、尿频、尿失禁等；

(8)骨骼：颈椎病、风湿病、关节炎、骨质疏松症等；

(9)消化系统：胃部不适、食欲减退、便秘等。

近年，卵巢早衰逐渐走向了低龄化，并且发病率也是很高的，在一家医院1500名女性的体检记录中发现，因为卵巢功能不良导致的提早进入更年期的女性有12人。女性雌激素下降会引起骨痛、驼背、身高变矮等。

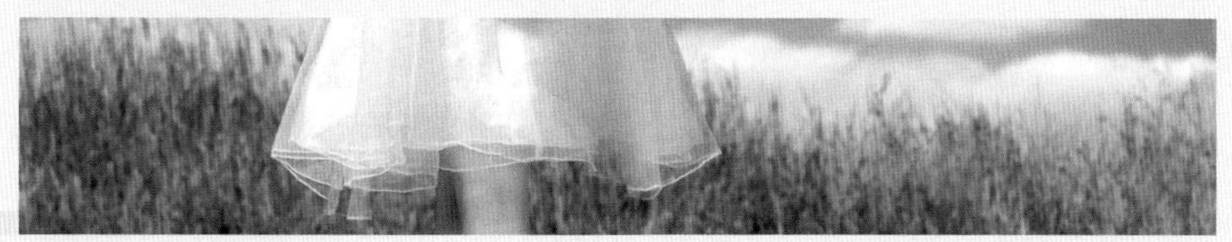

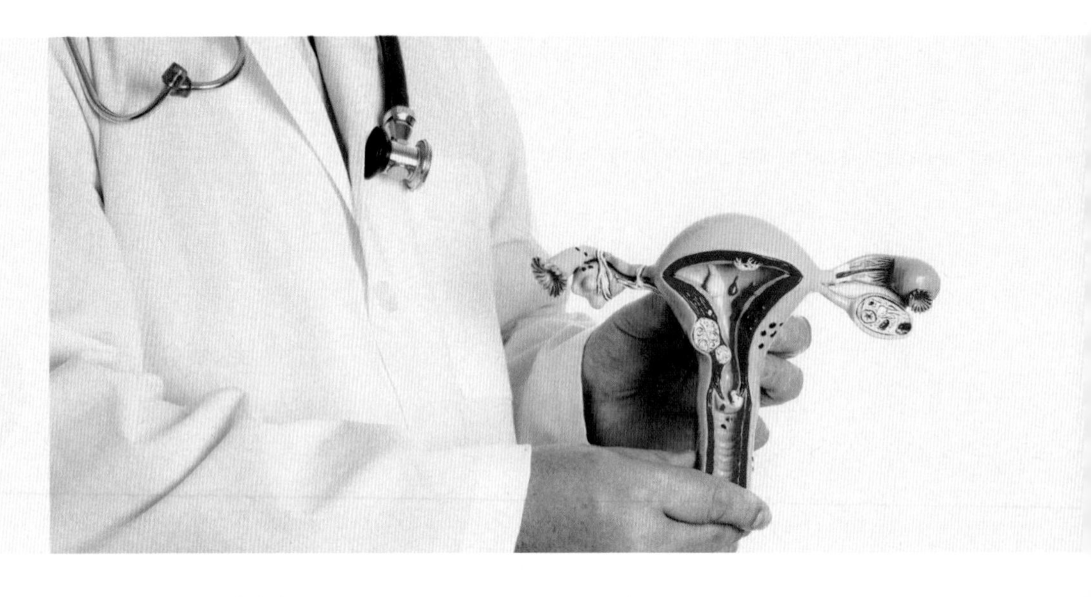

女性卵巢提早“下岗”谁是凶手

在压力和个人体质因素的影响下，有些女性朋友会发生卵巢提早衰老的现象，据调查统计，30~40岁的白领女性中，有近1/3的人有不同程度的卵巢早衰现象。到底是什么原因导致了卵巢提早“下岗”呢？

（1）免疫因素：多数免疫性疾病，如甲状腺炎等，可合并卵巢早衰。

（2）医源性卵巢早衰：40岁以前切除双侧或一侧卵巢可造成卵巢等组织功能减退，导致卵巢早衰。过去认为切除一侧卵巢后，对侧卵巢可维持正常的内分泌功能。近年的研究发现，一侧卵巢切除以后，卵巢分泌的激素下降，骨质疏松及更年期症状出现的机会增加。

（3）特发性卵巢早衰：这是一种无明确致病因素的继发性闭经，是卵巢早衰的最重要类型。多在生育年龄发病，临床上出现渐进性或进行性月经稀少，然后闭经并伴有潮热、烦躁等更年期症状，内外生殖器官呈萎缩状态。一些年轻女孩月经不调甚至闭经很长时间，都不到医院治疗，直到不孕时才发现。出现卵巢功能早衰若不及时治疗，任其闭经，会使患者出现骨质疏松、心血管病变及脂质代谢紊乱等症状。

(4)感染：病毒，如单纯疱疹病毒、腮腺炎病毒等，可引起卵巢炎症或免疫性卵巢损害，导致卵巢早衰。卵巢功能的衰退是一渐进性过程，绝大多数患者在出现卵巢早衰前表现为月经稀少或月经紊乱，可出现潮热、出汗、心烦、健忘等围绝经期表现，明显衰老，皮肤干燥，且易合并骨质疏松。

(5)不孕不育：现代人不孕不育率提升，一些女性被迫用促排卵的方法提升怀孕的概率，但这个做法如果过度的话，对卵巢的杀伤力是很大的。

(6)过度减肥：过度减肥，会导致体内脂肪急剧降低，脂肪比率过低就会影响体内雌激素的水平，因为合成雌激素的主要原料为脂肪。体内脂肪不足，导致雌激素不足，雌激素减少又会引起月经紊乱，甚至出现闭经，而非正常闭经又会抑制卵巢的排卵功能，容易造成卵巢功能早衰，若治疗不及时，甚至会造成不孕。卵巢早衰又会加重月经紊乱，如此形成恶性循环。

(7)不良的生活习惯：抽烟、喝酒等不良的生活习惯也会导致卵巢早衰，因为香烟中的尼古丁和酒中的酒精会干扰正常的月经而导致月经紊乱。

(8)精神压力过大：现代的女性处于激烈的竞争中，由于精神压力过大，长此以往会引起自主神经功能紊乱，影响人体内分泌调节，以致卵巢功能过早衰退，雌激素的分泌减少，使更年期提前到来。

卵巢早衰怎么办

卵巢对于女性来说非常重要。卵巢的主要功能一是产生卵子并排卵，体现生殖功能；二是合成、分泌性激素，如雌激素、孕激素、雄激素和多种生长因子，控制着人体骨骼、免疫、生殖、神经等九大系统，维持这些系统、器官的正常功能。随着女性年龄的增长，卵巢发生一系列改变：在新生儿期，卵巢大约有200万个卵泡，到了儿童期多数卵泡会退化，至青春期只剩下约30万个卵泡。女性一生中，一般有400~500个卵泡发育成熟并排卵。

一旦在40岁以前出现月经周期改变或经量的明显变化，或伴有更年期症状者应就医检查，明确是否为卵巢早衰。一旦明确，积极寻找病因，并可及时进行激素替代治疗，以及时避免卵巢早衰带来的一系列不良反应。

女性绝经前有哪些症状

女性的生理有一定的规律，绝经的时间也是有章可循的。一般来说，女性绝经年龄，在我们国家农村是46~47岁，城市差不多50岁；另外，绝经还和遗传有关系，比如母亲、姐姐绝经早，本人可能绝经也早；如果母亲、姐姐晚一点，本人可能也晚一点。女性绝经前有哪些症状？

女性进入更年期，卵巢功能开始衰退，首先是黄体功能呈进行性衰退，卵泡仅发育到一定程度，即自行萎缩，不再排卵；无黄体形成，表现为生育功能衰退，但在卵巢功能衰退的早期，促卵泡激素（FSH）分泌增多，黄体生成素仍在正常水平。由于体内性功能自身调整作用，FSH可至正常水平，出现排卵性月经周期，因而偶有多年不孕妇女，在绝经前期突然受孕。随着年龄的增长，卵巢功能由不稳定到衰退，平衡失调，常常在绝经前表现月经不正常、月经周期紊乱、经期延长、出血不止等，而经前紧张综合征、乳房周期性胀疼、水肿及头痛等症状消失。一般从卵巢功能衰退至月经停止（即绝经）前的症状有如下三种。

（1）稀发月经：月经周期间隔时间长，由正常20~30天变为2~3个月或更长的时间行经一次。经量可正常或较前减少，间隔时间逐渐延长到4~5个月或半年才行经一次，以后则完全停止。

（2）月经周期紊乱：从正常的月经周期变为不定期的阴道出血，有时经期延长或变为持续性阴道出血，淋漓不断1~2个月不止；也可发生大量阴道出血，患者可发生贫血，面色萎黄，全身乏力，心慌，气短，严重者血红蛋白可明显降低。有的反复出血，一般经1~2年，月经即完全停止。此时医生要做详细检查，首先除外肿瘤引起的

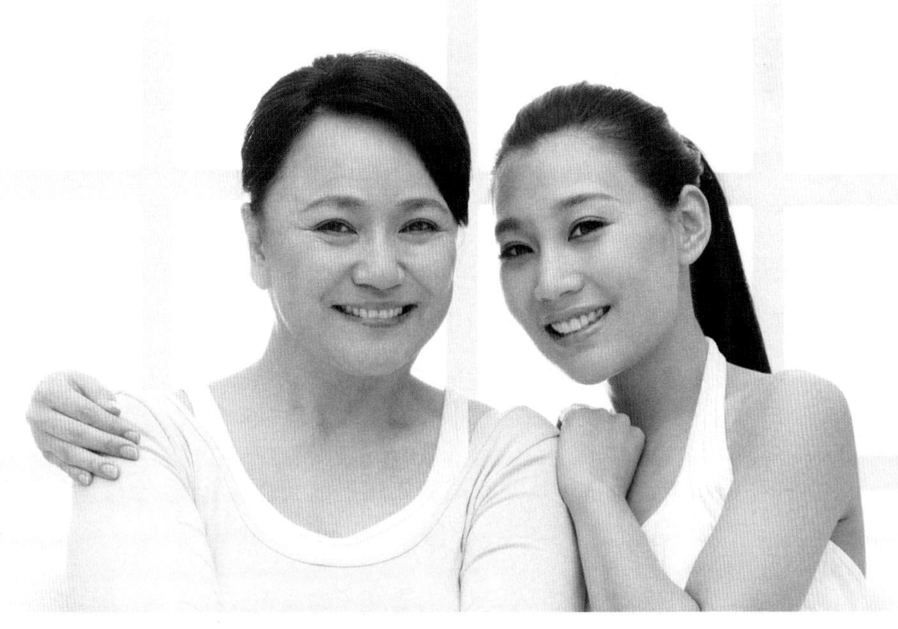

出血，对年龄在40岁以上的妇女，应进行全面检查，或做子宫内膜活体组织检查。除外肿瘤后，再按更年期月经紊乱治疗。

（3）突然绝经：少数妇女过去月经周期及经期一直正常，现在突然绝经；也有的周期正常，仅有几次月经量逐渐减少，以后月经突然停止。

另一部分患者表现为停经一段时间后，发生子宫出血，持续2~4周，血量多少、持续时间长短与雌激素作用持续时间及撤退速度有关。

绝经期的诊断需要事后回顾才能确定，无月经至少持续6个月至1年方可确立诊断。

绝经后女性怎样进行激素替代治疗

由妇科临床医生和女性健康研究专家组成的顾问小组建议，现有证据支持围绝经期和绝经后女性接受激素治疗，可治疗绝经相关症状、预防骨折风险较大女性罹患骨质疏松症。具体办法如下。

（1）决定是否须采用激素替代治疗，个体化决策至关重要。医生须考虑个体女性的健康情况和生活质量，以及危险因素，如静脉血栓形成、冠心病、卒中和乳腺癌等风险。

（2）雌激素及与孕激素联合治疗疗程不同。既往文献显示，3~5年的联合治疗与乳腺癌和乳腺癌死亡率相关，疗程因而受限。经平均7年及后续4年的随访观察发现，雌激素治疗的效益—风险比更大，因此治疗时间更为灵活。

（3）雌激素是最有效的外阴及阴道萎缩治疗方法。当仅有阴道症状存在时，建议雌激素小剂量、局部应用。

（4）需要雌激素治疗的卵巢早衰或更年期提前女性，可至少用药至自然绝经的平均年龄，即51岁。若须控制症状，可考虑延长疗程。

（5）近年，“女性健康行动”认为雌激素并不增加乳腺癌发病风险，但目前缺乏乳腺癌幸存者接受雌激素治疗的安全性证据；另有一项随机对照研究发现，雌激素治疗增加了乳腺癌复发率。

（6）与接受标准剂量的口服雌激素治疗者相比，接受经皮和小剂量口服雌激素治疗者的深静脉血栓、卒中发病风险较小，但这一点尚未被随机对照研究所证实。

怎样避免卵巢功能过早退化

（1）平时经常食用富含植物性雌激素的食品，如大豆、扁豆、谷类、小麦、黑米、葵瓜子、洋葱等。用大豆、红豆、黑豆打豆浆喝，是格外安全的补充植物性雌激素的方式，应长期坚持。

（2）选择鲜奶或更年期专用奶粉，来防范因卵巢功能下降引起的骨质疏松。

（3）不宜经常熬夜。在肩负着巨大压力的同时，要学会劳逸结合，放松身心。加强体育锻炼，瑜伽、游泳及健走是释放身心压力、保养卵巢、增加骨密度的重要方式。

（4）作为女性要了解卵巢早衰的病症及危害，一旦发现自己月经量减少或突然停经，要及时去看医生，切不可拖延，错过治疗的最佳时机。

患有子宫肌瘤的更年期女性能补雌激素吗

某女士患有子宫肌瘤(刚查出，最大的直径3厘米，无不适感)、乳腺纤维瘤(双侧乳房都有，但无不适感)，今年52岁，出现了更年期症状(老出汗、失眠、心烦)，近期月经开始不规律。这种情况适合补充雌激素吗?

子宫肌瘤和乳腺纤维瘤都是补充雌激素的相对禁忌证，因为它们都依赖雌激素生长。因此，这类患者能否补充雌激素要视更年期症状的严重程度而定。对于更年期症状明显，已经出现严重抑郁、焦虑，甚至有自杀倾向的患者，即使有子宫肌瘤等疾病也要先以补充雌激素、纠正更年期症状为主。

但这位患者症状并不严重，且未完全绝经，建议不要急于补充雌激素，或者少量补充植物雌激素。植物雌激素主要有异黄酮和木脂素两种。前者主要存在于豆类、水果和蔬菜，患者可以适量喝豆浆、吃豆腐;后者主要存在于谷类(如扁豆、小麦、黑米)、茴香和洋葱等食物中。

月经不调女性饮食应该注意什么

月经期是女性拥有的特殊生理期，遇上月经不调，女性就会觉得备感烦恼，引起色斑、暗疮，产生妇科炎症、甚至不孕。

在经期的女性饮食应以清淡且富有营养为主，注意补铁。食物中要含有丰富的维生素C，促进生血机能。月经不调的女性主食应选择小麦、小米及豆制品，肉蛋类应选择猪肉、牛肉、羊肉、动物内脏、鸡肉、蛋类、奶及奶制品。月经期不宜食用生冷瓜果。平时多食用苹果、梨、香蕉、山楂、甘蔗、柿子、杨梅、李等水果，还可以吃黑糯米粥、莲藕木耳老鸭汤、山药栗子猪肚煲等滋阴清热的食物，疗效会更进一步。月经不调还有饮食禁忌，忌食辛燥食物，忌油腻食物，忌寒凉食物(如螃蟹、海螺、西瓜、黄瓜等)。

快绝经了，月经会乱吗，持续多久

问：听说快到绝经期的女性要么不来月经，要么一来就是一个月，量非常大。请问这个阶段持续多久？

答：绝经过渡期平均持续3年半左右。

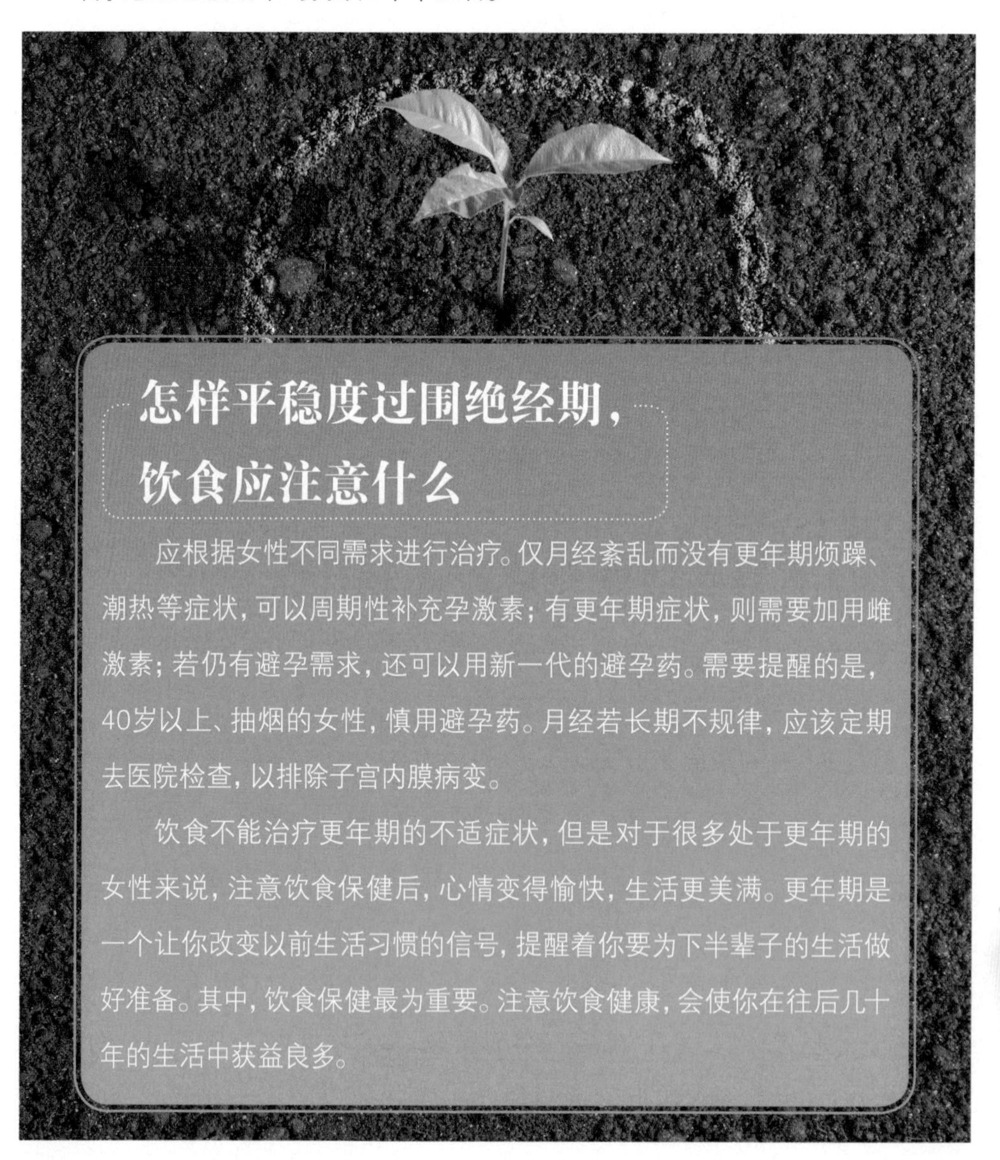

怎样平稳度过围绝经期，饮食应注意什么

应根据女性不同需求进行治疗。仅月经紊乱而没有更年期烦躁、潮热等症状，可以周期性补充孕激素；有更年期症状，则需要加用雌激素；若仍有避孕需求，还可以用新一代的避孕药。需要提醒的是，40岁以上、抽烟的女性，慎用避孕药。月经若长期不规律，应该定期去医院检查，以排除子宫内膜病变。

饮食不能治疗更年期的不适症状，但是对于很多处于更年期的女性来说，注意饮食保健后，心情变得愉快，生活更美满。更年期是一个让你改变以前生活习惯的信号，提醒着你要为下半辈子的生活做好准备。其中，饮食保健最为重要。注意饮食健康，会使你在往后几十年的生活中获益良多。

更年期有哪些变化

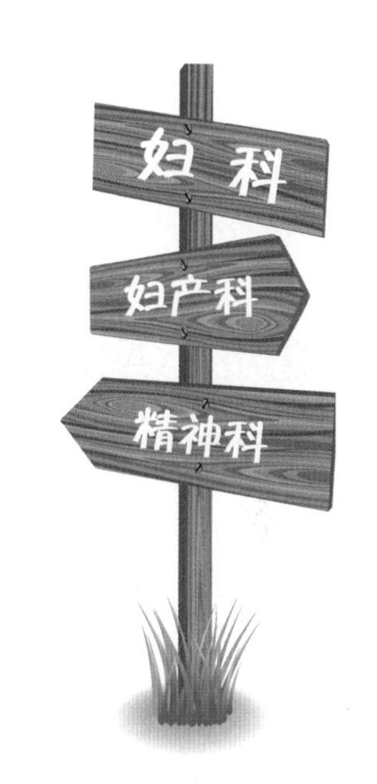

若一年内都没有行经，就表示已跨入了更年期。此后六年中，女性身体也会发生变化。这期间称为围绝经期，这时，生殖系统准备“退休”，卵巢产生的雌性激素渐渐减少。围绝经期伴随着很多症候。

对于很多女性来说，热潮红是雌性激素变化引起的最明显症状。这种热潮红症状会在任何时候出现，并遍布上半身，甚至导致冒汗。幸好这种热潮很快就会消失。虽然热潮红是更年期的普遍现象，但是症状只会存在几个月。

在一段时间（通常是10年）以后，皮肤开始变化，变得干枯、有皱纹。阴道内侧也变干燥，乳房没有之前丰满，乳头也不那么明显了。毫无疑问，年纪大伴随骨质疏松，女性更年期后骨质疏松症就会加速。

在更年期或更年期后，身形会变得肥胖，除非经常做运动，才可以消耗热量。另外，新陈代谢会减慢，身体不再需要为生殖系统提供能量。想要维持体形，需要增加运动量来减少5%~10%的能量吸收。

更年期的转变大部分是身体的转变，而一些女性还会产生情绪问题，例如情绪不稳定、烦躁和疲劳。然而这些感觉不是由荷尔蒙减少引起，而是由热红潮、失眠和其他更年期症状引起的。虽然饮食保健不能解决这些问题，但是保持良好的营养，无疑是这段时期的明智选择。

在经历更年期的时候，你就会感觉到这些变化。你可能会忽视这些更年期症状，可是最好还是跟医生咨询一下。因为一些更年期症状是其他因素引起的，如甲状腺失调，更有一些会引起严重的疾病。医生会告诉你热红潮到底是不是由更年期引起的，应该怎么治疗。无论是否找到提升生活质量的方法，注意饮食都能更好地帮助你度过更年期。

女性更年期有哪些生理的和心理的问题

所谓“更年期综合征”是指由于卵巢功能减退，性激素分泌量减少，内分泌功能暂时失调，导致某些人发生多种生理和心理功能障碍的综合病症。如果处理不当，自我保健不强，会给患者带来多种身心痛苦。这是更年期必须重视的心理卫生问题。

生理上，进入更年期的女性可能有心悸、耳鸣、眼花和血压波动等不适症状，有的会出现肥胖和骨质疏松；另一些则会出现消化不良、胃肠胀气和便秘。女性的生殖器官还会萎缩，阴道变得干燥、刺痛和灼热。可能变得烦躁，思想不集中，记忆力减退，有的还会演变成忧郁和焦虑。

更年期综合征心理变化的临床表现有时比生理变化更为突出，其中包括心烦意乱、情绪容易波动、激动易怒等。心理很不稳定是更年期综合征一个重要的特征性症状，几乎见于每一位患者，因此会造成家庭不和，亲子之间或婆媳之间关系紧张，工作难以适应。患者“明知故犯”难以自控。睡眠障碍亦颇为突出——失眠、早醒、多梦、梦魇，甚至彻夜辗转反侧，加重心理烦躁。其他有注意力不集中，记忆力下降，精力和体力不支，从事家务力不从心，思维能力减弱等。

由于有了上述生理和心理变化，有不少中年男女精力和体力都减退了。他们在这时期还会变得默默寡言，不爱与人打交道，猜疑心很重。患上更年期综合征，不但会把人际关系搞坏，还会妨碍业务的发展。

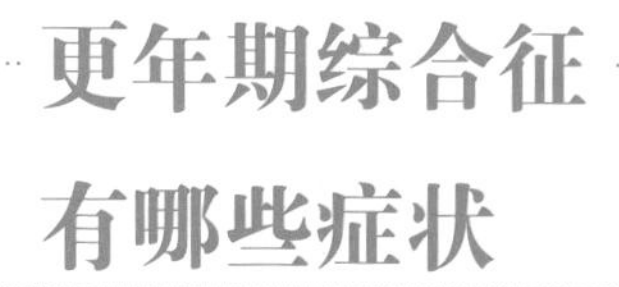

更年期综合征有哪些症状

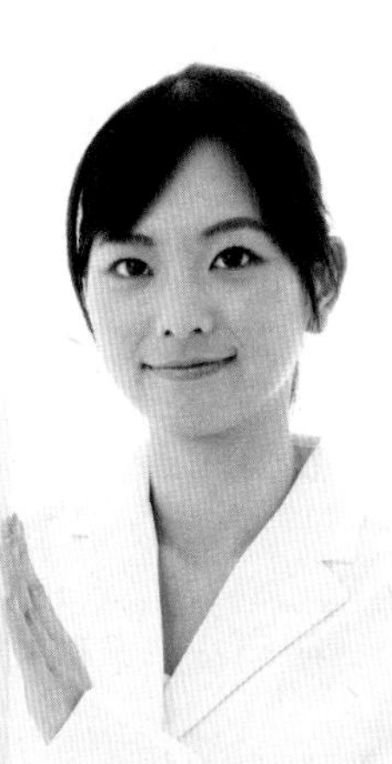
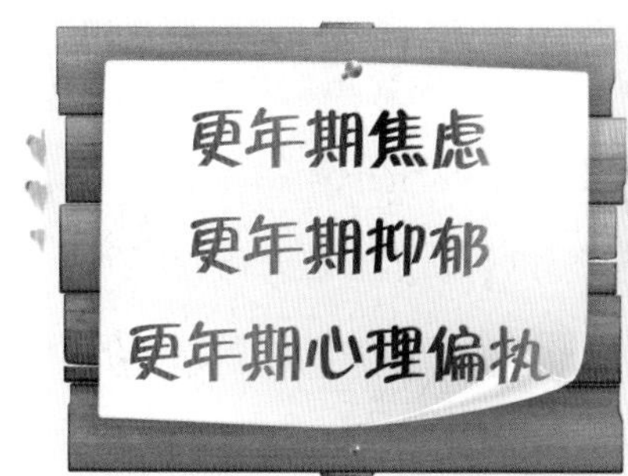

1. 近期症状

常出现月经紊乱、血管舒缩症状(潮热)、自主神经失调症状、神经精神症状。

(1)更年期焦虑:少数患者更年期综合征实质是一种焦虑症表现:终日或间歇无故焦急紧张,心神不定,无对象、无原因的惊恐不安。有多种植物性神经系统功能障碍和躯体不适感。坐立不安、搓手跺脚是焦虑症的鲜明特点。

(2)更年期抑郁症:身心功能日益低下,对任何事物缺乏兴趣和乐趣,生活无活力,忧郁悲观,情绪沮丧,有消极言行,感到懒散,思维迟钝,没有能力。这些征象已属心理疾病范畴。

(3)更年期偏执心理:不少患者敏感多疑,对人不信任,多思多虑,无事生非,猜疑丛生,这是更年期精神病表现之一;疑病观念,恐癌症,对自己的健康有不安全感亦很常见,患上这类毛病的男女都应接受心理保健训练。随着现代社会的急速发展,工作单位、家庭和个人承受的压力都在增大,因此,处于压力交汇点的中年人更多地遭受更年期综合征的折磨。由此,他们也更容易染上高血压、冠心病、脑血管疾病和早衰症。

2. 远期症状

可表现为泌尿生殖症状、骨质疏松、心血管病变,还可能出现阿尔茨海默病。

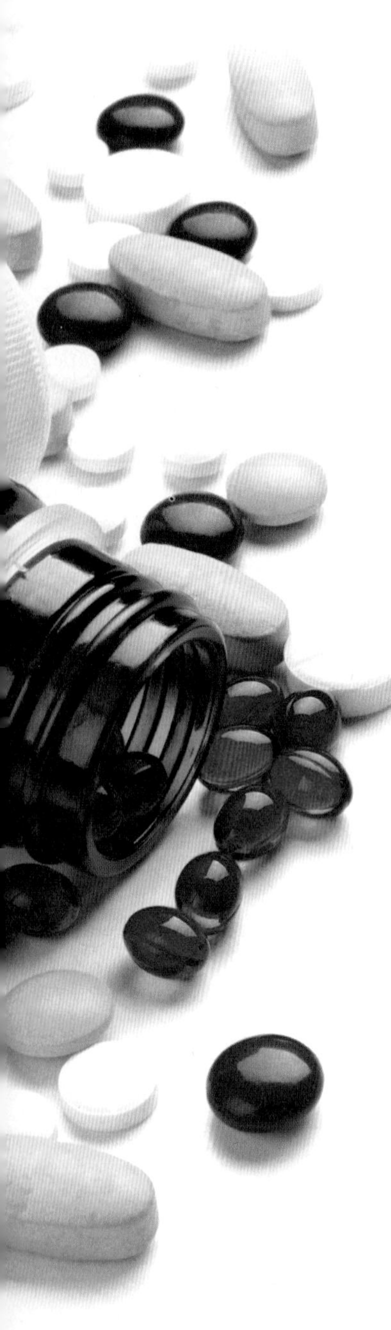

更年期综合征怎样防治

（1）充分做好心理准备。人人都要度过更年期，必须在心理上接纳和顺应。并非每个人都有本症，即使有也不必恐惊和忧虑。只要正确认识，合理治疗，就会平安度过本期。

（2）症状严重赴医学心理咨询治疗。给予心理治疗，适当服用抗焦虑剂和抗郁剂有助于心理障碍的治疗。

（3）适当应用性激素和中草药治疗，有助于躯体病状的改善。

（4）注意更年期身心自我保健，合理营养，重视体育锻炼和科学摄取饮食。

激素补充治疗及其应用原则

激素补充治疗（HRT）是为女性因卵巢功能衰退，性激素不足所影响的健康问题而采用的临床医疗措施，应在有适应证（需要用），而无禁忌证（可以用）的情况下应用。这一治疗方法已在数十年的临床应用及利弊研讨中进步、发展。近年来，国际上大规模随机对照的临床研究，从循证医学方面提出了一些明确的结论性意见，使这一治疗方法进一步成熟。在占我国总人口约11%的40~59岁的女性中，50%以上存在不同程度的绝经相关症状或疾病，她们需要应用HRT。为更好地诊断、治疗因卵巢功能衰退而引发的健康问题，科学、合理、规范地应用HRT，使我国妇女从HRT中获得最大利益、承受最小风险，中华医学会妇产科学分会绝经学组及从事女性内分泌和更年期保健方面研究的资深专家，对应用HRT的利弊和临床应用，进行了系统分析和充分讨论，并结合我国医疗实际情况及针对绝经相关问题，对围绝经和绝经后女性应用HRT，提出了一些原则性建议，以供医师在临床工作中参考使用。

对绝经期应用HRT有哪些共识

（1）应用HRT是针对与绝经相关健康问题的必要医疗措施。绝经及相关症状（如血管舒缩症状、泌尿生殖道萎缩症状、神经精神症状等）是应用HRT的首要适应证。

（2）应用HRT是预防绝经后骨质疏松症的有效方法。

（3）目前，HRT不应该用于心血管疾病的一级和二级预防。

（4）对于有完整子宫的女性，在应用雌激素时，应同时应用适量的孕激素以保护子宫内膜；对于已经切除子宫的女性，则不必加用孕激素。

（5）应用HRT时，应在综合考虑治疗目的和风险的前提下，采用最低有效剂量。

（6）在出现绝经及相关症状后，即可应用HRT。根据激素异常的情况选择HRT方案。

（7）当前的研究表明，应用HRT<4年相对安全，风险较低；应用HRT>4年，相关风险可能增加。应用HRT应至少于每年进行1次个体化评估后，决定是否继续或长期应用；有绝经症状可采用短疗程，对骨质疏松问题需要长疗程，应根据评估情况决定疗程的长短。

（8）出现绝经相关症状并存在其他疾病时，在排除禁忌证后，可于控制并发疾病的同时应用HRT。

（9）应用HRT时，应对女性进行个体化的风险及受益评估并告知，在应用过程中应进行年度监控。

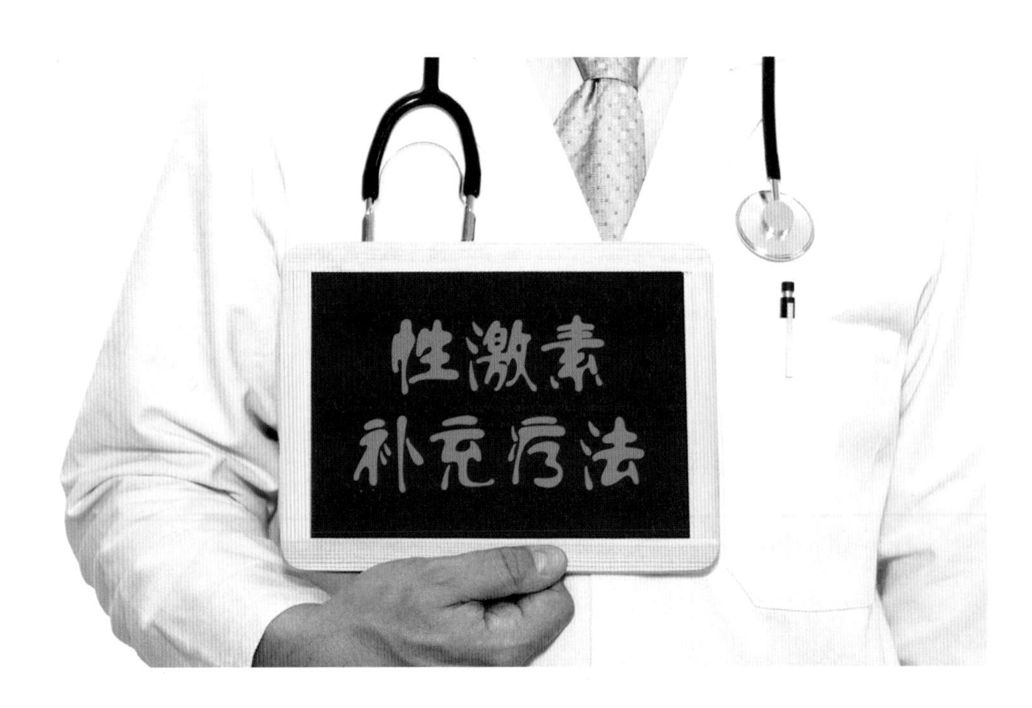

性激素补充疗法的适应证、禁忌证及应用时机

(1)开始应用时机：在卵巢功能开始减退及出现相关症状后即可应用。

(2)适应证：①绝经相关症状；②泌尿生殖道萎缩相关的问题；③低骨量及绝经后骨质疏松症。

(3)禁忌证：①已知或怀疑妊娠；②原因不明的阴道出血或子宫内膜增生；③已知或怀疑患有乳腺癌；④已知或怀疑患有与性激素相关的恶性肿瘤；⑤6个月内患有活动性静脉或动脉血栓栓塞性疾病；⑥严重肝肾功能障碍；⑦血卟啉症、耳硬化症、系统性红斑狼疮；⑧与孕激素相关的脑膜瘤。

慎用情况：①子宫肌瘤；②子宫内膜异位症；③尚未控制的糖尿病及严重高血压；④有血栓栓塞性疾病史或血栓形成倾向；⑤胆囊疾病、癫痫、偏头痛、哮喘、高催乳素血症；⑥乳腺良性疾病；⑦乳腺癌家族史。

性激素替代疗法的应用流程

(1)应用HRT前评估。

评估目的：①是否有应用HRT的适应证；②是否有应用HRT的禁忌证；③是否存在慎用情况。

评估项目：①病史；②常规妇科检查，其余检查项目可根据需要选择，其中乳腺和子宫内膜厚度应为必查项目。

应用HRT的必要性：①年龄；②卵巢功能衰退情况（绝经过渡期、绝经早期或绝经晚期）；③应用HRT前的评估结果。

(2)结果判断：①无适应证或存在禁忌证时不应用HRT；②有适应证同时合并其他疾病时，在排除禁忌证后，可于控制其他疾病的同时，应用HRT；③有适应证，无禁忌证时建议应用HRT；④症状的发生可能与绝经有关，也可能与绝经无关，难以即刻辨明，并且无禁忌证时，可行短期试验性应用。

(3)患者知情同意。

(4)个体化用药方案：①是否有子宫；②年龄；③卵巢功能衰退情况（绝经过渡期、绝经早期或绝经晚期）；④风险因素。根据每个女性的不同情况，制定个体化用药方案。在序贯方案中，孕激素应用时间应达到10~14天。

应用HRT过程中需要进行什么监测，有哪些注意事项

监测目的：①判断应用目的是否达到；②个体风险与受益比是否发生改变；③评价是否需要继续应用HRT或调整方案。

根据妇女具体情况，确定监测的指标和频度。原则上是让使用激素治疗的女性获最大利益，冒最小风险。注意事项：为预防血栓形成，因疾病或手术需要长期卧床者酌情停用。

(1)获益：有效地解除或缓解绝经近期开始的绝经期综合征和治疗围绝经期月经失调；有效地预防和治疗绝经中期泌尿生殖系统萎缩性疾病；有效地预防绝经远期相关问题，如绝经后骨质疏松症。

(2)风险：使用激素治疗4~5年，可能轻度增加乳腺癌的患病率(50~79岁的女性，使用5年内，每1000名女性额外增加4名乳腺癌患者)，若存在初潮早、晚孕、未育、中度饮酒和绝经后肥胖等乳腺癌的高危因素，使用激素治疗的危险性会稍高。

患乳腺癌的风险随年龄增长而增大。在年龄较轻时应用激素治疗，比年龄大时应用的风险要小。

(3)对“激素治疗多久”的建议：没有必要限制激素治疗的期限。医生和女性应该每年基于个体的需要、愿望和可以得到的最好证据，知情同意，利弊权衡，决定是否继续使用或停用激素治疗。

如何选择激素治疗方案

激素治疗的应用模式主要有3种。

(1)单用雌激素：适用于已切除子宫，不需要保护子宫内膜的女性。

(2)单用孕激素：周期使用，用于绝经过渡期，调整卵巢功能衰退过程中出现的不适，如月经前后淋漓不净、月经过多等。

(3)联合应用雌激素、孕激素：适用于有完整子宫的女性。合用孕激素的目的在于对抗雌激素促子宫内膜的过度生长，起保护作用。此外，雌激素对增进骨健康有协同作用。联合应用又分序贯联合和联合并用两种。

序贯联合即模拟生理周期，在用雌激素的基础上，每月后半期加用孕激素10~14天；联合并用即每日均联合应用雌激素、孕激素。在序贯法及联合用药这两种方案中常有周期性出血，也称为预期计划出血，该方案适用于年龄较轻、绝经早期或愿意有月经样定期出血的女性。连续联合用药方案可避免周期性出血，适用于年龄较大或不愿意有月经样出血的绝经后女性。但是在实施早期可能有难以预料的非计划性出血，通常发生在用药的6个月以内。

开始激素治疗的最佳时机

绝经过渡期自出现卵巢功能衰退的征兆开始。在此阶段，临床上会出现绝经期综合征，内分泌方面表现为孕激素的缺乏和雌激素的波动与失衡，此时为开始激素治疗的时机。临床经验是：在卵巢功能开始减退，并出现相关症状后即可应用激素治疗。此时开始激素治疗，受益最大。

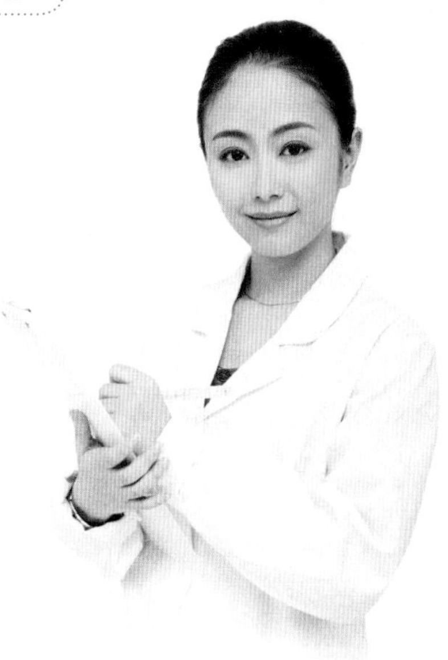

（1）能够立竿见影地解除或缓解绝经近期相关问题，治疗潮热，调整月经，缓解绝经期综合征；

（2）能有效地预防和治疗绝经中期相关问题，即泌尿生殖系统萎缩性疾病（表现为尿频、尿急、尿痛、性交痛）；

（3）有效地预防和治疗绝经远期相关问题；

（4）预防绝经后骨质疏松症。激素治疗的主要作用是预防骨丢失。因绝经早期10年内是骨快速丢失期，此时开始应用，对预防骨丢失效果最好；

（5）可以预防和延缓其他器官的衰老，如皮肤、毛发、牙齿、眼等，并可减少结肠癌、直肠癌的发病率。

因此，激素治疗从绝经过渡期开始，能最大限度地提高绝经女性的生活质量。

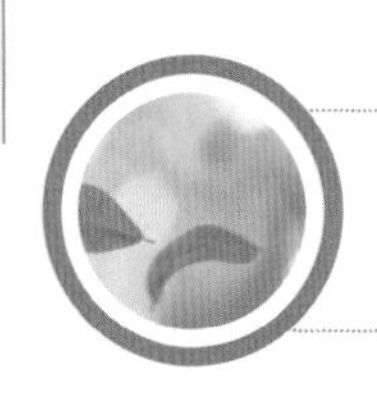

计划生育篇

意外怀孕给妈妈们带来很多烦恼和痛苦。研究显示，产后6个月内，无论是否哺乳，妈妈的妊娠发生率都很高。妈妈们在避孕过程中会发生哪些囧事?

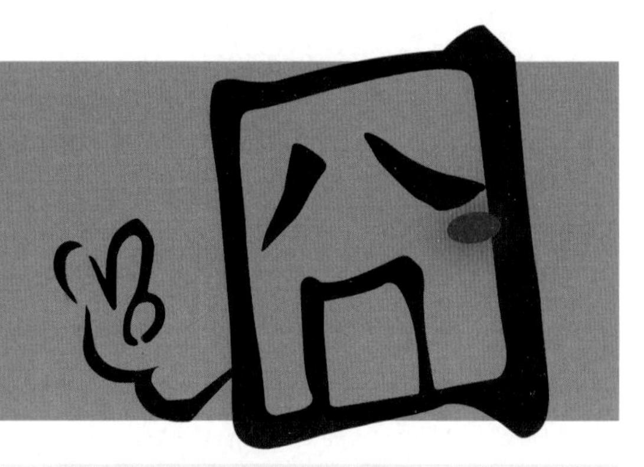

囧事一：莫名失踪的节育环

小红生完孩子后就上了节育环，一直相安无事。可这月月经迟迟未来潮，到医院检查竟然是怀了孕！原来，节育环竟不翼而飞了……

真相：经事后发现，原来小红某日上厕所之时，节育环从体内脱落了，她是属于那种不适合上环的体质，所以以后再也不考虑带环避孕了。

小贴士：人为地在子宫腔内放置金属环类节育器，抑制胚囊的着床，是大多数女性产后的避孕方法，其优点是作用持久、安全有效，但不良反应也很明显，如带环妊娠、月经量多、腹痛、节育器脱落等。

有些女性因子宫内环境不同，节育环容易脱落：①初次放环，子宫对节育环敏感，发生收缩，会将环排出；②受术者本身的条件不适应放环，如宫口过松、宫颈重度糜烂、子宫畸形（如纵隔子宫、双角子宫、单角子宫等），均易脱环及带环怀孕；③与节育环的材料、重量、形状、型号大小、质地等因素有关；④节育环异位。节育环偏离宫腔，嵌入子宫肌层或进入腹腔，失去作用导致避孕失败。

防止节育环脱落最主要的方法是定期复查，在放环后一个月、三个月、半年各复查一次。以后每半年复查一次，通过B超、X线透视或探环仪，检查节育环在宫腔内的位置。一旦月经发生改变，应及时就诊，明确节育环是否在位及正常。

囧事二：紧急避孕药=增肥药?

小菲婚前拥有性感身材，婚后竟然变得“丰满”起来。什么原因呢?

真相：原来，小菲婚后吃了N次电视上广告的“男人给不了的保护”那种紧急避孕药，开始没什么反应，后来就忽然开始变肥了。

小贴士：紧急避孕药的避孕效果不如常规的避孕方法，紧急避孕药中的性激素的含量是短效口服避孕药的几倍，用药后的不良反应也就相对较高，包括容易恶心、肠胃不适、头痛、乳房压痛、体重增加、神经紧张、情绪低潮、月经不来、皮肤易有褐斑和粉刺等现象。此外，紧急避孕药也可能会增加癌症风险，如乳癌、子宫颈癌、肝脏腺瘤，甚至影响以后的生育。所以，不适于经常、反复使用，更不能用它来替代常规的避孕方法。

囧事三：都是套套惹的祸

小芳很爱其丈夫，但她却怀疑老公在外面有外遇，因为每次她跟老公性交后，私处便会变得红肿、瘙痒……

真相：原来小芳一直采用避孕套避孕的方法。医生笑道：“这就对了！看你的症状应该是避孕套过敏！建议你换一种牌子的安全套试试看。”小芳这才恍然大悟，胡乱猜疑差点儿毁了他们夫妻之间的幸福。

小贴士：目前在对性传播疾病尤其是艾滋病还没有很好的防御方法时，避孕套被认为是最好的避孕防护方法。但避孕套是采用天然乳胶制成的，有些人使用后会发生过敏反应，女性的症状为外阴及阴道有瘙痒及烧灼感，阴道黏膜充血、水肿，白带增多等。

发生过敏反应后需要采取以下治疗措施：①停止使用避孕套；②在治疗期间及恢复正常后2周内停止性生活；③局部不要搔抓，也不要用热水烫洗或肥皂清洗，防止使病变加重；④局部外涂金霉素或四环素眼膏，也可使用氟轻松软膏等；⑤服抗过敏药物，如氯苯吡胺、氯雷他啶等。

避孕套引起的过敏反应，一般经5~7天治疗，可以恢复正常。

囧事四：打避孕针我直恶心

小琪已是一个2岁孩子的妈妈了，在多次意外妊娠行人工流产术后，选择了打避孕针避孕，可整天总是恶心，总是担心又怀孕了。

真相：一般我国采用的避孕针叫作“单孕激素避孕针”。单孕激素，这个名称已经不陌生了。在很多避孕药中，都以孕激素为主要成分。避孕针的避孕机理是抑制排卵，改变宫腔内环境。用法是每2~3个月注射一次。

单孕激素避孕针的效果一次持续2~3个月，有效率达99%以上，但缺点是在停用避孕针后正常的生育能力需要过一段时间才能恢复，通常在打最后一针的6~24个月后还有不规则出血、经期延长、经量增多等不良反应，还有一些女性因此而体重增加显著。它的不良反应原因和长效避孕药其实是一模一样的：高含量的孕激素储藏在身体里，不利于可逆变化，对女性生理周期也有较大影响。

常见的避孕误区

由于缺乏避孕知识，某对夫妇在20年时间里先后生了10个孩子。

一般来说，女性在有稳定的经期之后，就会出现有规律的排卵。这也意味着，这个女人已经具备了生育能力，在此后长达几十年的时间里，若非有生育意愿，她们都必须面临着避孕问题。然而，由于避孕知识科普宣传不到位，许多情侣、夫妻缺乏基本的避孕常识或者在对避孕的认知上存在误区，以至于屡次意外怀孕，反复人流，从而也间接导致了不孕问题的出现。

误区一：偶然性生活不会怀孕

许多人都存在这样的侥幸心理：怀孕不是那么容易的，偶然一次性生活怀孕的概率很低。殊不知，这是一种非常错误的观点。专家提醒，每一次性生活都有怀孕的风险，切忌具有侥幸心理。

误区二：安全期避孕很安全

安全期避孕的原理在于通过计算，避开排卵期，在安全期内行房，降低受孕的概率。然而，安全期并非绝对的安全。这种避孕方式虽然适合于月经周期规律的女性，但同时排卵也受许多因素的影响，如气候、饮食、情绪、环境等变化，排卵时间也会发生波动，甚至发生额外排卵，因此安全期避孕并不可靠。

误区三：已育女性只有上环

上环适合已育女性避孕，但并非意味着已生育的女性只能通过上环避孕。女性如患有子宫肌瘤、月经周期不规则、痛经等疾病则往往不适合放环。可供选择的方法还有很多，包括口服避孕药（包括长效和短效）、避孕套、液体避孕套、避孕针、皮下埋植、绝育等。

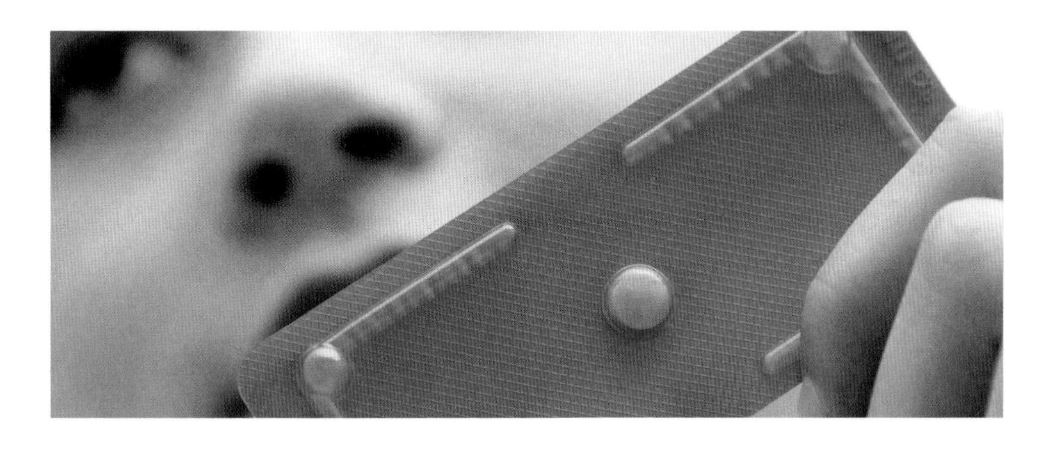

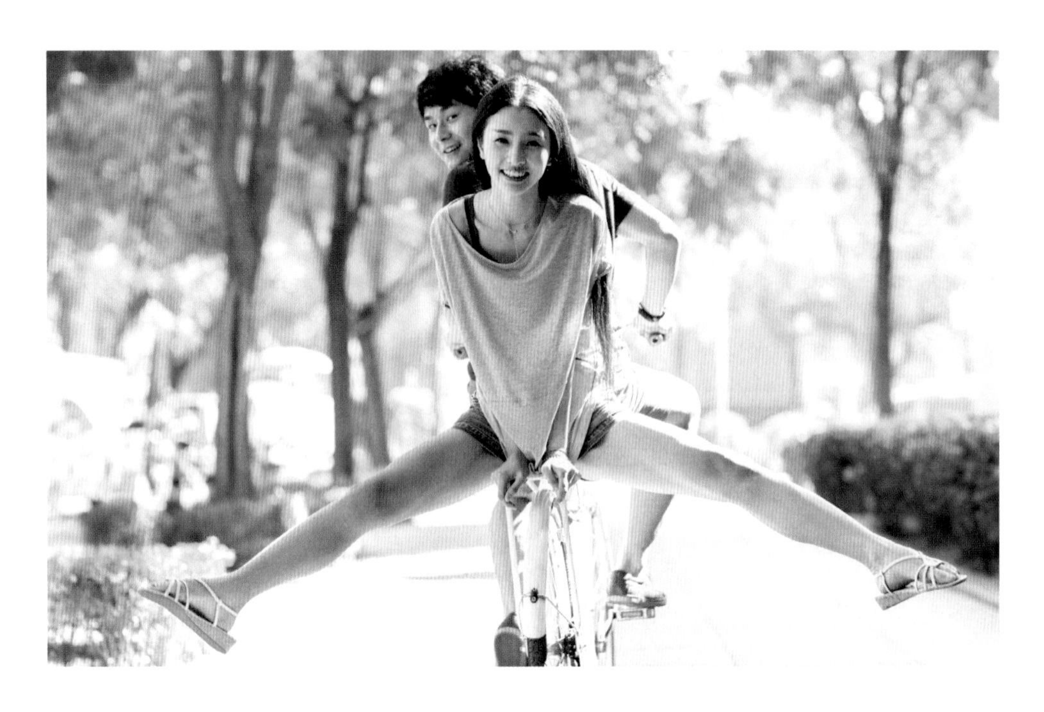

如何选择适合自己的避孕方式

（1）新婚时期：新婚期的避孕措施应以简单、容易掌握、不会给今后的妊娠带来影响为原则，口服短效避孕药是最佳选择。

（2）探亲阶段：短暂相会容易使女性正常的排卵规律被打乱，再加上探亲时间不能根据月经周期安排，所以使用探亲避孕药最合适。此外，还可以使用避孕套、避孕栓、避孕药膜等外用避孕方法。如果是计划好的探亲，或者探亲时间超过半个月，可于当月的月经来潮第5天起服用短效口服避孕药。

（3）怀孕及哺乳期：为了不影响幼儿发育及乳汁分泌，这个时期的女性最好选择一些物理方法，如在产后6周检查时放置宫内节育器（俗称“上环”）。使用避孕套、女用避孕膜、阴道药环等也是不错的选择，且产后42天就可以开始使用。

（4）女性剖腹产恢复期：剖腹产对女性身体的伤害较大，产后不哺乳者可选用口服避孕药。《中国计划生育操作常规》指出，需要哺乳者在剖腹产后6个月左右，等子宫肌壁上的疤痕大部分软化后，可放置宫内节育器来避孕，此外使用避孕套也是适合此类女性的避孕方法。

(5)女性流产后恢复期：做人工流产手术时，如果孕期在7周以内，术后子宫收缩比较好，可同步放入宫内节育器或者宫内节育系统，以进行长效避孕。但对于因避孕环脱落而意外妊娠的女性来说，应改用其他避孕方法，最好的是口服短效避孕药。短效避孕药不但能帮助子宫内膜修复，还可以帮女性恢复规律的月经。

(6)生育过的年轻妈妈：女性十月怀胎后，很多夫妻在平均长达25年的时间里需要长期避孕，这时女性可首选放置宫内节育器的方法。不过，有生殖道急性炎症、宫颈口过松或月经过多的女性不宜使用。

(7)更年期：更年期女性月经逐渐出现紊乱，排卵没有规律，避孕方法首选放置宫内节育系统。它在实现避孕目的的同时，还可以配合更年期的治疗，即口服雌激素，以避免女性诸多更年期反应。

(8)特殊患病期：很多慢性病对女性避孕措施提出了较高要求，例如糖尿病患者不宜服用避孕药，患有急慢性盆腔炎、重度宫颈炎等疾病的女性不宜放置宫内节育器。这类女性最好在医生推荐下选择避孕方法。

女性有哪些避孕方法

一项国际调查显示，女性缺乏对避孕知识的了解限制了她们对避孕方法的选择；运用现代避孕方法的女性比运用传统避孕方法的女性更了解避孕知识。

(1)阴道避孕海绵：阴道避孕海绵呈圆形，其直径约为5.5厘米，厚度约为2.5厘米，一面凹陷可盖住宫颈口，一面有环状带子可在做爱后拉出海绵。成功

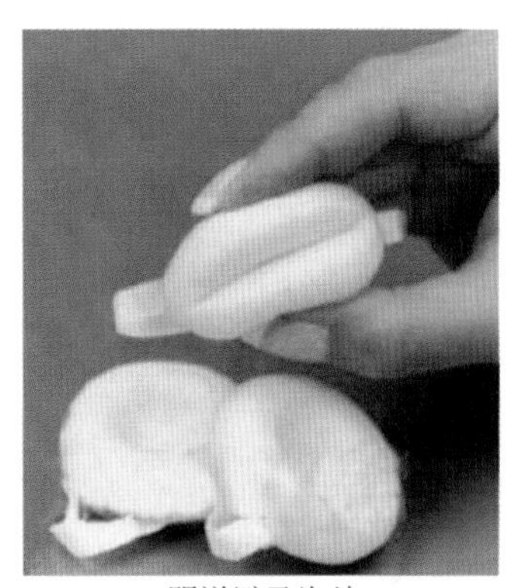
阴道避孕海绵

率高达84%。外形可爱的避孕海绵使用方便，而且戴一个，24小时之内可以做很多次。但拿出来的时候太痛苦了，还会被海绵里的杀精子剂弄得皮肤过敏。

（2）避孕阴道环：避孕阴道环是一个外直径为5.4毫米的轻柔透明环，每月只需放置一次，女性自己能轻松地将其置入阴道，之后就不需采用其他避孕措施，属于荷尔蒙避孕方法，成功率达92%。3个星期后取出，一周后再置入一个新的。

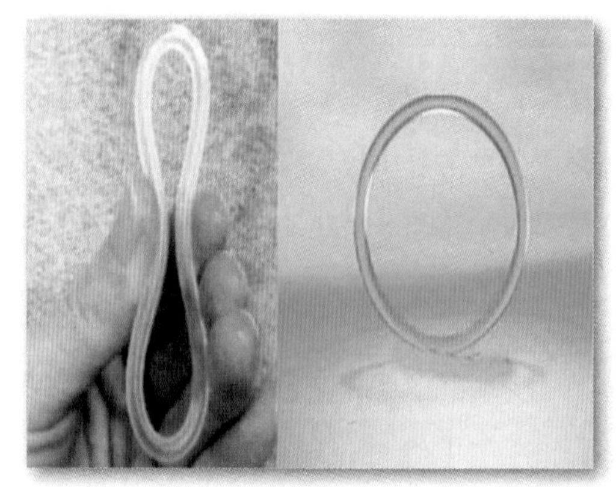

避孕阴道环

（3）甲羟孕酮避孕针：给药一次可避孕3个月。于月经第2~7天注射1次150毫克，每3个月1次。

（4）口服避孕药：包括长效口服避孕药、短效口服避孕药及紧急避孕药。

（5）避孕膜：避孕膜只能保证一次避孕，如果再次发生性关系，需要再次使用。性生活后，不能立即冲洗阴道。如果不洗也会被吸收和随阴道分泌物排出体外的，不会对身体造成危害。

（6）女用避孕贴片：通过不间断地释放激素，透过皮肤、血管进入血液，从而抑制排卵，进而达到避孕效果。可以贴在臀部、腹部、手臂外侧和肩膀外侧这四个部位中的任何一个，但不能贴在胸部。在月经的第一天或是月经开始的首个星期天贴上一片，在每个星期的同一天更换一次，连续三个星期。第四个星期则不需使用。该贴片为防水设计，使用者不用担心洗澡或游泳时它会掉下来。成功率同样高达92%。

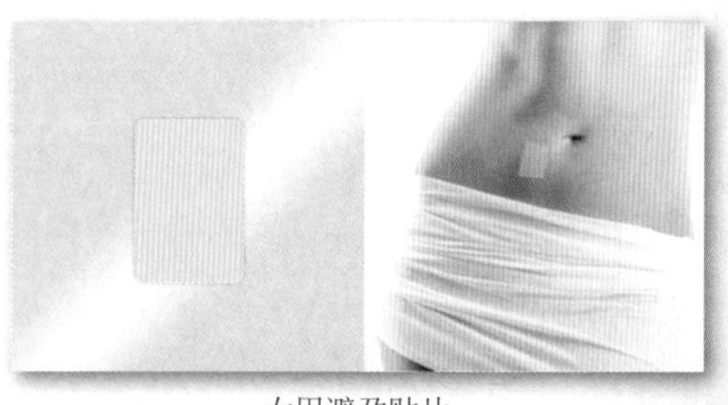

女用避孕贴片

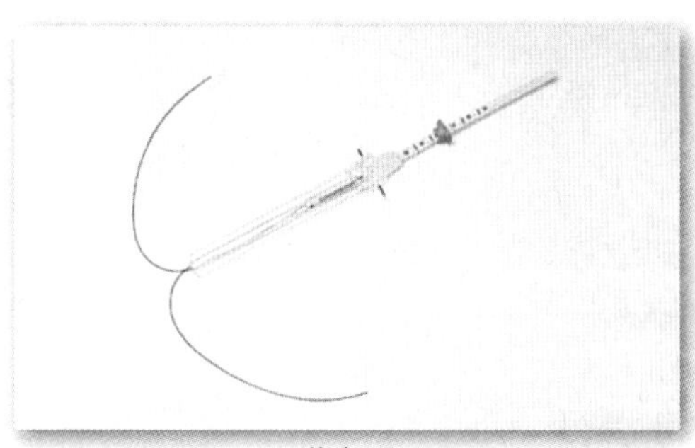
节育环

（7）节育环：说得“专业”一点叫子宫内置装置。从置入体内开始可以在子宫内保持五年。对于经血过量和痛经的女性尤为适用，成功率高达99%，可以说几乎没有怀孕的可能。

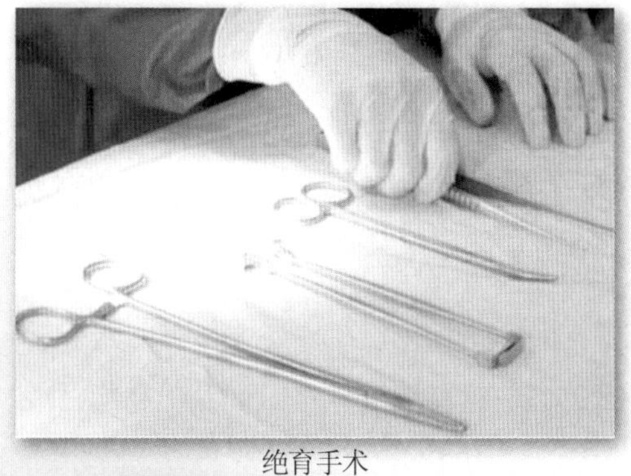
绝育手术

（8）绝育手术：成功率几乎是百分之百的。

（9）女性避孕套：女性避孕套由聚亚安酯制成，上面涂有润滑剂，在外观上与男性避孕套相似。将它放入阴道，封闭端覆盖在宫颈上。和男用避孕套一样，它是一次性使用的。

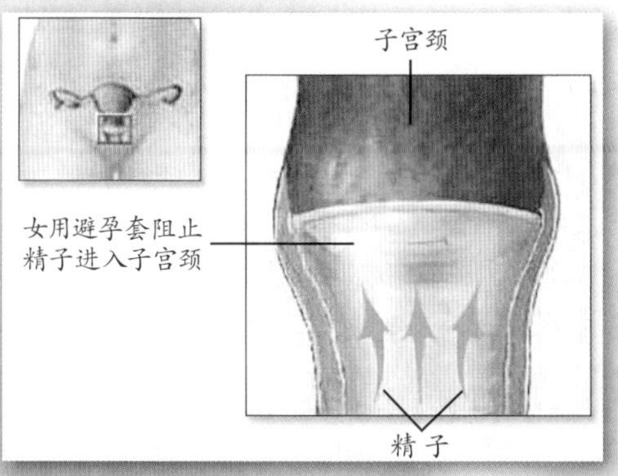

女性避孕套

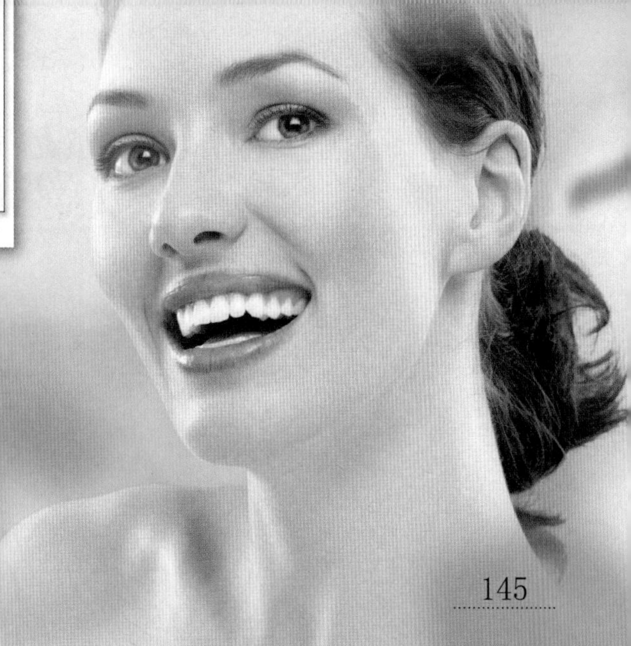

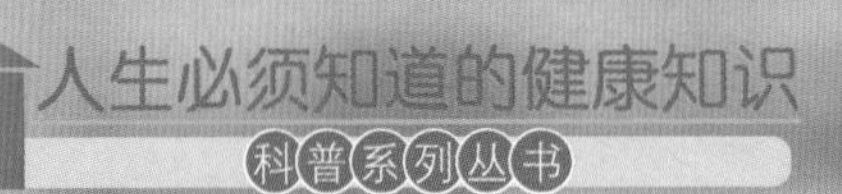

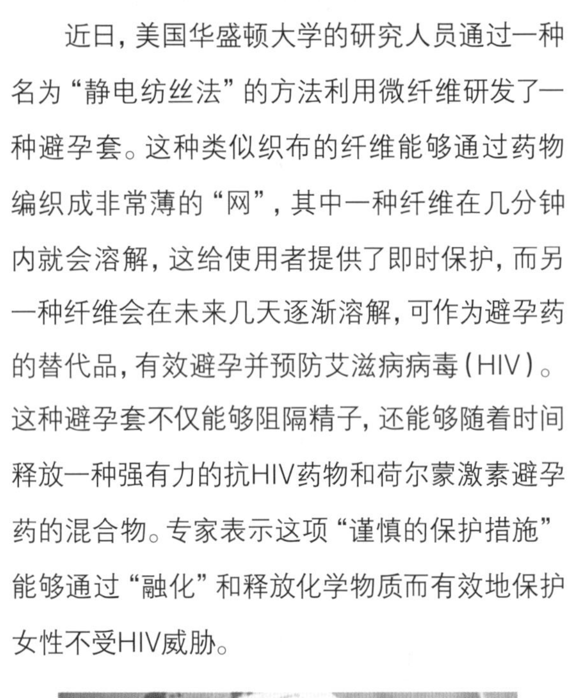

近日，美国华盛顿大学的研究人员通过一种名为“静电纺丝法”的方法利用微纤维研发了一种避孕套。这种类似织布的纤维能够通过药物编织成非常薄的“网”，其中一种纤维在几分钟内就会溶解，这给使用者提供了即时保护，而另一种纤维会在未来几天逐渐溶解，可作为避孕药的替代品，有效避孕并预防艾滋病病毒（HIV）。这种避孕套不仅能够阻隔精子，还能够随着时间释放一种强有力的抗HIV药物和荷尔蒙激素避孕药的混合物。专家表示这项“谨慎的保护措施”能够通过“融化”和释放化学物质而有效地保护女性不受HIV威胁。

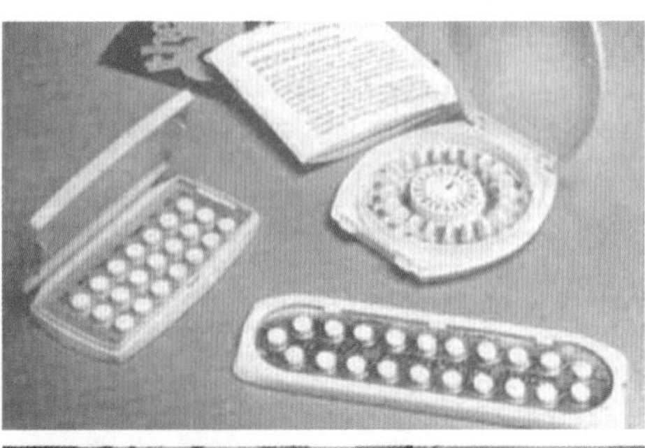

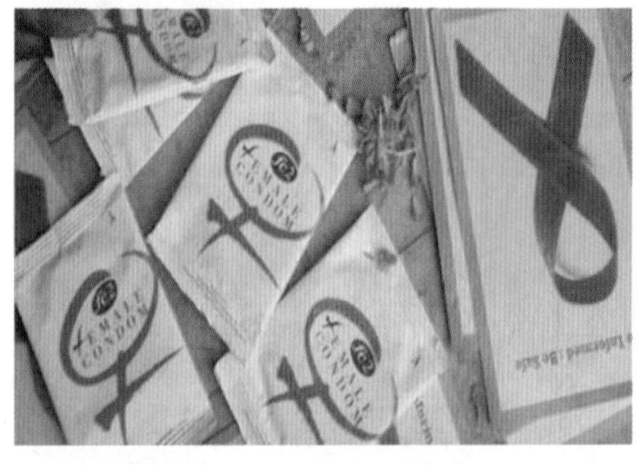

（10）横膈膜避孕法：一定要有医生推荐，才能使用这种方法。女性可以自己放入或取出横膈膜。这种像圆屋顶一样的碟状物，可以阻止精子进入子宫颈，在它的底部涂有杀精剂，可以杀死任何接近它的精子。一旦放入后，效果可长达6小时。

（11）宫颈帽避孕法：宫颈帽由软橡胶制成，像一个薄膜，一定要由医生推荐使用才行。帽的底部涂有杀精剂，放入阴道后，避孕效果可持续48小时。为了避免毒性休克症状，宫颈帽应在48小时后再取出。

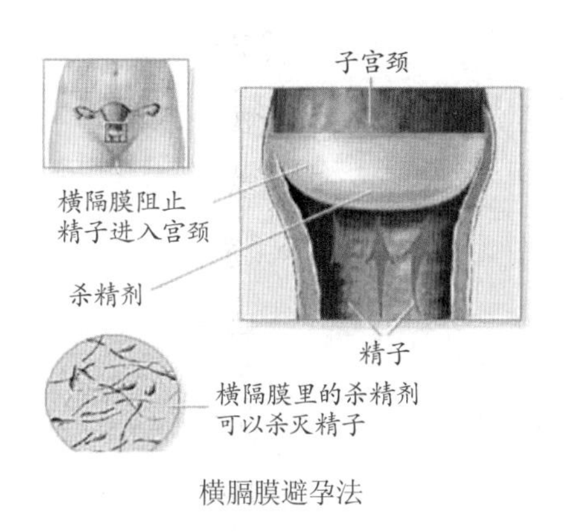

横膈膜避孕法

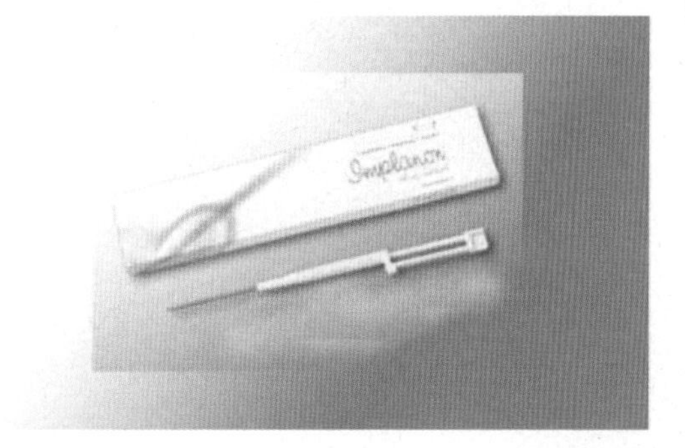

皮下埋植剂

（12）皮下埋植剂：皮下埋植剂是一种缓慢释放孕激素的埋植剂，通过抑制排卵，改变宫颈液的黏稠度，阻止精子穿透，干扰受精卵的着床而达到避孕的目的。皮下埋植避孕法是将一定剂量的孕激素放在硅胶囊管中，然后将此管埋藏于皮下，使其缓慢地释放少量的孕激素，从而起到避孕作用。根据有关资料统计，使用此方法的女性，2年内妊娠率仅为0.1%，3年内妊娠率为0.24%。皮下埋植避孕法所使用的埋植剂由1~6枚火柴棒大小的硅胶囊管组成，每枚胶囊管内装有18-甲基炔诺酮埋植剂（又称诺普兰）34毫克。胶囊管埋入皮下组织后，立即开始缓慢地释放药剂，24小时后即可起到避孕作用，有效避孕时间为4~5年。平均放置时间为0.5~2分钟，取出最多需要5分钟。在月经的1~5天放置。

有了这些女用避孕工具，女性可以自主地控制是否怀孕。

轻松享受，让爱做主！随着人们对高品质生活有了越来越丰富的定义和理解，绝大多数女性已将避孕纳入了健康生活的一部分。对于避孕方式，也是精挑细选。普遍流行的避孕方式主要有短效口服避孕药、安全套、安全期以及用于事后的紧急避孕药等。有关调研数据显示，目前欧美国家女性最主流的避孕选择是短效口服避孕药，使用率达40%，但是短效口服避孕药在国内使用率却很低，这除了因为国内女性对这种避孕方式的关注度、认知度不足外，还和许多人对激素的误解和排斥心态有关。

口服避孕药避孕率能达百分之百吗

紧急避孕药是指在无防护性生活或避孕失败后的一段时间内，为了防止妊娠而采用的避孕方法，药物避孕是其中最常用的方法。紧急避孕药的主要成分是孕激素，适用于40岁以下女性，主要有毓婷、诺爽、保仕婷及米非司酮片。一般是房事后72小时内服第一片，12小时后再服1片，越早服用效果越好。如果在服药期间又有性生活那时间要重新推算。紧急避孕药的避孕率不是百分之百的，有专家称仅为80%左右。

短效避孕药的主要成分是孕激素和雌激素，具有抑制排卵，阻碍子宫内膜正常生长，改变子宫颈黏液性质及改变输卵管正常蠕动等作用，适用于无基础性疾病或糖尿病的女性。从月经来潮当天算起的第5天开始服药，每天晚上服1片，连续服22天，可避孕1个月。

长效避孕药含人工合成的孕激素和长效雌激素，一般在月经来潮后，第5天服1片，20天以后再服1片。药物进入人体后，会储存在脂肪组织内，以后缓慢地释放出来，抑制排卵，起长效避孕作用。适用于不能放置宫内节育器，又不愿采用其他避孕方法的女性。

避孕不当会导致女性月经量过多，怎么办

在我国，放置子宫环是生育后女性最普遍采用的避孕方式。它所带来的最突出问题就是月经周期缩短，经期延长，经量明显增多和经后淋漓出血等，尤其是新一代带铜离子的活性子宫环，在提高了避孕效能的同时也增加了月经出血量。

另外，短效口服避孕药通常可以使月经变得很规律，经量减少，并且痛经减轻。但错误的服用方式同样会引起激素调节紊乱，从而出现异常增多的月经。比如未按照处方资料进行服用、漏服或错服等，导致机体内的生殖激素水平紊乱，子宫内膜的发育受到影响而发生异常出血。

还有采用长效针剂或皮下埋植药物避孕的女性，最常经历的不是一次大量的阴道出血，而是持续性的、点滴状的出血，有时出血量也会因时间延长而累积到很大。这种情形大多是因为外用的生殖激素在体内作用未达平衡的结果。

放置子宫环后月经过多的解决方案有：用口服药物替代其他避孕方式，或改为配置含有可减少经量的孕酮成分的子宫环。如果想要采取口服避孕药这种方式避孕，仅仅靠详细阅读药品的处方资料是不够的，在购买前一定要向专业医生咨询，详细了解其适应证和禁忌证及正确的服用方法，以及在万一发生漏服后的补救措施。

避孕药是否会增加得肿瘤的风险

“避孕药含有激素，会有不良反应的，听说会增加得肿瘤的风险，可能还会影响生育呢！”许多女性也许都对避孕药怀着这样的顾虑。可是，激素真的对身体有那么多负面影响吗？不妨让我们一起来揭开激素的真实身份。

实际上，激素是人体的必需成分，对人体各项生理功能的正常运转起着至关重要的作用。对于女性，雌激素和孕激素这两种独特的激素尤为重要。其中，雌激素的作用是促进女性性特征的出现，如乳房的发育、正常的月经，并维持女性性成熟的状态，增强基础代谢，维持骨骼和肌肉的健康，还能改变体内脂肪的分布，令皮肤饱满有光泽。而孕激素则对女性的生育起着关键的作用。它在雌激素作用的基础上，进一步作用于生殖道和乳腺，创造受精卵种植的环境，有利于维持妊娠。

口服避孕药的核心成分正是女性身体必不可缺的雌激素和孕激素。但是，因为含有激素，一直以来，许多人误认为它会增加肿瘤的患病风险。事实上，大量最新的实验研究和临床试验资料都显示，低剂量口服避孕药并不会增加乳腺癌的风险，对于宫颈癌，也没有任何明确的报告指出它的影响因素中有雌激素、孕激素。

不仅如此，短效口服避孕药还具有降低其他某些妇科肿瘤患病风险的作用。如2005年世界卫生组织的一个专题工作组发布的公告就指出，口服避孕药通过抑制排卵和降低血清促性腺激素水平，能起到预防卵巢癌的作用。雌激素在低剂量使用时，能够抑制子宫内膜的过度增生，使子宫内膜定期脱落、排出，并能修复内膜，减少月经周期中不规则出血；孕激素可转化内膜，从而减少女性子宫内膜癌的患病风险。

避孕药知识的误区

误区一：避孕药都一样

避孕药一般分为短效、长效、紧急三类。其中，短效避孕药是常规的避孕药，需要每天服用。长效避孕药相对来说一个月只用一次，或者是几个月用一次，一次性进入体内的激素量比较大，不适合未生育女性服用。而紧急避孕药作为事后避孕药，主要针对常规避孕失败，比如短效避孕药漏服等情况。常规避孕失败后72小时内及时正确服用紧急避孕药毓婷的避孕成功率为98%。

误区二：紧急避孕药吃了就有效

紧急避孕药，口服得越早避孕的成功率才会越高。如果不按正确的方法服用，紧急避孕药也会出现避孕失败的可能。

误区三：紧急避孕药影响月经

紧急避孕药毓婷是单纯的孕激素，剂量非常低，所以几乎对月经无影响。但因个体差异不同，有的人服用毓婷避孕成功后，会出现撤退性出血（类似于月经），如果出血量和平常月经量差不多，即可当作一次月经，这属于正常现象，无须担心，可自行恢复。但如果短期内多次服用毓婷，有可能会造成月经紊乱，降低避孕成功率。

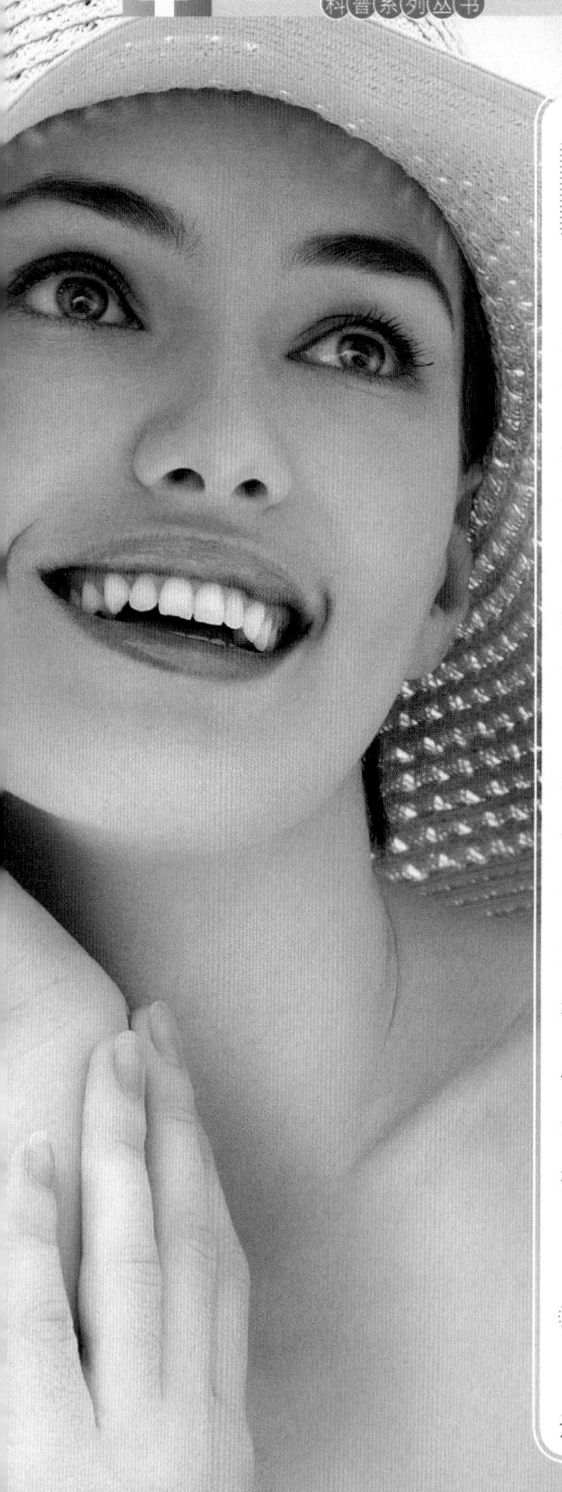

紧急避孕药是否可以随意、随时服用

紧急避孕的有效率明显低于常规避孕方法，而且由于用药剂量高（一次紧急避孕的药量一般相当于8天的常规短效口服避孕药量），不良反应也明显高于常规避孕药。而且药物紧急避孕只能对本次无保护的性生活起作用，本周期服药后性生活仍应采取其他可靠的避孕措施。如果不注意，用药的当月就可能怀孕。

此外，有种说法认为，服用紧急避孕药也有可能会增加宫外孕风险。尽管这种说法目前还没有被证实，但是紧急避孕药不能取代常规避孕，最好在专业医生指导下使用。由于紧急避孕药含有大剂量孕激素，长期服用会抑制排卵，使女性长胖，增加血栓和偏头疼的风险。如果长期盲目、大量服用，后果极为恶劣。专家说："频繁服用还会导致卵巢功能受损，建议女性最好一年服用不超过3次。"

避孕药是否会影响生育

虽然解除了对肿瘤的担忧，但服用口服避孕药是否会影响生育也是很多女性特别关注的问题。目前，大量的临床研究证明，短效口服避孕药是一种可逆性避孕手段，停药后很快可恢复生育能力，使用者不必为此担心。2007年欧洲进行了一项6万例口服避孕药的主动监测研究，其中对两千多名服用避孕药停药后的女性生育能力恢复情况的观察显示，停止服用避孕药后经过一个月经周期有21.2%女性怀孕，这与同年龄未服用避孕药的女性怀孕率相当。停止服用避孕药后一年有79.4%女性怀孕，其结果也和同年龄未服用避孕药的女性怀孕率相当。也就是说，服用短效口服避孕药并不会影响生育能力。

其实，欧美国家女性选择短效口服避孕药还有更多的原因：除了安全的避孕效果，像目前含有最接近天然孕激素成分屈螺酮的短效口服避孕药，能有效改善痤疮，可保持女性皮肤的光洁，同时它还能控制或减少体重，从而帮助女性保持优美的身材。

因此，适当的应用激素，其实对于维持女性健康是大有益处的。新型短效口服避孕药，在实现可靠避孕效果的同时，还可以帮助女性远离一些妇科疾病的烦恼，并且使女性拥有更美丽的皮肤与身材，从而令女性轻松享受更高品质的生活。

吃避孕药会增加血栓的风险吗

“武汉一名32岁的女白领突然脑梗死，这跟她5年来长期吃避孕药有关。”这则新闻让所有的成年女性惊恐，有的是暗自庆幸，没有选择这种方式避孕，有的则在担忧，不知道自己服用的避孕药有无安全隐患。事实上，吃避孕药确实有血栓风险，不过，对于一般的女性来说，服用合格的避孕药是安全的。专家提醒，你能否服用避孕药避孕，最好请医生把关一下，做一下风险评估。

大多数避孕药含有孕激素和雌激素，这两种激素均可以引起血黏度增加，血流缓慢，并会造成凝血功能异常，增加血液凝固性，从而形成血栓。还有人吃避孕药下肢水肿，原因是在吃避孕药的时候，不是正常剂量，而是比正常剂量多出了好几

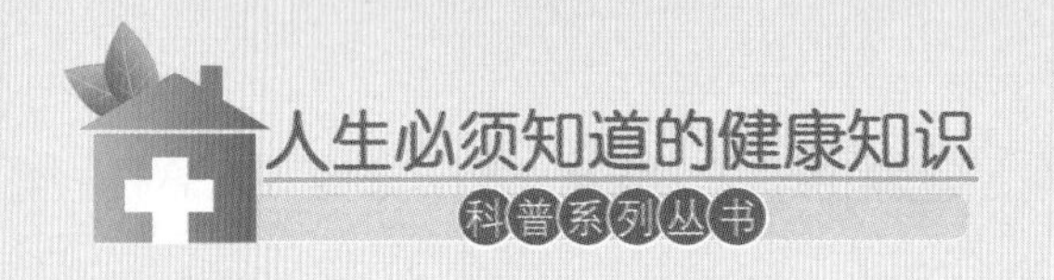

倍。几个月下来，下肢水肿得非常厉害，以为自己患上了肾病，结果到医院一检查，是下肢静脉血栓。因此，服用避孕药前，要认真看说明书，尤其是明确的禁忌证、注意事项等。

专家表示，吸烟、肥胖、血管疾病及家族病史等因素，都可能加大血栓性疾病风险。属于禁忌证范围的人，最好用其他方式避孕。

服用避孕药有哪些禁忌

美国食品药品监督管理局（FDA）同时建议，超过35岁的吸烟者应尽量避免口服避孕药，因为这会大大增加心血管病（包括血栓凝块）的风险。另外，凝血异常这样的不良反应必须要经过抽血才能看出。据介绍，避孕药的安全性实验其实比其他药物更为严格，出现不良反应的概率相对较小。

虽然正常人吃避孕药是安全的，但建议不要随便在药店买了服用，最好是到医院妇产科就诊，做相关的检查，进行一下风险评估，并详细了解禁忌证，在医生的指导下服用这类药物。如果自己本身就有血栓病史或是家族史的要小心谨慎，避免服用此类药物。

哪些人群不适合口服避孕药

易造成血栓的高危人群有：静脉壁损伤、血液高凝状态、静脉曲张患者，高血糖、高血压、高血脂异常患者，血流缓慢、感染的患者，长期久坐久站的人。

避孕失败后，选择人工流产好，还是药物流产好

女性意外怀孕之后，都要面对做药物流产还是人工流产的问题。有的朋友觉得药物流产和人工流产都不错，一时无从选择。那么究竟药物流产好还是人工流产好呢?

药物流产和人工流产应该说各有其优缺点，要因人而异。不管采用哪种流产方式，都是万不得已的补救措施，都有一定的危险，甚至可能危及生命，最好的办法是采用适当的避孕手段，减少意外妊娠。

做药物流产的关键是要早。生理周期有规律的女性，意外怀孕后能及时发现，以便做药物流产。药物流产的适用时间在怀孕的早期（从末次月经的第一天算起的39~49天之中）。在进行药物流产前，一定要做超声检查，首先要排除宫外孕的可能；其次要测量胎囊的大小，胎囊超过2.3厘米的不适合做药物流产。另外，药物流产需要在家先服药2天，流产当天再在医院服用促进子宫收缩、胚胎排出的药物后，需要在医院观察若干甚至24小时，由医生确认胎囊是否排出体外。需要提醒的一点是：药物流产的成功率不及人工流产，如果不成功，还需要再次做清宫手术。药物流产后的出血时间比较长，如果连续出血超过1周就需要到医院就诊，请医生帮助解决。擅自服用药物进行流产是很危险的。

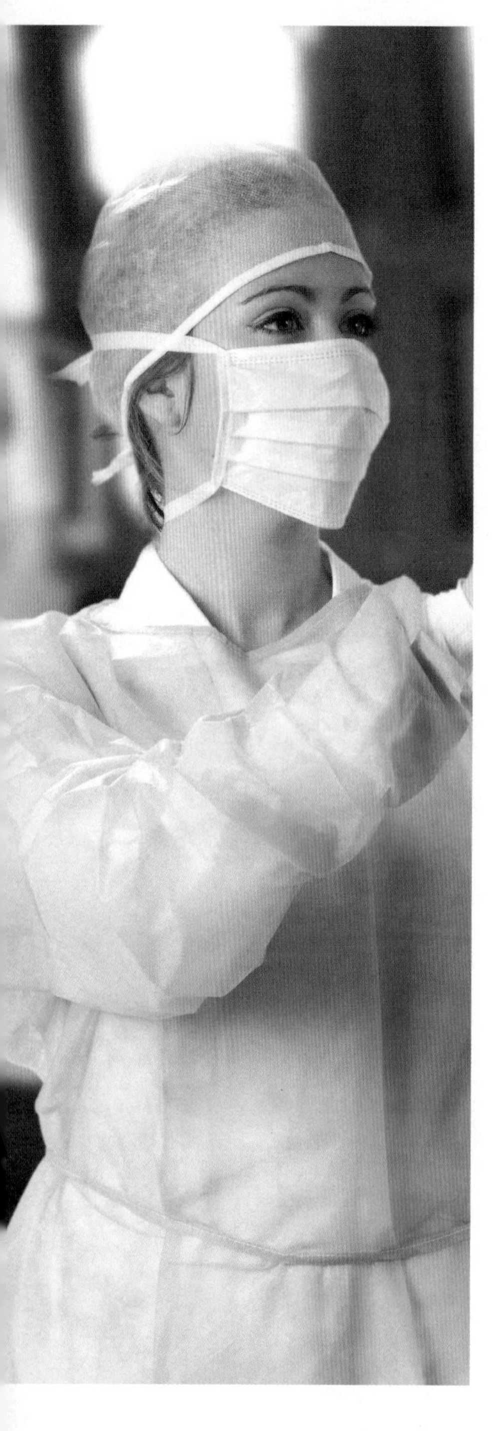

人工流产有哪些并发症

（1）术时并发症：子宫出血在200毫升以上；人流综合征又称心脑综合征，发生率为12%，受术者突然出现心动过缓、心律失常、血压下降、面色苍白、大汗淋漓等一系列症状，严重者甚至发生昏厥和抽搐；子宫穿孔；漏吸，胚胎组织未能吸出，以致妊娠继续发展。

（2）近期并发症：人工流产不全，术后阴道出血长达15天以上；术后2周内由于致病菌的感染而出现子宫内膜炎、附件炎、盆腔炎等；宫腔积血；宫腔粘连，术后闭经或经量显著减少，有时伴周期性下腹疼痛或有子宫增大积血。

（3）远期并发症：慢性盆腔炎；月经异常；继发不孕；子宫内膜异位症。

（4）再次妊娠时的并发症：不孕症；晚期流产偏高；早产偏高；围生期死亡率偏高；产前、产后出血率增加；新生儿溶血症增加。

以上内容讲述的是人工流产的四大并发症，可以让女性更好地了解人工流产。人工流产的女性还要多休息，不要着凉，多吃蔬菜、水果等。

人工引产后该如何保健

引产是指用人工方法促使产妇分娩，妊娠12周后，因母体或胎儿方面的原因，用人工方法诱发子宫收缩而结束妊娠。引产的成功与否严重影响着女性的身心健康。因此，为了尽量减少对女性朋友的伤害，下面就来简单地了解一下人工引产后该如何保健。

① 手术后需要随时观察子宫收缩情况、流血量、是否发烧等，如果异常立即告知医生，酌情处理。② 引产后，应根据引产经过的不同情况和女性的自身健康情况服用子宫收缩药和抗生素，促进子宫复原，减少出血，同时预防细菌感染。③ 引产成功后需要住院3~5天进行例行检查，如果没有异样，即可出院，出院后也要注意休息。发现阴道流血过多或感染病菌时，应立即到医院接受治疗。引产后1个月内要注意外阴部卫生，切勿性生活、盆浴、游泳等。在1个月休息后进行复查，并选用新的避孕方法。一般健康女性休息1个月后，如果未发现异常即可恢复工作。

人工流产会导致子宫内膜异位吗

人工流产手术，会使子宫腔与盆腔、腹腔的压力不平衡，子宫内膜组织会被吸入盆腔和腹腔，从而引发子宫内膜异位症。

人工流产后什么时候会来月经

一般来说，女性月经的恢复在人工流产后的1个月左右。但是，月经的恢复对于女性来说，可能会由于术后的调养、心理压力、子宫恢复情况等有所不同。有些女性会出现月经推迟或者提前的情况，一般月经的恢复时间为33天，最早的可见于13天，最晚的在术后的110天。大部分的女性，都在术后一个月恢复排卵。

人工流产对女性的身体会产生一定的影响，而身体的恢复，需要一定的时间，包括体内激素的水平及子宫内膜的修复。女性术后精神过于紧张等，也可能影响月经周期。一般来说，女性人工流产后会有一周左右的出血时间。由于各方面的原因，可能会有月经提前或者推后的情况出现，但是如果术后出血过多或者时间过长，甚至伴随腹痛等情况，就要考虑是否人工流产不全，要到医院进行积极的处理。

人工流产后要注意休息，才能尽快恢复身体，在生活方面，应少洗头、勿喝冷饮、衣物要保暖，预防着凉和感冒，多吃富含蛋白质的食物，如瘦肉、鲜鱼、蛋类、奶或豆制品等；人工流产后一个月内应避免性生活；出血期间勤换卫生护垫；半个月内不能进行坐浴，只能淋浴。另外，在人工流产术后一定要注意出血情况，如果出血时间超过15天，出血量大过月经量，特别是分泌物有臭味，并伴有发烧、腹痛等症状，应及时去医院检查和治疗，以免病情加重。

人工流产手术后闭经怎么办

人工流产和药物流产均对卵巢功能有一定的影响。有少数女性在人工流产后会出现经期延长、周期长短不一、闭经等月经失调现象。这种情况一般在2~3个月后恢复正常，少数人持续时间较长。如果月经停止6个月，就称为闭经。

（1）首先除外妊娠：人流术后首先应遵从医嘱，严格避孕；一旦术后时间超过既往月经周期未来潮，应及时到医院就诊。

（2）人流术后闭经为继发性闭经，常见原因有多囊卵巢综合征，高泌乳素血症、宫颈粘连及卵巢早衰。诊断时应重视性激素测定，针对病变环节及病因，分别采用全身治疗、药物治疗及手术治疗。

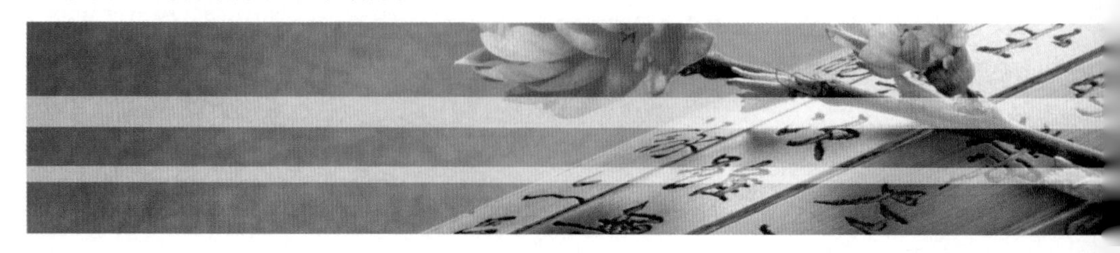

妇科篇

药物流产后一直出血怎么办

药物流产已经第7天了，仍然在流血，还有血块和腹痛，虽然没有药物流产第一和第二天那么明显，但是血的颜色很暗、很稠，怎么办？一般会出血几天？

一般药物流产后流血不会超过10天。如果一直出血，建议14天左右做个B超检查，若药物流产未流干净，需要清宫。药物流产如果出血时间长，很容易滋生细菌，感染宫腔。因此，如果阴道出血超过7天，应该常规服用抗生素3~5天预防感染。少部分患者药物流产后不注意卫生，在出血量少或出血暂时停止时游泳、行房事，结果造成宫腔感染，引起子宫内膜炎延长出血时间。所以，药物流产后女性要注意个人清洁卫生，保持外阴清洁干燥、勤换洗内裤。流产后一个月内要禁止房事、游泳等。在饮食上要注意营养清淡，不要吃辛辣刺激性的食物。还要多注意休息，劳逸结合。有出血延长，及时就诊治疗。

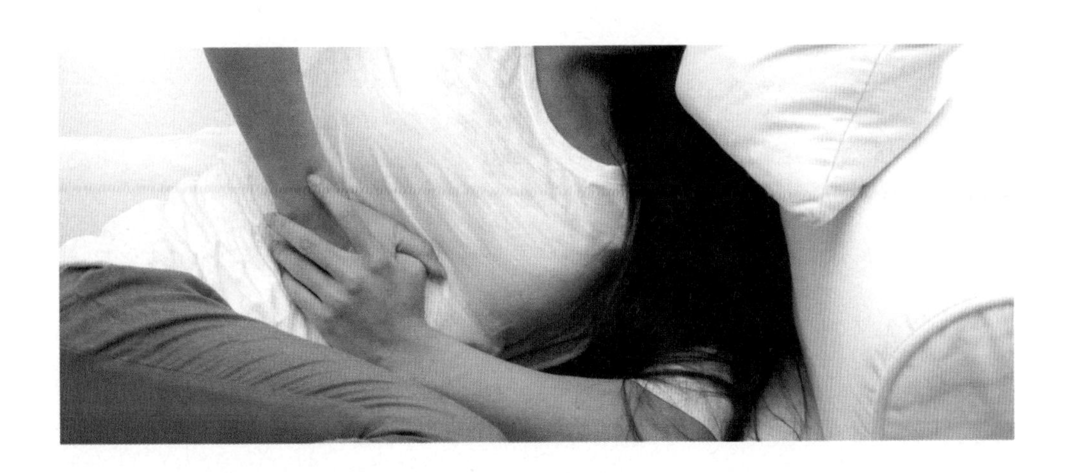

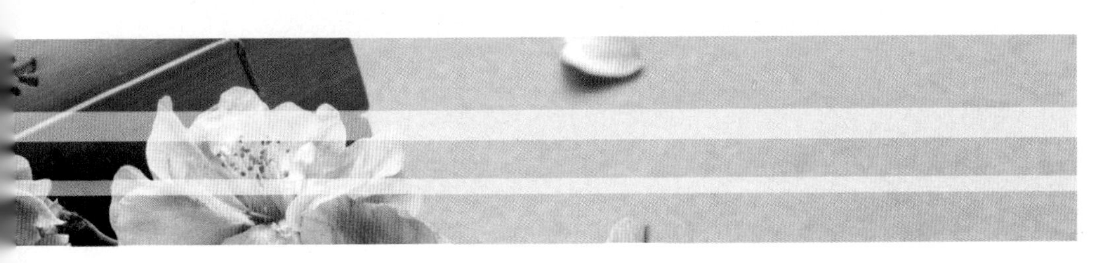

药物流产不全，怎么办

(1)在医生指导下，可以再吃一次米非司酮。此药比较安全，没有大的不良反应。再吃米非司酮后，可能会排出残余。残余存在的原因，一可能是子宫以前有炎症，致使蜕膜与子宫壁粘连比较紧，所以排出来困难；二可能是当时米非司酮用量相对不足，没有使蜕膜完全变性坏死，致使少量蜕膜没有排出来。这时再吃米非司酮，有可能就会使残余坏死脱落出来。米非司酮一次吃50毫克，间隔12小时吃一次，连吃3次。

(2)吃避孕药排出残余。避孕药中的雌激素与孕激素可以使内膜迅速增厚，达到止血的目的，可以预防贫血和感染；停吃避孕药后，由于雌孕激素突然消退，使内膜下的血管痉挛，导致内膜缺血、变性及坏死，使增厚的内膜脱落。内膜脱落会发生撤退性出血，也算药物性月经，此时，如果有残余组织，会随增厚的内膜一起脱落，并排出体外。这也算药物清宫，比用器械清宫痛苦小，对子宫内膜损伤也小，可以避免器械清宫带来的感染机会。

1)短效避孕药：一次吃两粒，一天吃一次，连续吃10天，停药5天左右来月经。

在吃避孕药的同时，再吃点宫血宁与消炎药，不再出血了，宫血宁或消炎药就不用再吃了。

2)长效避孕药：一般先吃一粒，5天后再吃第二粒，吃过第二粒避孕药后，过6~12天，就会有撤退性出血，也算药物性月经。

(3)复诊时，超声提示孕囊完整或有长大或残留组织较多，局部血流信号丰富，监测血HCG下降不明显或上升，往往需要借助手术清宫。

流产之后什么时候怀孕好

每个人在青春岁月里都会沉浸到爱情的甜蜜里，激情时刻的到来经常让人们忘却避孕的必要性。许多女性都有过人工流产的经历，却不知道流产之后什么时候再怀孕好。

女性在接受人工流产手术之后，不能立即就准备怀孕，应该等身体恢复一段时间才可以计划怀孕。流产之后怀孕的最佳时间是流产后3个月至一年。人工流产手术多多少少都会对女性的身体、子宫以及生殖器官造成一定的损伤，这些都需要一定的时间才能恢复。对于体质较好的女性来说恢复时间可能会比较短，可是一些体质稍差的女性恢复时间就要稍微长一些了。所以，等到身体各个器官都恢复到最佳状态时才是怀孕的最好时间。

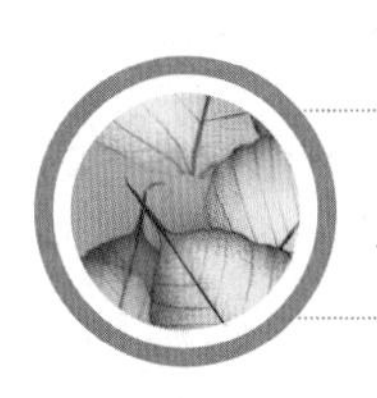

不孕症篇

不孕症是指同居、有正常性生活，未避孕达1年以上而未能怀孕者，分原发不孕症和继发不孕症。据有关资料统计，一对正常的育龄夫妇，在具有正常夫妻生活而不采取任何避孕措施的情况下，3个月内有60%~70%的女子受孕，6个月内有75%~80%的女子受孕，12个月内受孕率达85%以上。也有的统计1年内受孕者占60%；2年内受孕者占80%，3年内约占90%。不孕症在时间的标准上尚未统一，国际妇产科联合会根据多数学者的意见，将不孕症标准定为结婚后2年，我国多数学者也主张以2年为限，美国不孕学会的标准是1年。导致原发性不孕因素很多，有男方的因素也有女方的因素，男方因素如：精液异常，性功能异常，免疫因素；女方因素有：排卵障碍、输卵管因素、子宫因素、宫颈因素、阴道因素等。

每一对结婚的夫妇都带着美好的愿望，那就是孕育属于他们自己的孩子，不孕不育对于家庭来讲是个不小的打击。据报道，中国不孕不育人口超过4000万！这个数据意味着每7对有生育愿望的夫妻当中，就有2对被不孕不育困扰！这是一个不得不令人警醒的数据。

由于人们对不孕不育知识的了解不多，导致很多人在初期没有重视，最终导致了不育不孕的发生，这也是目前困扰一些家庭的难题。不孕症是由多种原因导致的复杂疾病，在治疗之前需要进行一系列的相关检查，这样可以尽可能明确病因，从而对症施治。除了不可控的先天因素及不明原因的不孕不育外，其实许多后天因素的不孕不育，都是可以预防的。日常生活中有许多生活习惯，在不知不觉中影响着人们的生殖健康。

不孕症的女方应做哪些检查

（1）妇科检查：这是妇产科医生对每一位就诊病人进行的一种最基本检查，主要是检查阴道、子宫颈和子宫、输卵管、卵巢及宫旁组织和骨盆腔内壁的情况，主要是对一些妇科疾病做出早期诊断、预防以及早期治疗。妇科检查有它的特殊性，要求患者脱去一只裤腿包括内裤，并采取一个特殊体位，再借助一些简单的器械帮助医生了解妇女性生殖器官的一些疾病。在我国，大多数女性对妇科检查很抵触，没有定期到医院进行检查的意识和习惯。其实，妇科检查并没有人们想象中的那么可怕，而且它在很大程度上保护着女性的健康。

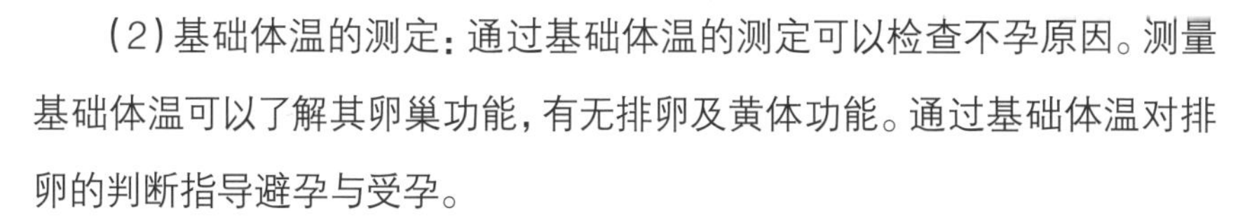

（2）基础体温的测定：通过基础体温的测定可以检查不孕原因。测量基础体温可以了解其卵巢功能，有无排卵及黄体功能。通过基础体温对排卵的判断指导避孕与受孕。

（3）宫颈黏液检查及评分：宫颈黏液是含有糖蛋白、血浆蛋白、氯化钠和水的水凝胶。排卵期的宫颈黏液稀薄而量多。宫颈黏液中的糖蛋白排列成网状，近排卵期时，在雌激素影响下网眼变大，以适宜精子通过。正常情况下，在月经周期第8~10天，黏液涂片可见结晶，排卵期体内雌激素水平达到高峰，涂片出现典型的羊齿状结晶。排卵后结晶逐渐减少，至22天结晶就不再出现，约在月经周期的第22天转为椭圆体。临床常据此来预测排卵期，指导受孕，如配合基础体温、阴道脱落细胞检查进行推测排卵期、选择受孕日期效果更好。如果涂片全部是椭圆体而无羊齿状结晶，则提示妊娠，可以诊断早孕，估计早孕预后。宫颈黏液有周期性变化，表示卵巢功能良好，病变原因在子宫，可以协助鉴别闭经类型。

（4）阴道细胞学检查：阴道鳞状上皮细胞的成熟程度与体内雌激素水平成正比。雌激素水平越高，阴道上皮细胞分化越成熟。因此，观察阴道鳞状上皮细胞各层细胞的比例，可以反映体内雌激素水平，观察女性激素的分泌情况，了解雌激素、孕激素的水平及卵巢的功能。

（5）子宫输卵管造影：子宫输卵管造影（HSG）于20世纪20年代时就已被采用，是通过子宫颈管向子宫腔内注入造影剂，在X线摄片下与周围组织形成明显的人工对比，使管腔显影，从而了解子宫及输卵管腔道内情况。造影剂有碘化油和碘水剂两种。碘化油密度大，显影清楚，刺激性小，不引起腹痛，故最常用。不孕患者需要做子宫输卵管造影，了解子宫的形态、宫腔的大小、双侧输卵管通畅情况及盆腔条件。此种检查比较安全、不需麻醉、损伤小、无明显痛苦且具有一定的治疗作用，比较能为患者所接受。

（6）内分泌检查：常用的性激素6项及甲状腺功能检查，前者即卵泡生成激素（FSH）、黄体生成激素（LH）、雌二醇（E2）、孕酮（P）、睾酮（T）、催乳激素（PRL），基本满足了临床医生对内分泌失调与否的筛查和对生理功能的一般性了解。后者主要了解甲状腺状态。

（7）妇科B超：妇科B超主要是监测卵泡发育，还可以检查生殖器官发育有无异常，如有无子宫肿瘤，子宫内膜异位，先天性子宫、阴道发育异常，卵巢肿物，输卵管积水，盆腔内炎性肿块或脓肿等。妇科B超检查包括腹部超声和阴道超声，前者在检查前需要饮水并憋尿到最大的限度，重点检查子宫、附件及盆腔的情况。后者将探头伸入阴道进行检查，重点检查宫颈和子宫内膜。这种方法不需要憋尿，且由于接近子宫和卵巢，图像清晰、分辨率高，检查结果较准确，但不适合阴道有出血、传染病者。

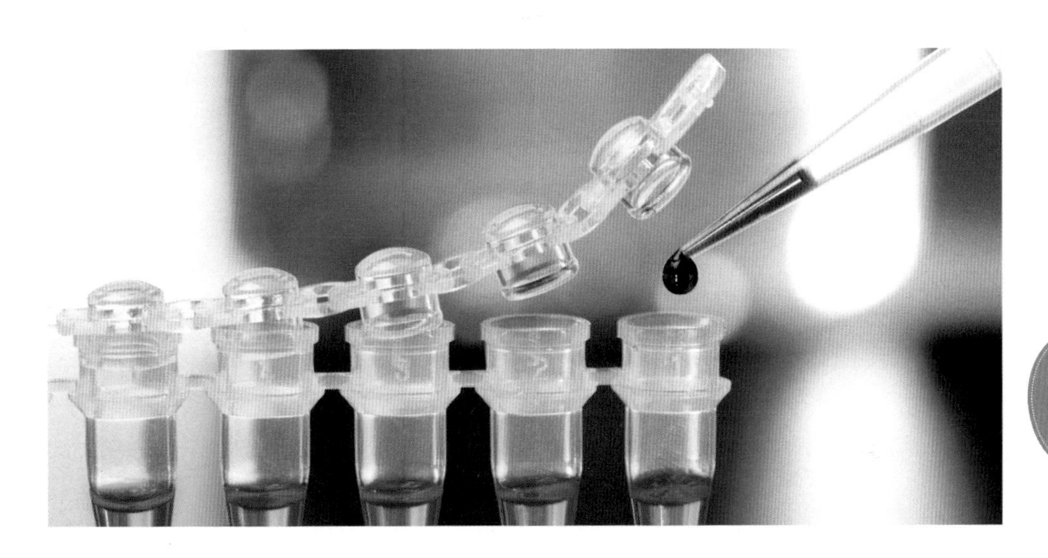

（8）免疫学检查：用免疫学方法检测原因不明的不育男女，发现有部分不育男性血清和（或）精浆、女性血清和（或）宫颈黏液中存在抗精子抗体。所以，目前公认抗精子抗体是免疫不育的重要原因。

（9）染色体检查：人的体细胞中有46条染色体，相互成对。其中，22对是常染色体，1对是性染色体。常染色体无性别差异，而性染色体男女有别。在女性，2条性染色体形态一致，称XX染色体；在男性，2条性染色体不一致，分别为X、Y染色体。有些不孕症是由于性染色体异常所致，可以通过染色体培养加以鉴别。染色体检查主要适用于原发性闭经、卵巢早衰、继发闭经、流产和习惯性流产的患者。

（10）优生4项：优生4项包括风疹病毒、巨细胞病毒、弓形体和单纯疱疹病毒的检查，防止孕妇在怀孕早期感染病毒，从而导致流产或胎儿畸形。

怎样监测基础体温

基础体温（BBT）又称静息体温，是指人经过6~8小时的睡眠以后，如在早晨从熟睡中醒来，体温尚未受到运动、饮食或情绪变化影响时所测出的体温，通常是人体一昼夜中的最低体温。基础体温的测定是一种常用的无损伤性监测方法，要求经

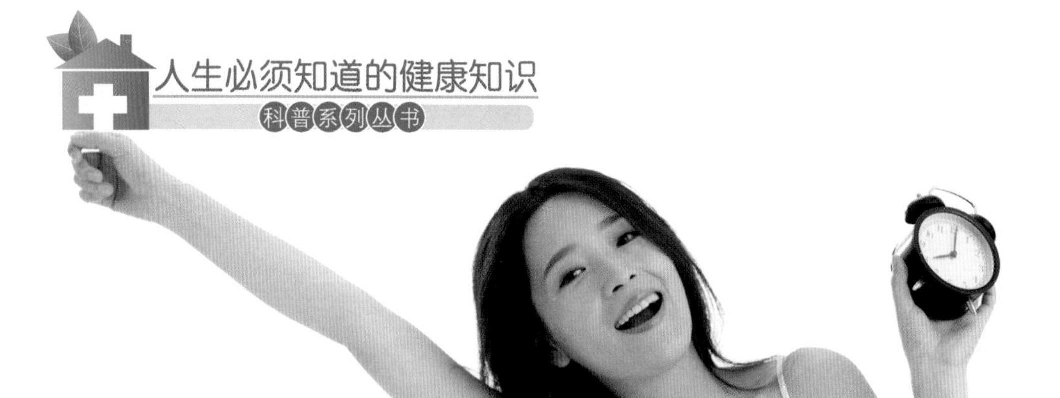

6小时以上的充足睡眠，醒后未做任何活动之前测量。正常情况下，生育年龄女性的卵巢在月经前半期是以雌激素的分泌为主，排卵后是以黄体的分泌为主。女性排卵后，形成黄体，分泌孕激素会使体温上升0.6摄氏度左右，而使体温呈现高低两相变化。高温期会维持到黄体萎缩，月经来潮为止。所以，有排卵体温就会略有升高，反之，无排卵型月经缺乏激素的作用，基础体温无规律性的周期变化。同时，黄体期的长短还可以用来评估卵巢的功能。一般而言，高温期应该超过12天才算是正常的卵巢功能，如果高温期在11天以下，有可能是黄体功能不足，可以协助诊断月经失调的原因。还可以通过基础体温的测定来协助诊断妊娠。如果持续两周以上较高的基础体温，就要考虑去医院检查一下，因为极有可能是怀孕了。

哪些不孕患者适合做子宫输卵管造影

（1）原发或继发不孕症患者，疑有输卵管阻塞者。

（2）曾有腹部手术史。

（3）观察子宫形态，确定有无子宫畸形及其类型、有无宫腔粘连、子宫黏膜下肌瘤、子宫内膜息肉及异物。

（4）多次中孕期自然流产，怀疑有子宫颈内口闭锁不全者，于非孕时观察子宫颈内口有无松弛。

造影需要注意什么

（1）子宫输卵管造影时间选择自月经净后3日至排卵期前进行，即月经周期中的第7日±4日间。如时间过早子宫腔内膜可能尚留有创面，造影剂可能从内膜创面进入子宫周围血管，造成肺栓塞或将宫腔内尚残存的子宫内膜碎屑挤入盆腔，人为地造成子宫内膜异位。在排卵期后，则子宫内膜已明显增厚，可能在输卵管入口处增厚的子宫内膜遮住输卵管口造成阻塞的假象。同时，分泌期子宫内膜有碎屑脱落，阻塞输卵管入口处，或被挤入盆腔造成子宫内膜异位症。也可能将已受精的受精卵挤入输卵管，引起异位妊娠。

（2）无急性或亚急性盆腔炎，体温在37.5摄氏度以下者。

（3）白带悬液检查示阴道无滴虫或霉菌感染。

（4）造影前3日及造影后2周内，忌性交及深水盆浴，以防感染。

哪些不孕患者不适合做子宫输卵管造影

（1）碘过敏者。

（2）处于妊娠期、月经期的患者。

（3）产后、流产、刮宫术后6周内。

（4）急性和亚急性内外生殖器炎症。

（5）严重全身性疾病不能忍耐手术者。

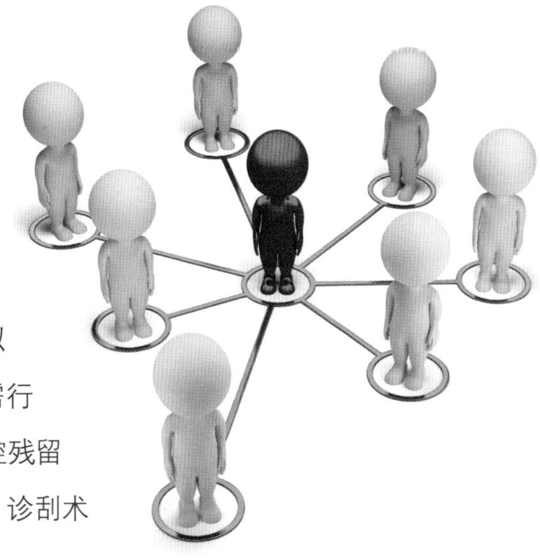

（6）子宫内膜诊刮：因不孕症进行诊刮，应选择在月经前或月经来潮12小时内，以便判断有无排卵。疑有子宫内膜结核者也需行子宫内膜诊刮术，送病理检查。因流产后宫腔残留或子宫内膜脱落不全导致长时间多量出血者，诊刮术不仅起诊断作用，还起治疗作用。

不孕症患者需要完善性激素检查，何时查

内分泌系统是身体的总控制者，通过对激素分泌的调节，该系统掌控着机体的整体功能。激素水平对女性的生殖健康有着至关重要的作用。内分泌失调会引发一系列病症，损害女性身心健康。很多时候，正是激素的改变导致了女性身体自身的变化而引发各种疾病，如青春期功血、多囊卵巢综合征、闭经泌乳综合征等从而导致不孕。通过测定性激素水平可以了解女性内分泌功能和诊断与内分泌失调相关的疾病。

检查卵巢的基础功能最好在月经来潮后的第3~5天，这一段时间属于卵泡早期，可以反映卵巢的功能状态。但对于月经长期不来潮而且又急于了解检查结果者，则可以随时检查，这个时间就默认为月经前的时间，其结果就参照黄体期的检查结果。还可以在月经不同时期检查激素水平，从而做出综合判断。除性激素的检查外，还需进行甲状腺激素的检查。

免疫学检查包括哪些，有何临床意义

免疫学检查包括抗精子抗体、抗卵巢抗体、抗透明带抗体、抗子宫内膜抗体等。正常机体具有自身免疫调节功能，可产生极弱的自身抗体，帮助清除体内衰老变性的自身成分，一旦由于某种原因导致免疫系统对自身组织产生过度免疫应答，则会发生过强的一系列免疫反应，致使所侵及的组织免疫活性细胞增多，免疫复合物沉积，导致功能改变。精子具有抗原性，在一定条件下能诱发特异性抗精子抗体产生。抗卵巢抗体由某些自身免疫病患者体内所产生，针对自身卵巢成分的抗体，可导致卵巢早衰等。透明带是指在卵子发生期间形成的、围绕在卵子周围的一层透明的膜状保护层，在诱发精子顶体反应，精卵识别、结合、穿透和组织多精子入卵过程中

起重要作用。抗透明带抗体可使精卵结合受阻，影响着床，导致不孕。抗子宫内膜抗体的产生有两方面原因：一方面是因为异位子宫内膜刺激系统，另一方面是机体的免疫系统失常（自身免疫缺陷）。当这种抗子宫内膜抗体由于反复刺激而大量产生达到一定的含量时，可与自身的子宫内膜组织发生抗原抗体结合反应，并激活免疫系统引起损伤性效应，造成子宫内膜组织细胞生化代谢及生理功能的损害，干扰和妨碍精卵结合、受精卵的着床和胚囊的发育而导致不孕或流产。

不孕症夫妻的男性也应该做检查吗

男性应该完善男科检查，观察男性阴茎、阴囊、睾丸、附睾、输精管的发育情况。肛诊主要检查前列腺和精囊，必要时按摩出前列腺液化验检查。同时，应该完善精液常规检查，精液分析是男性生育力评估的重要依据，可观察精液的颜色、气味、精液量、黏稠度、液化时间、pH值、精子总数、精子密度、精子活动力、精子形态、精子存活率、有无白细胞等。

精液的性状：正常精液为灰色或乳白色，淡黄色见于排精时间间隔长者，棕红色见于精囊炎症、精囊肿瘤、前列腺炎症，偶尔见于尿道结石。精液的气味类似角豆树或栗树花的特殊腥味。刚射出的精液是稠厚的胶冻状，3~30分钟后液化，变为稀薄的液体。精液不凝固见于先天性双侧输精管缺如，伴精囊缺如。精液超过30分钟不液化见于前列腺和精囊疾病患者。精液黏稠度增加见于前列腺的液化酶系统分泌失常。正常精液量为2~6毫升，平均量为3毫升，少于1毫升或多于8毫升均为异常。精液量减少见于前列腺和精囊病变或逆向射精。精液酸碱度正常pH值为7.0~7.8。精液偏酸时精子活动和代谢水平下降，精液偏碱时精子活动力增加，但碱性过强则又下降。

精子密度：精子密度是指用计数方法检测每毫升精液中含有的精子数。精子

总数是指每次射精所排精液中精子的总含量。正常精子密度为20~200（百万每毫升）。

同时，应该完善前列腺液检查，观察前列腺有无炎症及滴虫感染。测定前列腺液的生化成分，可以了解腺体的生理活动、代谢状态和病理改变。

男性也应该完善内分泌检查及免疫学检查，包括性激素水平的测定，与女性检查的项目相同。男性手术、创伤及感染时可以产生抗精子抗体，它对精子的生成、活力等均有影响。抗精子抗体浓度越高，需要受孕的时间就越长。

输精管、精囊造影适用于睾丸形态、大小、质地均属正常范围，而精液中精子数少或无精症的患者；附睾无异常，睾丸活检生精基本正常的患者；血FSH正常，体格检查正常的患者；有射精无力或性高潮时疼痛，疑有输精管道阻塞的患者。

B超可观察到前列腺增生症、鞘膜积液、睾丸肿瘤等。

睾丸活检适用于睾丸体积、激素水平正常的男性不育者；不能解释的少精症者（低于2000万每毫升）；无精症者。

染色体检查：当每次射出精液中精子总数少于2000万，睾丸容积等于或小于10毫升者，应做性染色质和核型鉴定。

哪些不良习惯会导致不孕症

天冷了，朋友同事喜三五相约泡温泉，“泡温泉”成为冬季一大旅游热点，各大温泉门票因此也水涨船高。冬天泡温泉虽是一大享受，但切勿泡上瘾，惹来不必要的麻烦。经常泡温泉对男女生殖健康都会带来危害。当温泉中的水温降到40摄氏度以下，就容易滋生细菌，或是和有妇科疾病的女性泡了同一个温泉，脆弱的女性生殖道则易被感染，而产生发炎现象，病发上行造成输卵管炎、盆腔炎等，引发女性不孕症。男性常泡温泉，会对精子质量产生不良影响。男性睾丸“出产”精子最佳温度是35摄氏度，而温泉的温度往往偏高，当睾丸温度升高超过37摄氏度时，则会抑制精子生成，从而导致男性精子质量下降影响生育能力。因此，喜欢泡温泉的男女都应注意，切勿“常”泡，以免惹上不孕不育。

不健康饮食，也会导致不孕不育？冬季贪吃火锅过嘴瘾，易惹不育误“生子”。冬季，边吃火锅边喝酒是引发男性不育的一大恶习。冬季气温低，前列腺交感神经敏感性增强，男性喝酒后则易引起前列腺充血，致使前列腺液的淤积，而火锅中大量的煎炸、燥热、辛辣食品则会使症状更加严重，从而导致男性前列腺疾病，引发不育。

除了以上所说的冬季两大“坏”习惯易致不孕不育外，女性“要风度，不要温度”的行为，同样容易引起“宫寒”而致不孕。这些后天因素，往往都容易被人忽视，长期累积，就会影响生殖健康。由于各种因素的影响，中国不孕不育人口还将持续增长。因此，在日常生活中要养成良好的生活习惯，切莫被不孕不育缠身。

另外，社会压力大、社会竞争激烈，使得很多现代的女性在生活、工作、家庭各方面的压力不逊于男性。不少工作女性因事业压力选择晚婚晚育，成为高龄产妇，增加了怀孕的难度。另外，常常加班、工作过度疲劳、心理压力大，常常会引起女性内分泌失调、排卵障碍、月经不调等，导致不孕不育的发生。环境污染、不安全饮食、经常吸烟饮酒、频繁熬夜、不健康的减肥方式等，也是影响女性生育能力的重要原因。

性生活不洁、过频、过早均不好：奔三的杜小姐与男朋友感情很好，几乎每两天就有一次性生活。为了避孕，4年前，杜小姐上了环。1年前，杜小姐想怀孕，于是到医院取环。取环后一年多，杜小姐在没有避孕的情况下依然没有怀孕。去医院检查发现，杜小姐的右侧输卵管堵塞，左侧输卵管通而不畅。原因竟是杜小姐频繁、不洁的性生活方式。随着性观念越来越开放，不良的性生活也成为女性不孕不育的重要原因。过早性生活、不洁性生活、性伴侣太多、性生活过频（每周2~3次或更频繁）等，均会降低身体免疫力，让细菌更容易侵入阴道，从而引起妇科疾病，甚至性病。要注意的是，多次人工流产、引产容易导致继发性不孕。

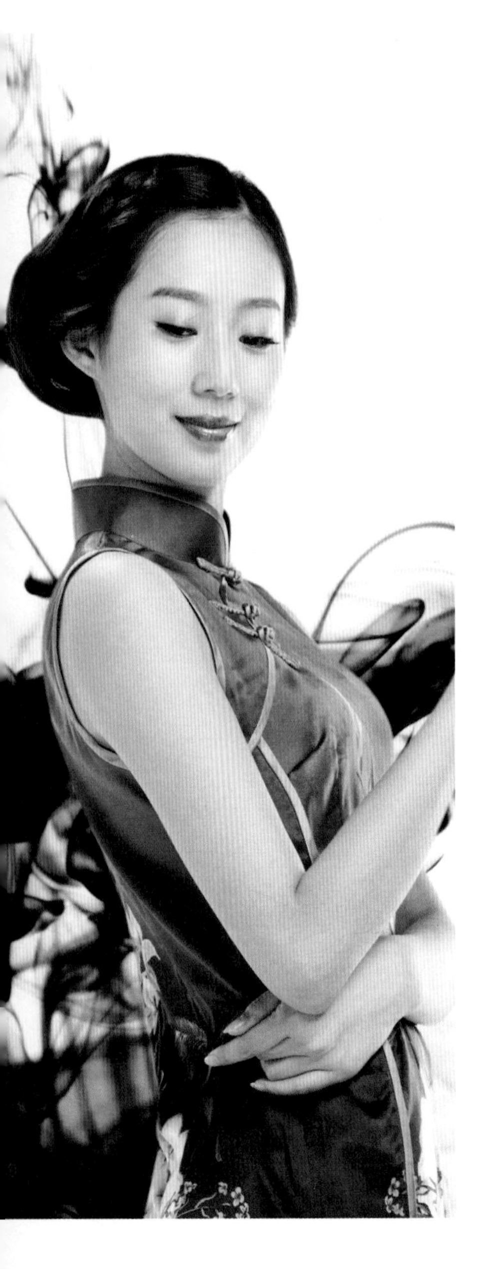

生活中怎样减少不孕不育风险

（1）规律生活：内分泌紊乱、打乱排卵周期是致女性不孕的一大原因，而内分泌是否正常又和生活规律有关。如经常睡眠时间过短、生物钟颠倒，不仅会导致内分泌紊乱，还会干扰下丘脑的正常功能，使卵巢不能正常分泌性激素，造成排卵功能障碍。因此，保持正常的生活规律，少熬夜、饮食规律等很重要。

（2）不要过度减肥：很多女性热衷减肥，甚至会服用减肥药，殊不知很多减肥药含有激素，乱服用也会导致女性内分泌失调；过分减肥、体重急速下降则容易导致雌激素、孕激素等分泌减少，同样会导致月经周期紊乱、排卵障碍等问题。

（3）不要过度饮酒、不要经常喝咖啡：虽然不同人的体质不同，饮酒的影响有所区别，但有研究表明，过度饮酒不仅可致排卵障碍，还会诱发痛经、子宫内膜异位症等疾病。另有研究表明，咖啡因可导致DNA损害及染色体畸变，也会加大流产、畸形儿的风险。

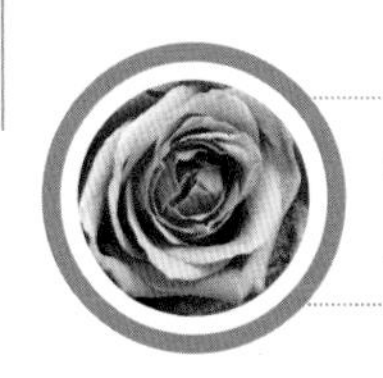

妇科肿瘤篇

宫颈肿瘤

子宫颈疾病是女性的常见病、多发病，其中宫颈癌是最常见的恶性肿瘤之一，发病率位于女性肿瘤的第二位，全世界每年大约有20万女性死于这种疾病。在发达国家，宫颈癌的发病率已明显下降，这在很大程度上归功于对癌前病变的早期诊断和治疗。在发展中国家，由于宫颈筛查工作尚不完善，因此宫颈癌发生率是发达国家的6倍，如今已严重威胁到中青年女性的健康乃至生命。

从一般的宫颈癌前病变发展为宫颈癌大约需要10年时间。宫颈癌是一种可预防、可治愈的疾病。防治的关键在于，定期进行妇科检查，及时发现和治疗宫颈癌前病变，终止其向宫颈癌的发展。

宫颈病变的治疗方法有多种，需要针对患者的病变程度、年龄及生育要求，采取个体化治疗。

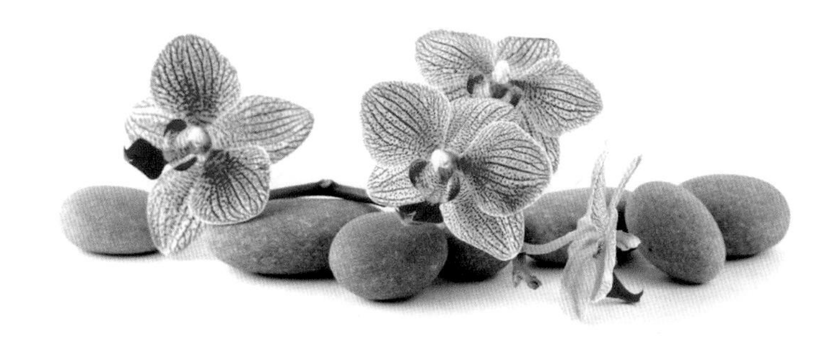

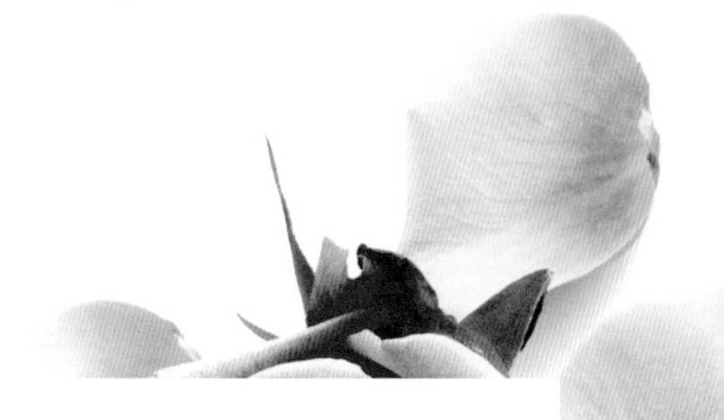

宫颈糜烂是宫颈癌吗

所谓“宫颈糜烂”本质是宫颈柱状上皮异位的生理现象，不是疾病，不需治疗。现在已经废除了“宫颈糜烂”一词，妇科检查发现“宫颈糜烂”不要慌张，按照正规的宫颈疾病筛查流程检查即可。

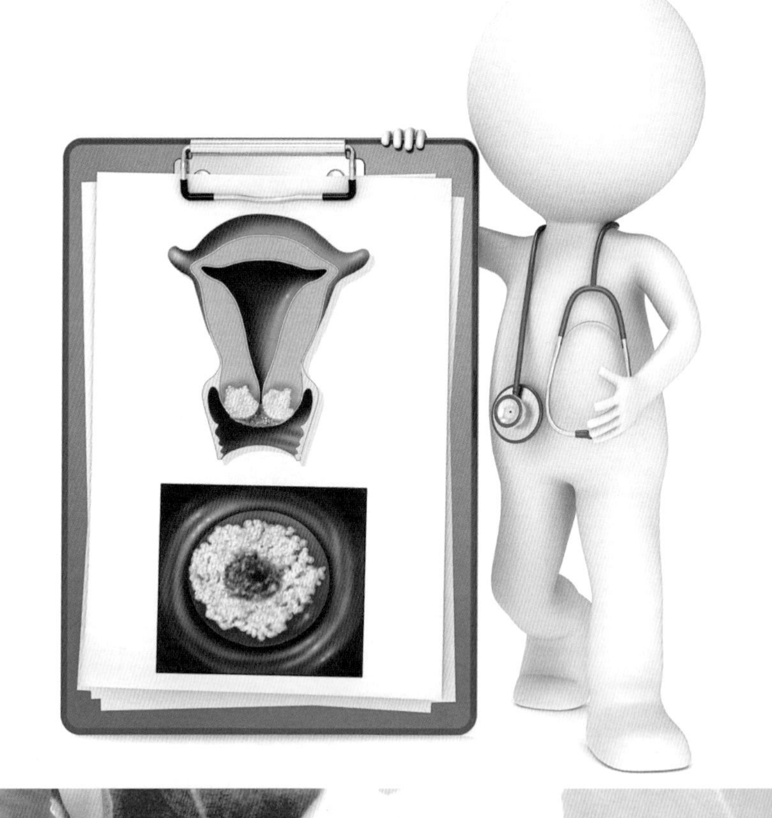

宫颈癌筛查有意义吗

现今的研究甚至可以证实：宫颈癌与HPV感染密切相关，预防HPV感染就可以预防99.6%宫颈癌。HPV主要通过性接触传播，已婚妇女感染HPV的概率约为40%。HPV感染后机体若未能自我清除病毒，就会造成HPV持续感染。HPV通过在宫颈上皮细胞内整合、复制和增生，先引起癌前病变——子宫颈上皮内瘤样病变（CIN），需8~10年时间，最后发展到宫颈浸润癌。若能早期发现HPV感染，及早诊断和正确治疗，可以控制病变向癌发展，同时早期宫颈病变的治疗效果远比宫颈癌的治疗效果好得多。

宫颈癌在早期几乎没有身体上不适的感觉，但到有不规则出血的情况出现时往往已经是宫颈癌的晚期了。根据研究显示，宫颈癌最开始的一期状态，治愈率可以达80%~90%，二期时是60%~70%，进入三期还能有40%~50%，但发展到四期就只有10%了。所以，定期检查，及时治疗是非常重要的。建议30岁以上的女性朋友最好每年做一次妇科检查，根据宫颈癌初筛结果决定再次筛查时间。

哪些人容易得宫颈癌

（1）HPV感染者：有资料显示，99.6%宫颈癌因HPV感染引起，因而宫颈HPV感染者为高危人群。

（2）多个性伴侣：美国有一项研究表明，性伴侣数≥10个者在宫颈癌新发病例中占36%，说明多个性伴侣与宫颈原位癌及宫颈癌均有明显的相关性。

（3）早婚多育者：北京市宫颈癌防治协作组报告显示，20岁以前结婚的患病率比21~25岁组高3倍，比26岁以后结婚者高7倍，同时宫颈癌的发生率随产次增加而递增，7胎以上比1~2胎的妇女高10倍以上。

（4）年龄：20岁以前的女性患宫颈癌的概率较低，20~50岁宫颈癌高发，50岁以后发病率下降。总的来说，宫颈癌患者近年有年轻化的趋势。

（5）宫颈不典型增生者：特别是中度和重度增生者，若不积极治疗，也可能转化为宫颈癌。此外，长期口服避孕药、吸烟及低收入者也是宫颈癌高发人群。

感染HPV=宫颈癌吗

HPV感染与宫颈癌有密切的关系，高危型HPV感染是导致宫颈癌的主要原因，因为在几乎所有的宫颈癌标本中都可以检测到高危型HPV的存在。持续高危型HPV感染的人患宫颈癌的相对危险性是没有感染HPV的人的250倍，16型和18型HPV感染跟70%的宫颈癌发病有关。但是也没有必要过度恐慌。实际上，HPV感染在30岁以下性活跃女性中也并不少见，只是这种感染通常是一过性的，靠自身免疫力，多数HPV平均八个月是可以清除的。

为什么有的人感染HPV得了宫颈癌，有的人却没有得？这和她感染的HPV类型有关，另外跟她感染持续的时间也有关系。只有持续性的高危HPV感染才会发展成宫颈病变和宫颈癌。因此，HPV感染不等于宫颈病变，也不等于宫颈癌。

TCT异常一定是癌前病变吗

TCT是一种宫颈癌筛查方式。TCT异常不一定是宫颈癌或癌前病变，进一步确诊还要完善HPV检测及或阴道镜检查、活体组织病理学检查。病理学检查才是最后诊断的主要依据。现在有些医院，一开始就把TCT、阴道镜检查、病理活检全做了，实际上这种诊断步骤是不对的。只有TCT异常的病人才需要进一步检查。有性生活3年以上的女性1~5年至少应该做一次TCT。TCT加上HPV检测是宫颈癌的最佳筛查组合。如果两项检查都没有异常的话，得宫颈癌的可能性就很小了。宫颈癌早期病变给了我们一个及早发现它的机会。

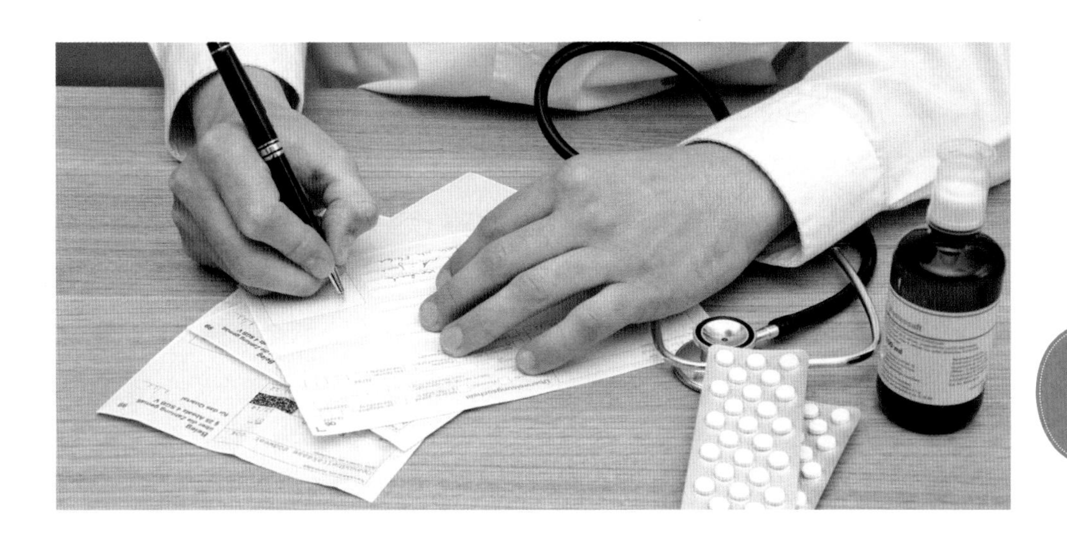

妇科篇

宫颈癌有什么表现

宫颈癌早期大多没有任何症状，随着病情进展，会有以下表现。

(1)接触性出血：70%~80%有阴道出血现象。多表现为性交后或行妇科检查，或用力大便时，阴道分泌物混有鲜血。老年女性若遇到性交后出血，不要总认为是性交用力不当引起的，而忽略宫颈癌存在的可能性。

(2)阴道不规则出血：这是宫颈癌的早期征兆，许多老年患者就是以此症状而来就诊，得到早期诊断，及时治疗。

(3)阴道排液：患者常诉阴道排液增多，白色或血性，稀薄如水样或米泔状，有腥臭。晚期患者因癌组织坏死，继发感染，可有大量脓性或米泔样恶臭白带。

(4)疼痛：疼痛多为晚期癌的症状。下腹或腰骶部经常出现疼痛，有时疼痛可出现在上腹部、大腿部及髋关节，每到月经期、排便或性生活时加重，尤其当炎症向后沿子宫骶韧带扩展或沿阔韧带底部蔓延，形成慢性子宫旁结缔组织炎，子宫颈主韧带增粗时，疼痛更甚。每触及子宫颈时，立即引起髂窝、腰骶部疼，有的患者甚至出现恶心等症状。

宫颈癌筛查有哪些检查方法

普查是早期发现宫颈癌的主要手段，可采用宫颈涂（刮）片细胞学检查配合碘实验及阴道镜检等方法进行。对于细胞学检查有可疑癌细胞的病例，应取宫颈活组织做病理切片检查。

（1）宫颈涂片检查：宫颈涂片检查普遍用于宫颈癌筛查。在长期炎症刺激下，少数慢性宫颈炎患者有恶变倾向。因此，患者每年要做宫颈涂片检查，除外宫颈癌及癌前病变。

（2）HPV-DNA检测：HPV感染是宫颈癌发病的必要因素。

（3）TCT：TCT是目前国际上先进的宫颈病变分级细胞学检查技术，与传统的巴氏染色检查相比，标本的满意度及宫颈异常细胞检出率可达95%以上。

（4）阴道镜检查：阴道镜检查不能直接诊断癌变，但可协助选择活检的部位进行宫颈活检。早期宫颈癌的诊断准确率可达98%，但阴道镜检查不能代替刮片细胞学检查及活组织检查，也不能发现宫颈管内病变。

（5）宫颈锥切术：在活体组织检查不能肯定有无浸润癌时可进行宫颈锥切术。

如何预防宫颈癌的发生

应提倡晚婚、晚育，开展性卫生教育，性生活要适度，性伴侣过多、性生活过频都会诱发宫颈癌。另外，要加强环境保护、适宜饮食、适宜体育，以增进身心健康，提高免疫力。

宫颈癌的发生和发展有一个渐进的演变过程，时间可以从数年到数十年，一般认为这个演变过程经过这样几个阶段：增生、不典型增生、原位癌、早期浸润癌、浸润癌。因此，在人群中对已婚女性进行定期普查，发现癌前病变及早期癌，及时给予诊断和治疗，会有效预防宫颈癌的发生并降低其死亡率。凡是30岁以上女性至妇科门诊就医者，应常规做宫颈刮片细胞学检查，有异常的应进一步处理。及时诊断和治疗CIN，可以阻断宫颈癌的发生，使宫颈癌的发病率明显下降。

哪些女性应该定期进行HPV检查

HPV感染多数是通过性生活传播的，不论男女均有机会感染HPV。妇科医生提醒以下女性定期进行HPV筛查。

（1）早熟型女性：过早地开始性生活，无形中增加了患病的概率。

（2）享情型女性：对性生活有着无休无止的美好追求，很难保护自己的私密部位不受疾病袭击。

（3）开放型女性：性伴侣超过1个，很难确定对方没有HPV感染的情况。

（4）忍让型女性：这类女性的伴侣有其他性伴侣，很容易增加HPV感染风险。

（5）自我型女性：这类女性有时难以改掉生活中的恶习，如吸烟、喝酒、夜生活，这样将导致免疫力的下降，最终增加患病的概率。

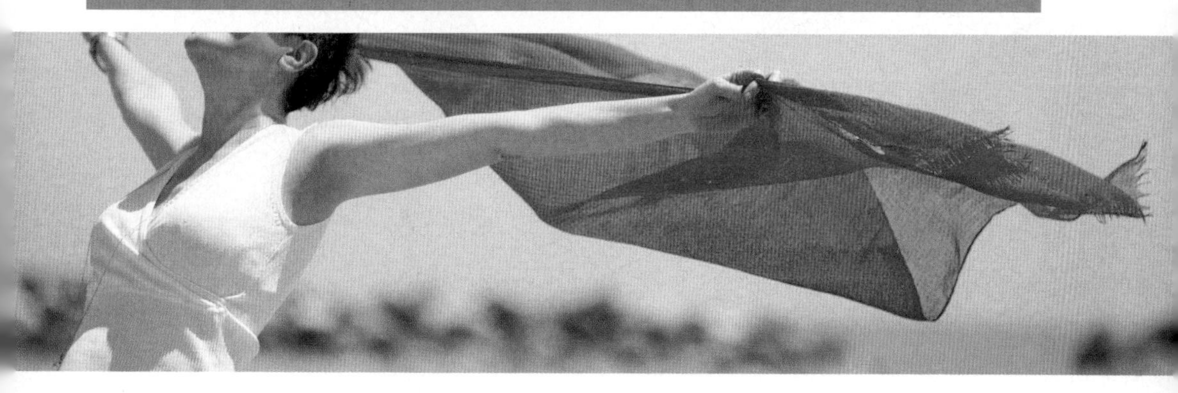

怎样解读自己的HPV检测报告

阳性：只有20%~30%的HPV病毒会引起疾病，70%~80%的人仅仅是HPV阳性没有宫颈病变（这与乙肝病毒携带者一样，澳抗阳性并不一定造成肝功能异常）。①有些人身体抵抗力强，HPV无隙可乘，所以虽然感染但并没有导致宫颈病变或宫颈癌。这种情况不需要治疗，只要每年进行一次HPV病毒筛查就可以了。②HPV病毒感染引起了宫颈疾病。

阴性：30岁以上的女性HPV感染检测结果是阴性的，同时细胞也没有发生任何病变，也就是说前两种检查没有问题，今后3~5年不需要类似检查。

进行宫颈癌筛查检测有哪些注意事宜

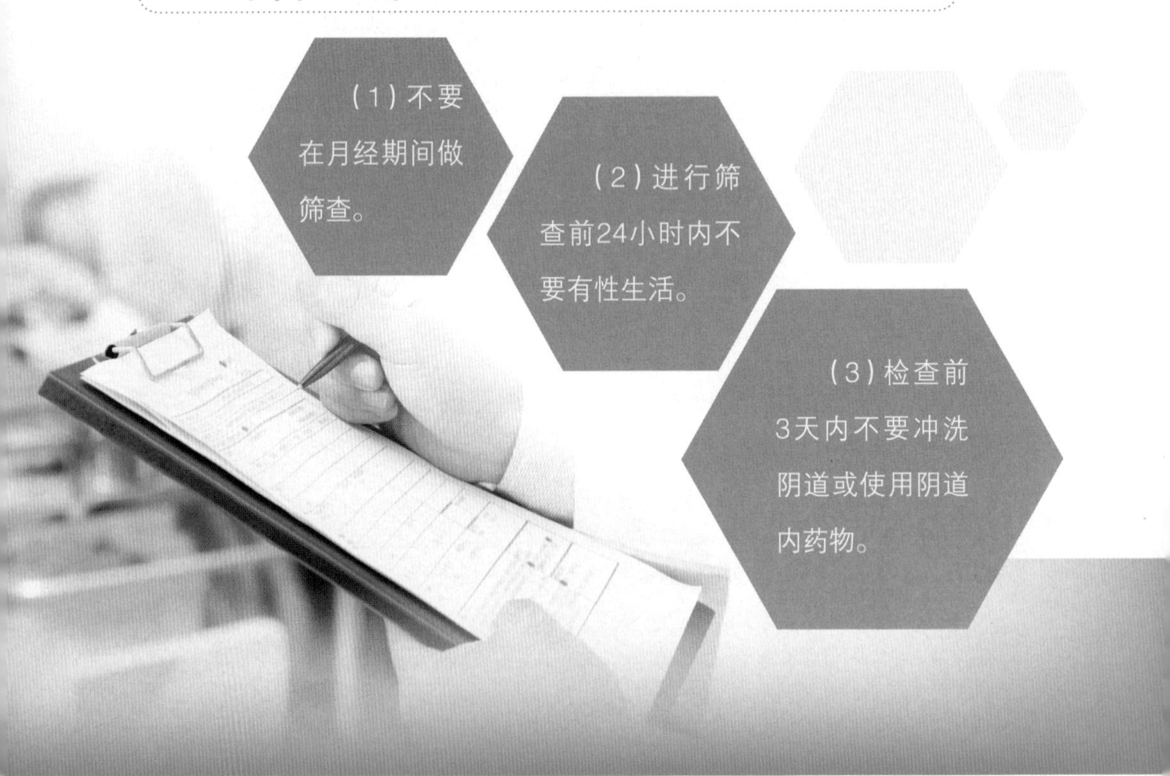

怎样解读TCT结果，怎样处理

（1）炎症：宫颈本是一个有菌的环境，当环境发生改变时影响了宫颈细胞而发生的异常改变，多数情况下是属于正常的。滴虫、霉菌、疱疹病毒感染是正常人群中常见的感染性疾病。医师通常依据炎症程度进行相应治疗。

（2）HPV感染：由HPV引起的感染，尚没有有效的治疗方法，但人体本身的免疫系统可能将病毒排除。医生建议定期进行TCT。30岁后感染此病毒与患宫颈癌关系密切。

（3）ASC-US：不能明确意义的非典型鳞状细胞，宫颈细胞发生轻微的变化，但是不足以达到低度病变（LSIL）或高度病变（HSIL）或癌的程度。通常建议3~6个月复查TCT，结合HPV结果完善阴道镜检查和（或）活检。

（4）ASC-H：非典型鳞状细胞不排除高度鳞状上皮内病变，可能有癌前病变，但是异常细胞程度不够确切诊断。医生通常建议立即做阴道镜检查，以进一步明确诊断病情。

（5）LSIL：低度鳞状上皮内病变，发现一些可疑癌前病变细胞，但不是癌细胞。不用紧张，这个阶段的病情有70%会自行消退。医生通常建议3~6个月复查TCT，或立即进行阴道镜检查。

（6）HSIL：高度鳞状上皮内病变，有可疑癌前病变细胞，如不进一步明确诊断，采取相应治疗，发展为癌的可能性较大。医生通常建议立即进行阴道镜检查。

（7）AGC：非典型腺细胞，宫颈管细胞发生了一些变化，提示极有可能是癌前病变。医生通常建议进行阴道镜检查并取出宫颈管的组织以明确诊断。

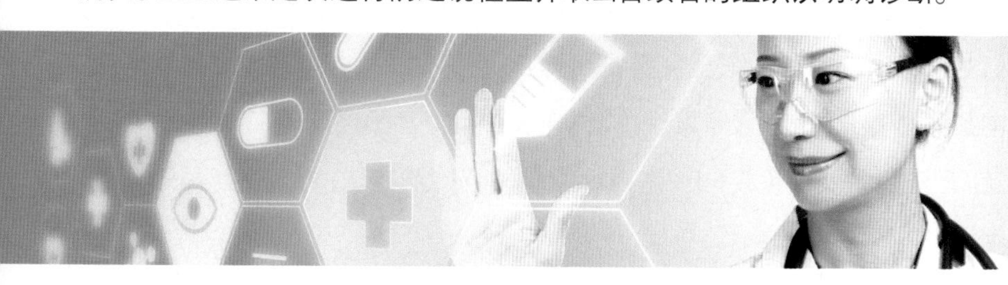

怎样把宫颈癌扼杀在萌芽期

宫颈癌被称为女性的“粉红杀手”。上千例的患者被诊断为宫颈癌的癌前病变，有200多例被诊断为宫颈癌，其中有半数患者诊断时处于早期，能够手术，还有约半数已经是中晚期，失去了手术机会，只能进行放化疗。

1/4~1/3的宫颈癌前病变会转变为宫颈癌，宫颈癌发病从30岁开始逐年上升，其高发年龄段有两个，一是45~49岁，二是59~60岁。癌前病变比宫颈癌要早5~10年，30~35岁是癌前病变比较集中的年龄段。因此，30岁以上的女性每年查一次宫颈细胞非常有必要。

导致宫颈癌的首要病因是高危型HPV，99%以上的宫颈癌患者由此导致。该病毒共有13种高危的HPV病毒株，其中两种病毒株风险最高——HPV16和HPV18，可导致70%的宫颈癌病例。

当前宫颈癌的初步筛查主要采用的是宫颈脱落细胞学检查。巴氏涂片细胞学检查于60年前面世，主要检查的是宫颈细胞变异，而非是否感染HPV。不过巴氏涂片必须由经验丰富的实验室人员进行操作，才能确保其准确性。最近十多年采用TCT，提高了取材、制片技术水平，使宫颈癌筛查精度提高了。同时，近十年采用的高危型HPV基因检测，可以进一步了解HPV感染情况，使得宫颈癌筛查多了一种手段。

2015年3月，美国癌症协会更新了宫颈癌筛查指南，建议女性宫颈癌筛查年龄从21岁到65岁，每3年做一次细胞学检查（巴氏涂片）。30~65岁女性首推细胞学联合HPV检测，每5年一次，延长了筛查间隔时间。不推荐30岁以下女性单用HPV检测或联合细胞学检查。也不推荐65岁以上女性进行宫颈癌筛查。

人们对宫颈癌的筛查意识至关重要，而准确的筛查手段是及早发现癌前病变和早期宫颈癌的有力保障。及早发现癌前病变，可以把宫颈癌这一“粉红杀手”扼杀在萌芽。巴氏涂片及高危型HPV基因检测的联合检测方法，可以使宫颈癌筛查的敏感度提升。

卵巢肿瘤

卵巢囊肿是妇科常见病，可发生于任何年龄的女性，多见于20~50岁女性；多数为良性，少数为恶性，应引起重视。由于卵巢在盆腔内，肿瘤早期多无症状，故不易早期发现；恶性肿瘤发现时，往往已属晚期，故治愈率较低。

很多女性都会出现卵巢囊肿。我们应该对卵巢囊肿早期症状的表现有一些必要的了解，这样才能更有效地对卵巢囊肿的早期症状进行治疗。了解卵巢囊肿早期症状的表现对患者的病症治疗是非常有帮助的。

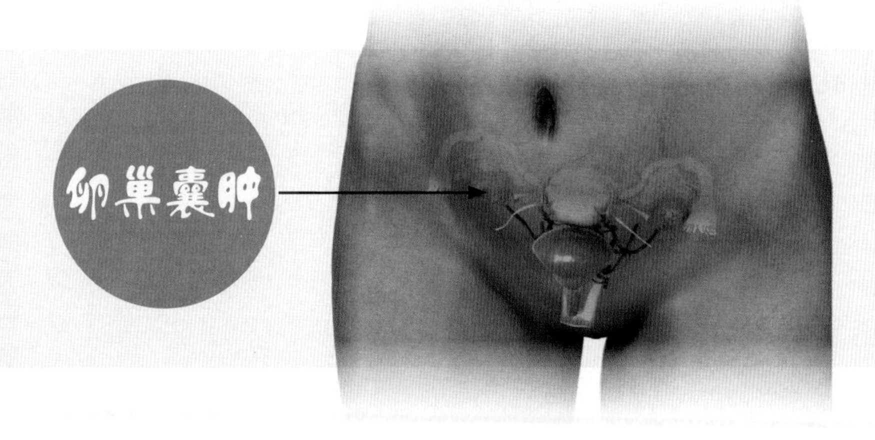

怎样及早发现卵巢囊肿

卵巢的组织结构复杂，可发生的肿瘤种类繁多，除原发性卵巢肿瘤外，还有从子宫、胃肠道或乳腺转移来的继发性肿瘤，其中良性肿瘤及一般性卵巢肿瘤可发生于女性的任何年龄阶段。良性卵巢肿瘤生长比较缓慢，大多无明显的卵巢囊肿的早期症状，也不影响月经及全身情况，往往是在妇科检查时偶然被发现的。随着卵巢肿瘤的逐渐长大，除了感到腹胀不适或者自己用手能摸到肿块之外，可有压迫症状等卵巢囊肿的早期症状。肿瘤压迫膀胱，可引起尿频、尿不畅；压迫输尿管，可引起输尿管积水、肾盂积水而出现腰痛；压迫肠道，可引起肠胀气和便秘；压迫膈肌，可引起呼吸困难、心悸和行动不便，检查时可扪及囊性或实质性肿块，表面光滑，边界清楚，可以推得动。

（1）定期进行普查：普查常能及时发现卵巢肿瘤。一旦诊断明确应及早手术。恶性卵巢肿瘤宜进行手术、放射治疗和化学治疗等综合治疗。

（2）随访观察：直径小于5厘米的囊肿可能是非赘生性囊肿，大部分可自行消失，但必须定期随访，如有增大应立即手术。

温馨提示，卵巢囊肿预防，定期做妇科检查，早发现、早诊断、早治疗。若发现卵巢有异常而不能确诊者，必须定期随访。

卵巢囊肿的主要症状

（1）腹内肿块：腹内肿块一般无触痛，如有并发症或恶变，则不仅肿块本身有压痛，而且腹膜也会受到刺激。其最大特点为可动性，往往能自盆腔转移至腹腔。

（2）腹水症：腹水存在常为恶性肿瘤的特征，但良性囊肿，如卵巢纤维瘤及乳头状囊腺瘤亦可产生腹水。

（3）腹部增大：腹部增大在临床上最为常见，患者往往在觉察了自己的衣服或腰带变紧之后，方才注意到腹部增大。

（4）下腹不适：这是患者未曾出现下腹肿块前的最初症状。由于肿瘤本身的重量以及受肠蠕动及体位变动的影响，使肿瘤在盆腔内移动牵扯其蒂及骨盆漏斗韧带，以致患者有下腹或髂窝部充胀、下坠感。

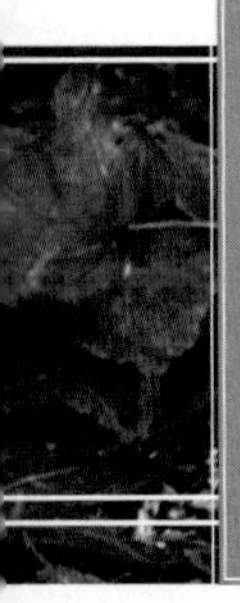

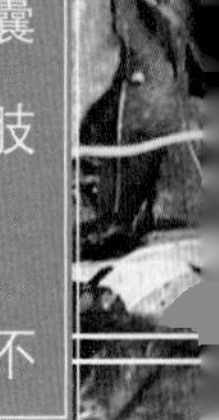

（5）腹痛：一旦感觉腹痛，则多为肿瘤蒂扭转、破裂、出血或感染。

（6）腹腔压迫感：如果有压迫感，那么囊肿已经足够大，因为巨大的良性卵巢囊肿可充盈整个腹腔，使腹腔内压增加，影响下肢静脉回流，可导致腹壁及双侧下肢水肿。而固定于盆腔的恶性卵巢囊肿则会压迫髂静脉，引起一侧下肢水肿。

（7）月经不调：由于一般卵巢囊肿并不破坏所有的正常卵巢组织，故而大都不会引起月经不调。如果出现经血异常时，多是卵巢瘤使盆腔的血管分布改变，进而引起子宫内膜充血的结果。

发现卵巢囊肿应注意哪些事项

(1)月经期间，禁止一切剧烈体育运动及重体力劳动。注意控制自己的情绪，不要生闷气，否则会导致内分泌的失调。若内分泌失调可通过食疗的办法来调整。还有，月经期禁止性生活。

(2)突然下腹部阵发性绞痛，妇检或B超提示卵巢肿瘤扭转者，应及时手术。

(3)卵巢巧克力囊肿大于6厘米者，在月经期或月经中期一定要注意保持情绪稳定，避免过度劳累，避免囊壁破裂，否则会形成急腹症。

(4)保持乐观开朗的心情和平和的心态，可以增强机体的免疫力。平时注意保暖，避免感冒受寒。

(5)做好计划生育，尽量少做或不做人工流产和刮宫。

(6)发现恶性卵巢肿瘤者，应先予手术，术后予以中西药综合治疗。

专家强调，月经期和产后妇女应特别注意休养、严禁房事，保持外阴及阴道的清洁，心情舒畅稳定，尽量减轻生活中的各种压力，切忌忧思烦怒，学会自我调节，注意保暖，避免受寒、冒雨涉水或冷水淋洗、游泳等，劳逸适度，饮食富于营养，宜清淡、易消化，忌食生冷刺激性食物，保持机体正气充足，气血通畅，身心健康。

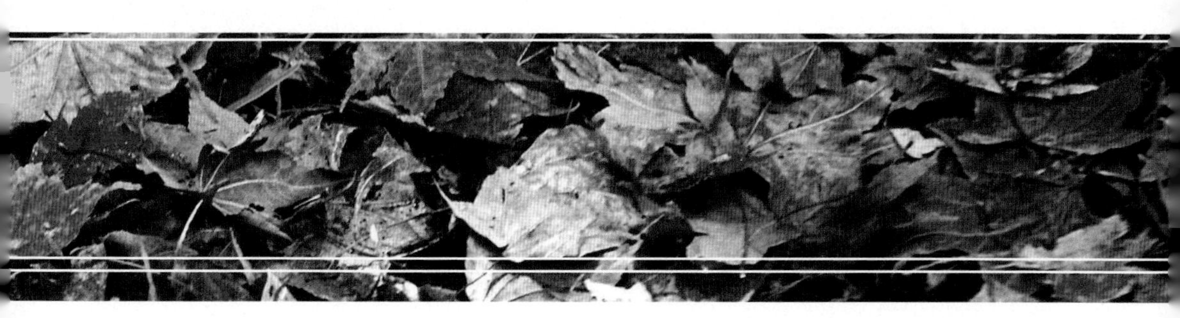

卵巢癌的症状是什么

卵巢癌为卵巢恶性肿瘤，生长迅速，容易扩散。但在早期，患者常无症状，往往在妇科检查时偶然发现，或待肿瘤生长到一定大小超出盆腔以外，腹部可扪及时，或出现并发症时才被发现，待到就医时往往已属晚期。

卵巢癌的症状可因肿瘤的大小、发生时间、有无并发症而有所不同。卵巢癌晚期的主要症状有：①初期偶有下腹部不适或一侧下腹有坠疼感。②腹部膨胀感，由于肿瘤生长迅速，短期内可有腹胀、腹部肿块及腹水。肿瘤小的只有在盆腔检查时才能发现，肿块逐渐长大超出盆腔时，腹部可以触到肿块。③压迫症状：当肿瘤向周围组织浸润或压迫神经时，可引起腹痛、腰痛或坐骨神经痛，若压迫盆腔静脉，可出现下肢浮肿；巨大的肿瘤可压迫膀胱，有尿频、排尿难、尿潴留；压迫直肠则大便困难；压迫胃肠道便有消化道症状；压迫膈肌可发生呼吸困难，不能平卧。④由于肿瘤的迅速生长，出现营养不良及体质消瘦，形成恶病质。⑤卵巢恶性肿瘤极少引起疼痛，如发生肿瘤破裂、出血或感染或由于浸润压迫邻近脏器可引起腹痛、腰痛。⑥可出现月经紊乱、阴道出血。若双侧卵巢均被癌组织破坏，可引起月经失调和闭经，肺转移可出现咳嗽、咯血、胸水；骨转移可造成转移灶局部剧疼；肠道转移可有便血，严重的可造成肠梗阻。

如何早期发现卵巢癌

卵巢癌发现的时候2/3左右的人都是晚期，主要原因是卵巢癌早期没有明显的症状，而且到现在为止没有一个非常好的早期诊断的方法。卵巢癌没有像宫颈癌那样的筛查方法。我们国家是一个宫颈癌的大国，卵巢癌的发病率相对低。根据国外的统计，女性患卵巢癌的概率是1/70，相对还是比较低的。现行的比较可行的筛查方法是妇科检查加上血清C125的检查以及阴式超声，这是我们常用的诊断方法，也是世界卫生组织推荐用于筛查的方法。

哪些人群是卵巢癌的高危人群

怀孕次数过少或没有怀孕，并且从未口服避孕药片的女性（即从未中断过排卵的女性）患卵巢癌的危险性高。一般来说，老年女性发病率比较高。患者平均年龄是45岁，而危险性高峰在70岁左右。月经紊乱，常有腹胀痛及不明原因的消化不良等，应及早做妇科检查，中、老年女性更应注意。常规妇科检查可发现腹腔或盆腔肿块，超声检查辅助确定肿块的性质。为确诊，往往要用内窥镜或手术探查。

家族史是危险因素之一。凡有一名以上母系血缘（母亲、姐妹、姨母或外婆）患卵巢癌的女性，她们患卵巢癌的风险会增加。这种女性倾向于较早发生卵巢癌，因而应当密切注视。

临床上如何治疗卵巢癌

卵巢癌应该在规范化治疗的大原则下，针对每个患者的情况综合治疗。卵巢癌的治疗要分早期和晚期。

早期卵巢癌首选手术。手术把肿瘤切除，争取达到治愈的目标，这是所有治疗的最基本的方面，也是最有效的方面。相当一部分早期卵巢癌在手术病埋分期完善的条件下是不需要化疗的。如果分期不准确，给患者做了化疗，患者的损失是非常大的。

晚期卵巢癌要想治愈非常困难。但是相当一部分患者，由于患者和大夫的努力，可能会获得长期的缓解，有的人甚至能活十几、二十年，也很好。关键就看治疗得彻底不彻底。还要看患者对化疗是否敏感。晚期卵巢癌的原则就是应该尽量首选手术。手术应该尽量达到一个满意的肿瘤细胞减灭术，就是残余的病灶小于1厘米。由于卵巢癌很难早期诊断，一旦确诊已经扩散，手术时多数病例已不能完全清除病灶，而且放疗的效果及应用也很有限，因此全身性化疗是一项重要的辅助治疗方法。从晚期卵巢癌做完手术以后就要化疗，一般需要6~8个疗程。一些晚期患者，经化疗后肿块可以缩小，为再次手术创造了有利条件。对于卵巢癌晚期患者还可以选择放射免疫治疗。卵巢癌的放射敏感性差别很大，卵巢内胚窦瘤、未成熟畸胎瘤、胚胎癌最不敏感，卵巢上皮癌及颗粒细胞癌中度敏感，无性细胞瘤最敏感，手术后再用放疗多能控制。

子宫肿瘤

子宫肌瘤的类型

子宫肌瘤是女性生殖器最常见的一种肿瘤。常见的有以下四种类型。

（1）肌壁间肌瘤：肌瘤位于子宫肌壁内，四周均为肌层所包围，是女性最常见的一种子宫肌瘤，占所有子宫肌瘤发病总数的60%~70%。

（2）黏膜下肌瘤：黏膜下肌瘤约占发病总数的10%，是肌壁间肌瘤向宫腔内生长，突出于子宫腔内，与黏膜层直接接触形成的。此瘤可使子宫腔逐渐增大变形，并常有蒂与子宫相连，如蒂长可堵住子宫颈口或脱出于阴道内。

（3）浆膜下肌瘤：浆膜下肌瘤约占发病总数的20%。肌壁间肌瘤向浆膜发展，并突出于子宫表面，与浆膜层直接接触。如突入阔韧带两叶之间生长，即为阔韧带内肌瘤。

（4）子宫颈肌瘤：子宫颈肌瘤较少见。肌瘤在子宫颈部位生长，因生长部位低，可嵌于盆腔内，产生压迫症状，手术切除困难，易损伤输尿管、膀胱。

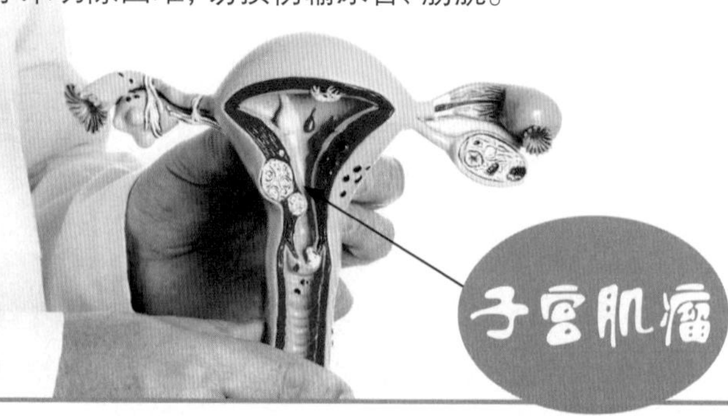

子宫肌瘤一般会有哪些症状

(1)白带增多：有时产生大量脓血性排液及腐肉样组织排出，伴臭味。

(2)月经改变：表现为月经周期缩短、经量增多、经期延长、不规则阴道流血等。

(3)疼痛：一般患者无腹痛，常有下腹坠胀、腰背酸痛等。

(4)腹块：腹部胀大，下腹扪及肿物，伴有下坠感。

(5)不孕：肌瘤压迫输卵管使之扭曲，或使宫腔变形以致妨碍受精卵着床，导致不孕。

(6)继发性贫血：若患者长期月经过多可导致继生贫血，出现全身乏力、面色苍白、气短、心慌等症状。

(7)低糖血症：主要表现为空腹血糖低，意识丧失以致休克，经葡萄糖注射后症状可以消失。

(8)压迫症状：子宫肌瘤可压迫膀胱、尿道或直肠，引起尿频、排尿困难、尿潴留或便秘。

子宫肌瘤是恶性肿瘤吗，需要治疗吗

子宫肌瘤是最常见的妇科良性肿瘤，大约1/3的成年女性子宫里存有或大或小的肌瘤。很多小的肌瘤，不但没有任何症状，甚至连妇科检查也无从觉察，而是做B超时偶然发现的。其中，大约2/3的人终生相安无事，绝经后随着雌激素、孕激素水平低落，肌瘤便随之逐渐萎缩、消失；但也有少部分人会因此出现一些麻烦——月经增多、经期延长，甚至因此而发生贫血，应及时治疗。

子宫内膜癌

子宫内膜癌的高危因素有哪些

（1）肥胖：肥胖者体内脂肪过多，增加了雌激素的储存，同时雌酮合成也增加，而后者被认为是子宫内膜癌的致癌因子。因此，如果体重连续增加22千克或超过标准体重的40%（被视为警戒值）时，就应当考虑控制体重了。

（2）糖尿病：对于糖尿病患者或糖耐量不正常者，患子宫内膜癌的危险性比正常人高出2.8倍。而子宫内膜癌患者中也有3%~17%同时是糖尿病患者。

（3）高血压：在对子宫内膜癌患者的调查中发现，约有1/3的人患有高血压。高血压患者同时患子宫内膜癌的危险是正常人群的1.5倍。

（4）月经不调：子宫内膜癌患者中，月经紊乱、量多者是正常女性的3倍。

（5）初潮过早和绝经延迟使女性行经年龄延长，将增加患子宫内膜癌的概率。

子宫内膜癌的主要症状是什么

极早期常无明显症状，一般在查体时偶然发现，一旦出现症状则多有以下表现。

（1）阴道出血：主要表现为绝经后阴道出血，量一般不多。因为癌组织脆、易出血，患者通常较早出现该症状。约80%的子宫内膜癌患者出现的第一个症状就是阴道出血。没有绝经的患者则诉经量增多，经期延长或者经间期出血。

（2）阴道排液：约30%的患者阴道排液增多，呈浆液性或血水样。晚期若合并感染，则阴道排液呈脓性或脓血性，伴有臭味。

（3）疼痛：晚期癌肿浸润周围组织或压迫神经会引起下腹及腰臀部酸痛。晚期子宫内膜癌患者常伴有全身症状，表现为贫血、消瘦、恶病质、发热及全身衰竭等。

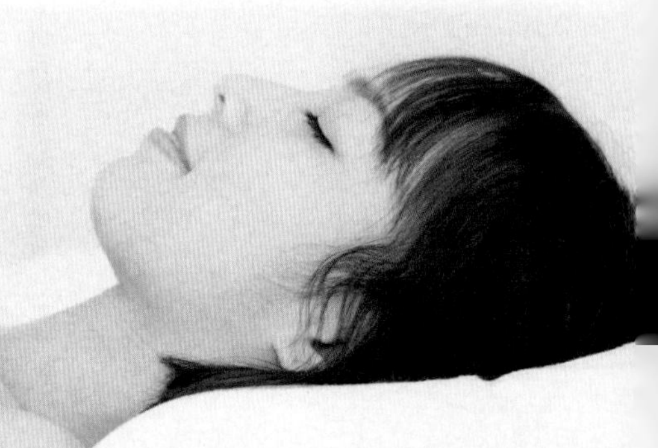

子宫内膜癌如何诊断

首先，要充分注意子宫内膜癌的高危因素，包括老年、肥胖、是否长期服用雌激素或他莫昔芬、绝经延迟、不孕不育等。其次，对于绝经后出现不规则阴道出血或绝经过渡期女性月经紊乱或应用雌激素治疗3个月后无效，都应该先排除子宫内膜癌，再按良性疾病对待。

诊断性刮宫目前是确诊子宫内膜癌最常用、最可靠的方法。另外，超声检查及核磁检查可对肌层的浸润深度做出诊断。

子宫内膜癌的患者可以保留子宫吗

子宫内膜癌是发生于子宫内膜的恶性肿瘤，但是随着病情的进展，肿瘤会逐渐侵及肌层，向下累及宫颈甚至向远处转移。对于没有任何肌层浸润的证据，且分化好、生长缓慢、雌孕激素受体含量高的年轻的未生育过的子宫内膜癌患者可保留子宫，给予药物治疗。常用的有：① 大剂量的孕激素治疗，治疗的剂量相当于避孕剂量的100倍以上，治疗后3个月评估效果。如果治疗后3个月，病情有进展，则需要放弃保留生育功能。② 他莫昔芬，它可以促使孕激素受体水平升高。对于孕激素水平低的患者可先服用他莫昔芬使孕激素受体水平上升后，再用孕激素或两者同时使用。

如何预防子宫内膜癌

（1）要对高危人群进行监控。高危病人包括下述女性：初潮早，绝经晚；长期月经不调者；晚婚、不育；肥胖、糖尿病、高血压、肿瘤家族史。

（2）对已婚女性，进行常规防癌检查，特别应将B超检查作为常规检查必要内容。B超中应特别注意子宫内膜情况。积极治疗内膜增生型过长，特别是子宫内膜不典型增生患者。目前，已有孕激素治疗子宫内膜增生病变的经验。不少女性，因子宫内膜增生病变而致不孕应用孕激素后不仅可治愈增生病变，而且能妊娠及生育。对于无生育要求，疗效不好者应及时手术切除子宫。不要盲目使用外源性雌激素。运用雌激素时，严格掌握指征，联合应合用孕激素定期转化子宫内膜，并在医师指导下使用。

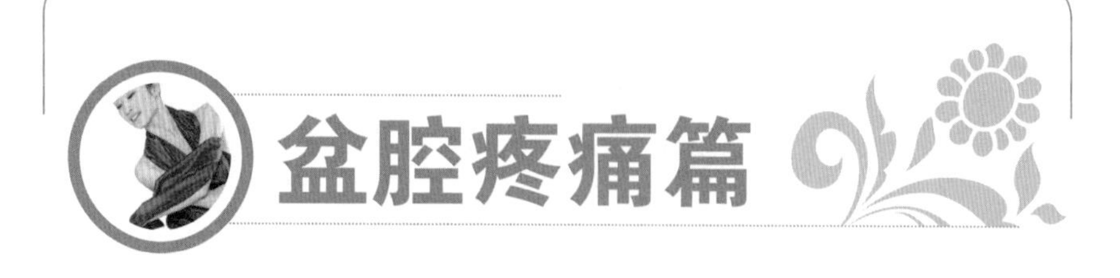

盆腔疼痛篇

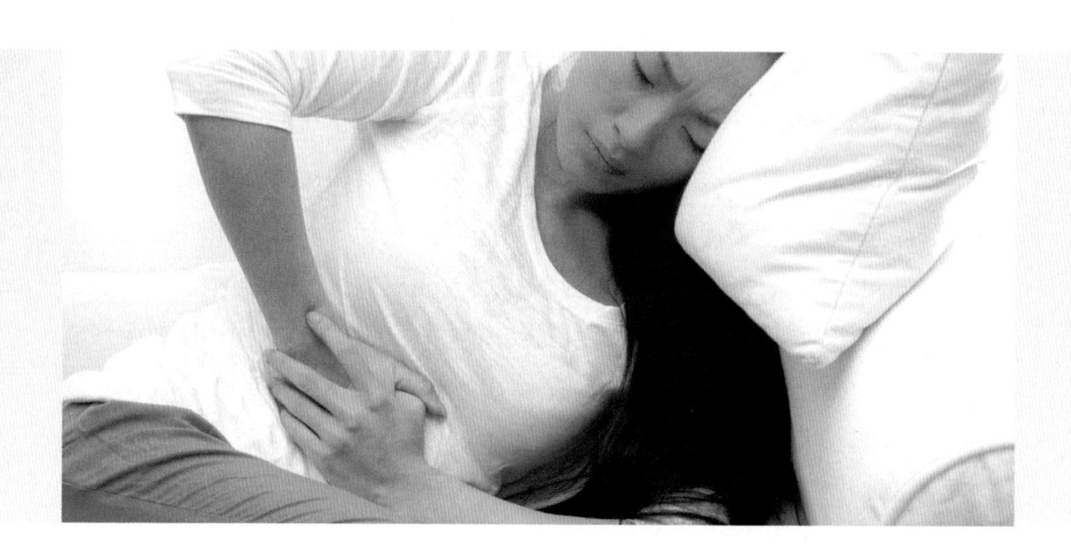

女性经常腹痛需要警惕哪些疾病

女性经常腹痛需要警惕附件炎疾病。在女性内生殖器官中，输卵管、卵巢被称为子宫附件。附件炎就是指输卵管和卵巢的炎症。但输卵管、卵巢炎常常合并有宫旁结缔组织炎、盆腔腹膜炎，且在诊断时也不易区分。

一般来说，急性附件炎症状会比较明显，患者会突然发热、打寒战、下腹剧痛等。而慢性附件炎腹痛则时轻时重，有的时候仅仅是一侧腹痛，或者隐隐作痛，但往往会伴有白带增多、腰疼、月经失调等症状。附件炎的发生往往在分娩后或在施行人工流产术后。因为分娩或流产会使女性的抵抗力下降，病原体经生殖道上行感染并扩散到输卵管、卵巢，继而整个盆腔，引起炎症。经期游泳或性交，也会使细菌趁机而入发生附件炎。当盆腔或输卵管邻近器官发生炎症，如阑尾炎时，也可通过直接蔓延引起附件炎，炎症一般发生在邻近的一侧输卵管及卵巢。

附件炎若不及时治疗，发生输卵管管腔部分粘连或全部粘连，可能会引起宫外孕或不孕。慢性附件炎虽不易根治，但并不是说不能控制病情或使其好转。通常治疗慢性附件炎可以进行针灸及中西药物治疗，也可以考虑用一些理疗。理疗有很多种，如激光、微波、离子透入等都可以有效控制附件炎。同时，还应该加强体育锻炼、增强体质，使疾病不反复发作。如果能够避免输卵管管腔粘连，还是能够怀孕生育的。急性炎症可以借助西药，如用抗生素消炎治疗。但急性附件炎如果是卵巢和输卵管积脓，而且肿块又比较大时，单用抗生素药物是不可能让它完全吸收的。在积极治疗72小时后，症状还不见缓解的就要考虑手术治疗了。慢性附件炎如果有久治不愈的输卵管积水或是卵巢的囊肿，也要手术治疗。

附件炎是怎么回事

慢性附件炎是很常见、却又很隐蔽的妇科疾病，一般情况下，没有什么特殊的感觉，有些人会有轻微的下腹痛，伴有不容易察觉的白带增多，多数是在妇科检查中发现的。原因很多，如分娩、性生活过频、反复发作的阴道炎症、流产，以及生殖器手术等。这不算什么严重的病，但如果附件炎反复发作的话，即便不太严重，也有可能造成输卵管堵塞，继而发生不孕症。

健康路标：如果检查出急性附件炎，不用紧张，一般经过两到三个疗程(每个疗程10~20天)的药物治疗，就可以完全治好。加上物理治疗效果更好。对于慢性附件炎，没有不适症状及阳性体征，无需特殊治疗。

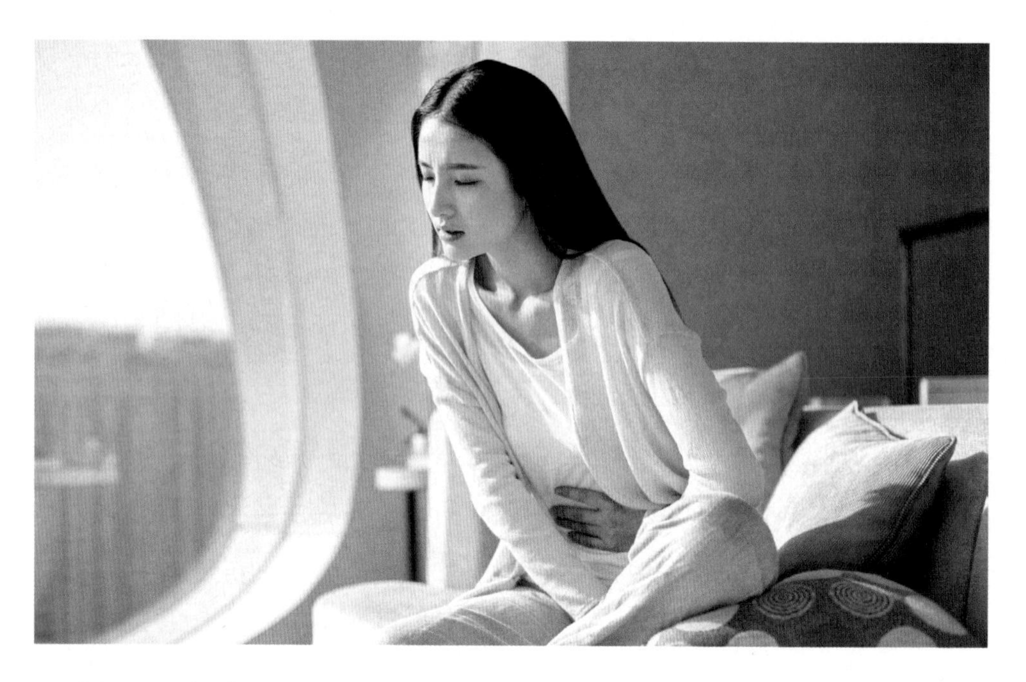

什么是痛经

痛经是表现在下腹部或腰部的疼痛现象，每随月经周期而发。严重痛经表现为恶心呕吐、手足冰冷、冷汗淋漓，甚至会发生昏厥，给女性造成很大的伤害。因此，女性痛经不容忽视，及早查明痛经的原因，可从根本上彻底治愈痛经。要小心妇科病引发的继发性痛经，如子宫内膜异位症、盆腔炎等，会随着病情发展持续性加重。提醒大家：痛经可导致不孕，影响夫妻性生活，而且部分人会患有乳腺增生疾病，要高度警惕。

痛经可以食疗吗，有哪些方法呢

有些女性朋友在经期前后或行经期间，出现下腹部痉挛性疼痛，并有全身不适，严重影响日常生活，备受痛经的困扰。痛经吃什么好？红枣？黑豆？其实不同体质的痛经也是有所不同的。老百姓常说的“痛经”在中医里称气滞血瘀、寒湿凝滞、湿热瘀阻、气血虚弱、肝肾亏损。我们可通过食疗来缓解痛经，但需要注意的是，应先辨准自己的证型，才有效果。

（1）气血不足型：主要是由于气血虚若导致的，常见的症状有经期小腹隐隐作痛，或小腹及阴部空坠，喜揉按，月经量少，色淡质薄，或神疲乏力，或面色不华，或纳少便溏，舌淡，脉细弱。

食疗方法：可多吃一些具有补气生血的食物，如海参、鸡肉、大枣、黑豆、香菇、枸杞、龙眼肉、奶、蛋、葡萄、章鱼、泥鳅、黄花鱼等。

（2）气滞血瘀型：主要是气血运行不畅导致的，常见的症状有月经期小腹胀痛拒按，或伴胸胁乳房胀，或经量少，或经行不畅，经色紫黯有块，血块排出后痛减，经净疼痛消失，舌紫黯或有瘀点，脉弦或弦滑。

食疗方法：可多吃一些具有行气活血的食物，如白萝卜、荔枝、橘子、山楂、丝瓜、桃仁、芹菜、油菜、墨鱼、花生等。

（3）寒湿凝滞型：主要是血瘀导致的，常见的症状有经前或经期小腹冷痛拒按，得热则痛减，经血量少，色黯有块，畏寒肢冷，面色青白，舌黯，苔白，脉沉紧。

食疗方法：可多吃一些具有祛寒除湿、温经通脉的食物，如生姜、大葱、八角、花椒、扁豆、韭菜、芥菜、辣椒、荔枝、桃子、栗子、羊肉、鸡肉、狗肉、鲤鱼、鲫鱼、胡椒等。

（4）阳虚内寒型：常见的症状有经期或经后小腹冷痛，喜温喜按，得热则舒，经色淡、量少，伴有腰酸腿软，手足欠温，小便清长，舌苔白。

食疗方法：可多吃一些具有温补脾肾、温阳散寒的食物，如豆油、胡椒、八角、韭菜、羊肉、牛肉、草鱼、虾等。

（5）湿热下注型：中医认为由湿热下注引起的带下病是很常见的。常见的症状有阴道流出黄色或粉红色黏液，有腥臭气，或有外阴瘙痒，并有小腹胀痛、腰痛、小便黄热等症状。

食疗方法：可多吃一些具有清利下焦湿热的食物，如苦瓜、苦菜、茄子、黄瓜、冬瓜、油菜、菠菜、绿豆、苹果、梨、薏仁、茶叶、紫菜、赤小豆、黄花菜、蚬等。

（6）肝肾亏损型：常见的症状有平时腰骶酸痛，头晕耳鸣，经期后小腹隐痛或空痛，经血量少、色淡、质稀。

食疗方法：可多吃一些具有补肝肾的食物，如枸杞子、银耳、木耳、椰子、核桃、牛筋、干贝、鲍鱼、鸭蛋等。

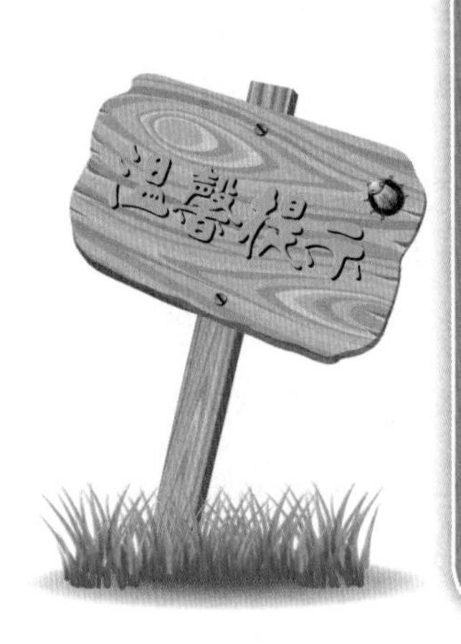

女性在月经期间不宜吃冰冷的食物，一旦吃了，血液受到温度改变的刺激，就会致使流通度变差，容易产生血块，造成经痛。同时，一些属性偏凉的食物，如冰品、冬瓜、丝瓜、蟹、田螺、海带、竹笋、梨子、柚子、西瓜等，及酸涩的食物，如酸梅、未成熟味酸之水果，或是一些辛热食品，如油炸物、辣椒、胡椒、芥末等，也都应该避免在经期食用，以免造成血液不流畅的状况。

痛经吃痛经丸管用吗

许多女性朋友被痛经束缚，严重者疼痛难忍，无法正常生活与工作。有关痛经的原因很多，一定要查明病因从根本上解决问题。很多人会选择吃止痛药物来缓解，但这并不是长久办法，对身体也不好。痛经吃痛经丸管用吗？

痛经丸具有活血散寒、调经止痛的功效，具有见效快、疗效好、疗程短及无毒副作用的治疗特点，推出以来，成功为广大女性朋友解决了多年痛经困扰的问题，深受她们的信赖，一直是目前治疗痛经的首选用药。

痛经痛得厉害怎么办

研究发现，子宫内膜异位症是引发女性重度痛经的罪魁祸首，在导致不孕症的病因中居第二位，难以根治。患病后，患者卵巢内产生黑色糊状触痛性的“巧克力囊肿”，随病情的恶化，囊肿发生破裂，导致子宫粘连，影响生育。子宫内膜异位症的病灶可经过血液转移到全身各部分。目前，医学界对子宫内膜异位症的发病原因尚无定论，但普遍认为它与经血返流有密切关系。有不少女性子宫内膜异位，使子宫、附件产生粘连、固定，往往在性生活时疼痛，也称为性交痛。如果人流或宫腔内手术、损伤、刮宫，也会影响子宫内膜异位到肌层形成结节，称为子宫肌腺症。如果输卵管有炎症，经血逆流则有可能形成巧克力囊肿。

如果患者结婚生子，在妊娠之后异位的子宫内膜会萎缩，使病情减轻。及早进行治疗，将不会影响女性生育。专家建议年轻女性应对痛经予以足够重视，月经期内避免剧烈运动，以免经血沿输卵管倒流回盆腔。

子宫内膜异位症引起的痛经治疗起来比较棘手，国内外尚无绝对有效的药物和方法。不过，可采取如下三个对策：①行抗子宫内膜抗体测定、CA125测定，有经验的医生通过妇科双合诊即可在盆底部扪及触痛和凹凸不平的结节；②非手术治疗，例如用丹那唑，此药物价格高、周期长；研究此病与中医肾虚、气滞血瘀有关，应用异位宁和强力化瘀丸认真治疗2~3个月，发现临床症状逐渐消失，结节变小，触痛不明显；③手术治疗适合于严重型子宫内膜异位症，包括已形成囊肿、包块、粘连者，同时配合应用上述药物。

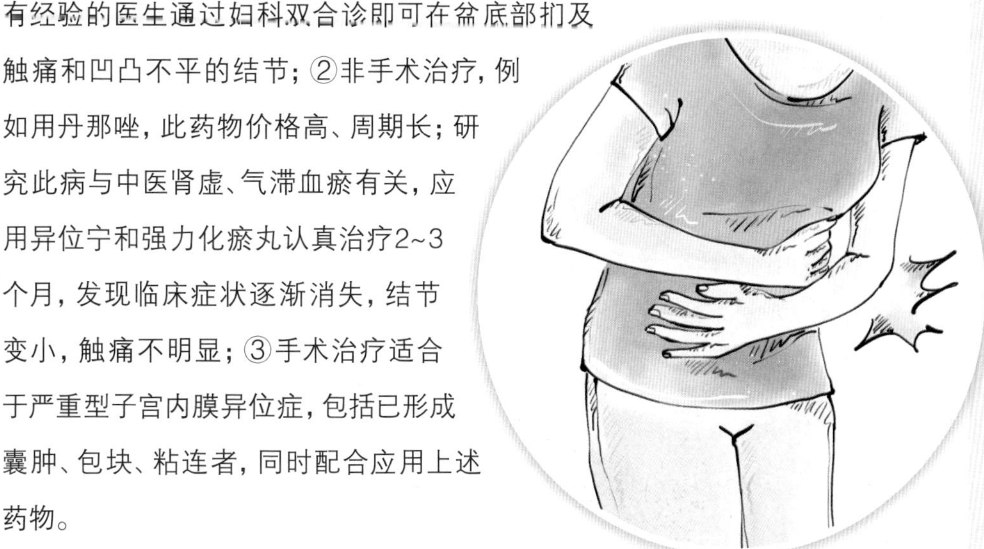

有哪些生活小妙方可以缓解痛经

目前，临床常将痛经分为原发性和继发性两种。原发性痛经多指生殖器官无明显病变者，故又称功能性痛经，多见于青春期、未婚及已婚未育者。此种痛经在正常分娩后疼痛多可缓解或消失。继发性痛经多因生殖器官有器质性病变所致。

热敷疗法

相信很多有过痛经的女性都有过这种体验，痛经时在小肚子上放一个热水袋，或者躺床上用加热毯垫身下等加热方法可以缓解痛经！医生指出，用热毛毯、热水袋进行痛经治疗，已经有好几代人的历史了，效果非常不错，能活血化瘀，温暖子宫，促进腹部血液循环，有效缓解或减轻女性经期的腹痛、腰骶酸痛。

指压缓解

足部含有一些与骨盆气路相通的指压点。在脚踝两边凹陷处，用拇指与其他指尖从跟腱向上到小腿肌进行轻轻揉捏，每次指压数分钟，可缓解痛经。

食疗

(1)鸡蛋当归姜汤：主要治疗气血虚弱型痛经。

注意：热盛出血者禁服当归，湿盛中满及大便溏泄者、孕妇慎服当归；阴虚内热、血热妄行者禁服干姜。

(2)山楂桂枝红糖汤：具有温经通脉，化瘀止痛等功效。适用于妇女寒性痛经症及面色无华者。

(3)喝酸奶或牛奶，及时补充矿物质：酸奶或牛奶中含大量钙，具有平稳神经、促进体内电离子平衡的作用。女性在生理期的时候，子宫肌肉过度收缩，会引发疼痛。因此多喝酸奶或牛奶，可有效减轻经期疼痛。钙、钾及镁等矿物质，也能帮助缓解经痛。医生指出，服钙质的女性，会比没有服的少出现经痛。而镁的作用是帮助身体高效吸收钙。因此，可以尝试在经前、经中，增加钙、镁的摄入量。

女性分娩后痛经就可自愈吗

关于治疗痛经的“传说”有很多，民间就流传着分娩后痛经自愈这种说法，是真的吗？

如果是这两种原因导致的痛经，生完孩子可能就真的不痛了。

（1）子宫发育未成熟导致痛经：年纪较轻时，有的女孩子的排卵功能还未稳定。到了正常分娩的年龄了，妈妈们的内分泌功能有所改善，排卵变得旺盛。另外，怀宝宝前以及宝宝生出来之后，这段时间里，妈妈们更加注重身体的调理。这时候，体质就会得到很好的改善，内分泌也逐渐正常，同时随着年纪的增大，子宫发育渐趋成熟；这时候，就会出现分娩后痛经症状逐渐消失的情况。

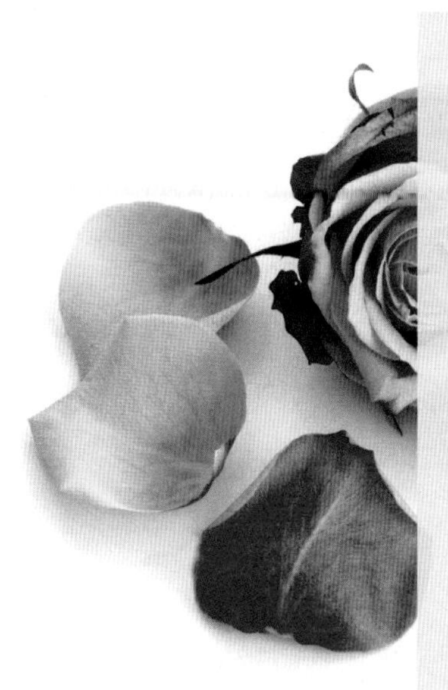

（2）子宫颈梗阻，子宫位置异常：很多妈妈在分娩前备受痛经困扰，主要原因是子宫口小，月经引流不通畅，导致经血与剥脱的子宫内膜不能顺利地经子宫颈口流出。在生完宝宝之后，子宫口狭窄、子宫颈梗阻的症状得到缓解甚至解决，同时还能在一定程度上改善子宫过度倾曲、子宫位置异常的情况。在怀孕时胎儿使子宫逐渐胀大，子宫颈管变软，为胎儿出生创造了条件，分娩时胎儿通过子宫颈管，起到了扩张狭窄的子宫颈管的作用；女性在分娩之后，子宫口会变得松弛，经血和剥脱的子宫内膜容易排出，所以痛经就会得到缓解甚至消失。

如果是这三种原因导致的痛经，那么生完孩子可能照痛不误。

（3）情绪不稳定：精神紧张、抑郁、恐惧、情绪不稳定。要想痛经缓解，保持身心放松是非常有必要的。如果工作压力过大，情绪烦躁，常常跟老公吵架，与婆婆的关系十分紧张，随时有爆发口角的可能，宝宝也十分容易就把你惹得大发雷霆，看着怀里幼小的宝宝，你是不是还常常担心他感冒发烧？如果是，痛经依然会来打扰你。

情绪不稳定（过度悲伤忧虑、迎风哭泣、情绪忧郁），容易引起肝气郁结，导致气血不畅，气血受滞容易失去营养，不慎风邪可以侵入。另外，长期以来的疼痛，令自己对痛经更加反感、厌恶、抗拒、烦躁，反过来又加重了疼痛。如果情绪调剂不过来，就可能形成恶性循环。

（4）受风寒潮湿侵袭：在炎热的夏天里，都喜欢吃大量冰镇的西瓜、喝冰水、吹空调、吃冷饮、洗冷水澡来降温降暑，适量应该不会引起疾病不适，但如果在月经前一周进行，频繁受到冷刺激，就会导致子宫、盆腔内血管痉挛收缩，发生痛经。

（5）妇科疾病：由子宫肌瘤、盆腔炎、子宫内膜异位症、妇科肿瘤、生殖道畸形等疾病诱发的痛经，又称“继发性痛经”，只要治疗好疾病，痛经便会消失。在这里提醒一下，妈妈们在“月子”里如果得了月子病，应该及早发现，及时就医。如有的妈妈生完宝宝之后发烧持续不退，就必须查明原因，警惕体内可能存在的感染病灶，如盆腔炎、子宫内膜炎等。这些疾病，都是以后引起痛经的原因。有规律的妇科检查有助于及早发现疾病。

什么是子宫内膜异位症

具有生长功能的子宫内膜组织（腺体和间质）出现在子宫腔被覆内膜及宫体肌层以外的其他部位时称为子宫内膜异位症。该症在组织学上是良性的，但具有增生、浸润、转移、复发等恶性行为，是生育年龄女性常见的疾病之一。子宫内膜异位症患者如果子宫内膜异位到鼻黏膜，可导致鼻子流出“月经血”的情况。

子宫内膜异位症的发病率是多少

该病的发病率近年来有上升的趋势，一般见于育龄期女性，多见于25~45岁，发病率为10%~15%。生育少、生育晚的女性发病明显多于多生育者；月经周期短、经期长的女性发病危险较月经周期长、经期短的女性高约2倍。

B超提示有卵巢巧克力囊肿，医生说是子宫内膜异位症，这是怎么回事

临床上卵巢子宫内膜异位最为多见，80%患者的病变累及一侧卵巢，50%的患者双侧卵巢同时波及。早期卵巢表面及皮层中可见紫褐色斑点或小泡，随着病变的发展卵巢内的异位内膜反复出血而形成单个或多个囊肿，囊内含暗褐色黏糊状陈旧血，像巧克力液体，故称卵巢巧克力囊肿。

子宫内膜异位症会导致不孕吗

子宫内膜异位症可以导致盆腔内器官和组织广泛粘连以致影响卵子的排出，造成输卵管蠕动减弱甚至粘连，使输卵管无法拾卵，受精卵无法正常运行至子宫着床

等。子宫内膜异位症患者不孕率可高达50%以上，因此一旦不孕症合并子宫内膜异位症需要积极助孕。

子宫内膜异位症导致的不孕怎么治疗

（1）药物治疗：目前多采用促性腺激素释放激动剂（GnRH-a）治疗。但单纯采用GnRH-a会抑制排卵，不主张单用，多用于试管婴儿的前期治疗。国内及国际大多数的研究认为，试管婴儿前应用2~6个月的GnRHa治疗可以增加试管婴儿的优质胚胎率、着床率，降低流产率，可以得到与单纯输卵管因素患者相似的临床妊娠率和较低的流产率。

（2）手术治疗：手术切除盆腹腔表面的内膜异位症病灶，可能会改善盆腔的毒性环境，术后一年妊娠率为10%~30%。但会导致卵巢储备不可逆的降低，因此对不孕患者要慎重。手术应该充分评价患者的卵巢储备情况及手术对卵巢可能的损害及患者的耐受情况方可向患者推荐。

（3）试管婴儿治疗：有研究显示，合并子宫内膜异位症的不孕患者在试管婴儿治疗前进行3~6个周期的达菲林治疗可以使妊娠成功率提高4倍；应每隔28天注射一次；有手术指证切除盆腹腔的子宫内膜异位症病灶，术后续用达菲林效果更好，妊娠率可能还会再高一点。

超声提示卵巢巧克力囊肿，血清CA-125结果65U/mL，是得肿瘤了吗

糖类抗原125（CA-125）是上皮性卵巢癌（尤其浆液性腺癌）的主要标记，以35U/mL为临界值，诊断敏感度可达90%以上。但是以下疾病也会导致CA-125值的升高：①弥漫性盆腔炎；②子宫内膜异位症、卵巢巧克力囊肿；③盆腔炎性包块；

④输卵管积水、积脓；⑤盆腹腔结核；⑥卵巢囊肿、子宫肌瘤；⑦任何原因导致的体腔上皮细胞破坏，如慢性肝炎、慢性胰腺炎等。以上几种情况导致的CA-125升高多为轻至中度的升高，多在200U/mL以下。在子宫内膜异位症患者，CA-125升高提示子宫内膜异位症活动，是选择治疗方案的依据之一。

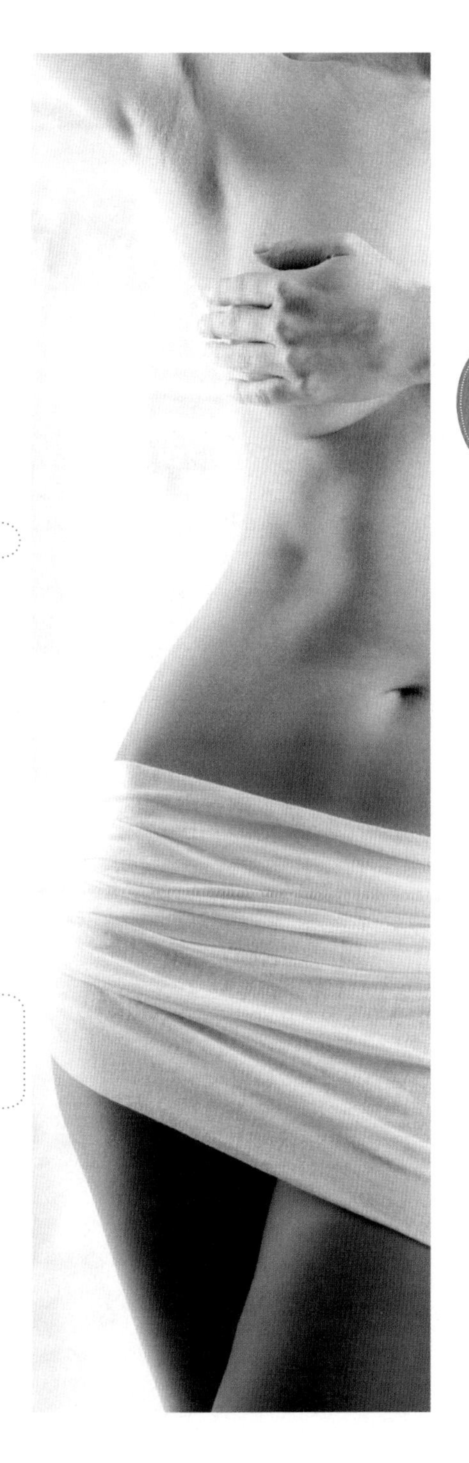

子宫内膜异位会癌变吗

子宫内膜异位症是一种良性疾病，但少数病例会发生恶变，常会变成透明细胞癌和子宫内膜癌,还有卵巢鳞癌，恶变率为3%。故应定期检查盆腔和B超及血液肿瘤相关指标，了解囊肿的生长情况，如果囊肿突然增大或者生长迅速，不能排除恶变的可能。

子宫内膜异位症的复发率大概是多少

子宫内膜异位症复发率较高。重症患者复发率高于轻症患者；单纯药物治疗后复发率高于手术治疗。年复发率为5%~20%，5年累计复发率约为40%，用GnRH-a治疗后，轻症复发率约为37%，重症复发率约为74%。

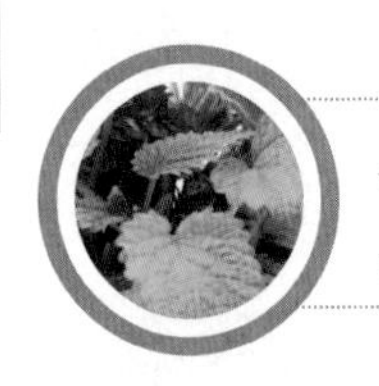

盆底障碍性疾病

何为盆底障碍性疾病

女性盆底组织对维持盆腔脏器正常生理状态和功能有重要意义。当盆底组织受到损伤出现病理变化时，盆腔脏器（下尿路、生殖道、下消化道等）的生理状态及功能亦发生病理改变，并出现功能障碍，患者出现一系列临床症状，该类疾病称为女性盆底功能障碍性疾病。主要表现为尿液储存及排泄障碍、盆腔脏器脱垂、慢性盆腔疼痛、粪的储存及排泄障碍、性功能障碍等。女性盆底主要是由三层肌肉和筋膜组成，它像吊床一样托起膀胱、子宫、直肠等盆腔器官，维持排尿、排便、性生活快感等多项生理功能。妊娠、分娩、肥胖、咳嗽、便秘、泌尿生殖道感染等因素，均可对盆底肌肉、神经造成不同程度的损伤，导致盆底功能障碍。轻者表现为阴道松弛、性生活不满意、小腹坠胀、尿频、便秘等，重者出现尿失禁、子宫脱垂、膀胱脱垂、直肠脱垂等，心身痛苦，难以言状。据统计，近50%的中国女性有盆底功能障碍性疾病，已成为严重的社会与公共卫生问题。

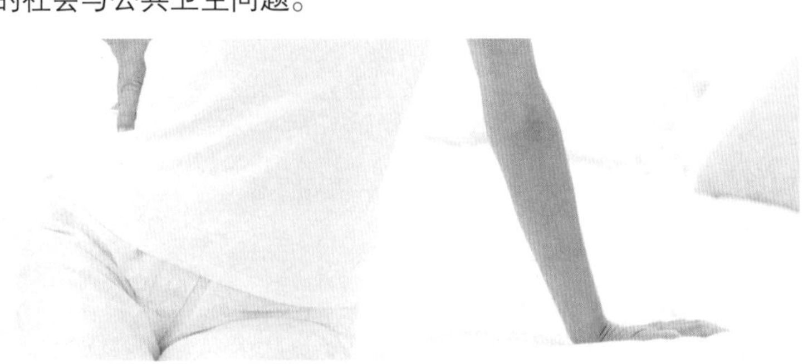

产后常穿束缚带会损伤盆底功能吗

女人都有爱美之心，都不希望原来凹凸有致的身材在一次生产之后荡然无存。为了尽早恢复体形，特别是把臃肿松垮的肚子收小收紧，很多产妇刚生完孩子不久便把紧绷的束腹带穿上了身。可这真的有用吗？回答是否定的。

在怀孕期间，女性的腹压一直都在上升，这种压力会压迫盆底，对盆底的功能和结构造成一定的损伤。如果这些损伤在产后得不到恢复，女性就容易出现尿失禁、子宫下垂、阴道前后壁膨出等异常状况。可以说，产后身体的恢复关键在于盆底功能的恢复，而束腹带不但不能帮助收腹，反而会进一步加大腹压，影响盆底功能的恢复。因为紧绷的关系，还不利于腰腹部的血液循环和皮肤代谢，可能会引起皮炎。

产后要恢复体形，首先应在产后6~8周到医院进行盆底检查。医生会使用盆底康复治疗仪判断女性的盆底受损情况，制定相应的治疗方案，还会指导女性有效地收缩盆底肌肉，改善松弛状态。其次，坚持母乳喂养，这是瘦身的最佳方法。产妇身体内的很多脂肪本来就是为了哺乳而准备的，哺乳能把母亲体内多余的营养物质给予孩子，对孩子的生长发育也有好处。但就目前而言，相当一部分女性因为产前、产后摄入过多，产后又把喂养孩子、做家务等体力活交给别人，才会长期瘦不下来。如果把哺乳、带孩子当成一件自然的事，而不是负担，同时适当运动，适量饮食，让身体消耗大于摄入，体形很快便能恢复如前。

女性尿失禁发病的危险因素

(1) 年龄：①年龄增长导致膀胱骨盆结构改变；②膀胱逼尿肌随着年龄的增加而老化，同时，中枢神经系统及括约肌也有退行性的改变，增加了膀胱的不稳定性；③随着年龄增长，机体抵抗力下降，易发生下尿路感染，同时高血压、糖尿病等疾病及服用一些可能引起尿失禁的药物均会增加尿失禁的发生。

(2) 生育的次数、初次生育年龄、生产方式、胎儿的大小及妊娠期间尿失禁的发生率均与产后尿失禁的发生有关。

（3）盆腔脏器脱垂：盆腔脏器脱垂和压力性尿失禁严重影响中老年女性的健康和生活质量。压力性尿失禁和盆腔脏器脱垂紧密相关，两者常伴随存在。

（4）肥胖因素：尤其是腹型肥胖，因腹压增加导致子宫脱垂，阴道前壁膨出，发生解剖型压力性尿失禁。

（5）种族和遗传因素：尿失禁发病具有种族发病性，黑人发生尿失禁的危险因素与白人不同；直系亲属患病率显著相关，有人认为遗传因素与压力性尿失禁有较明确的关系。

压力性尿失禁的治疗原则

真性压力性尿失禁的治疗方法各式各样，疗效也不尽相同，但不论选择哪种方法，均应遵循下列原则。

（1）诊断必须确切，确系真性压力性尿失禁，否则会发生误诊误治，甚至造成严重后果。

（2）应综合检查发现的征象，判断每个患者的发病原因，针对原因先行非手术治疗。

（3）轻度者宜采取非手术治疗。

（4）肥胖、老年患者应首先采用非手术治疗，或把非手术治疗作为术前准备，在充分准备后，再进行手术。

（5）通晓各类手术治疗的理论基础和治疗原理，选择符合于病因的手术治疗方法。

压力性尿失禁的保守治疗方法

(1)压力性尿失禁的锻炼：嘱患者每日定时有意识地进行肛门及会阴部肌肉的舒缩运动，以增强盆底肌肉及尿道肌肉的张力，提高肌肉对压力作用的反应性收缩力。轻者可以改善症状，重者可以提高手术的疗效。所以它既是一种治疗方法，也可作为术前准备。

(2)功能性电刺激治疗：功能性电刺激治疗有肛门栓及阴道栓两种电极，通过电流刺激以增强尿道关闭功能。其机制为①刺激阴部神经的传出纤维，以增强提肛肌及其他盆底诸肌及尿道周围横纹肌的功能，提高尿道关闭压；②刺激经阴部神经的传入纤维，通过神经元的连接至骶髓逼尿肌核，抑制逼尿肌核的兴奋性，再经盆神经至逼尿肌，抑制逼尿肌的收缩；③电刺激冲动上行至胸腰段，使交感神经元兴奋，α肾上腺素能受体使膀胱颈及尿道近段收缩，进一步增加尿道关闭功能，α肾上腺素能兴奋，膀胱底松弛，增加膀胱颈的封闭性。

(3)药物治疗：有两个目的。①增加尿道阻力：用药物以增加尿道的收缩功能，增加尿道关闭压，如口服麻黄素；②用药物增强盆底的张力使已萎缩的支托组织丰满，如应用雌激素。适应于绝经期女性及其他原因引起的雌激素缺乏所致的真性压力性尿失禁，可使由于雌激素缺乏引起的尿道萎缩的上皮增生，增强尿道的封闭功能，同时可使尿道黏膜下的血管网丰富，提高尿道压及尿道关闭压，可达到治愈或改善的目的。

盆底障碍性疾病的手术治疗

手术是治疗盆底功能障碍性疾病的主要方法。手术方式有100余种，归纳起来可分为四类：耻骨后膀胱尿道悬吊术、膀胱颈针悬吊术、阴道前壁修补术、新型吊带手术。优化技术、降低难度、减少网片在体内的存留、更好地构建盆底的力学支持是今后手术的研究方向。

女性压力性尿失禁及盆腔脏器脱垂有以下手术方式：经阴道、经腹和腹腔镜下三种，以及不同途径之间的联合术式。手术途径的选择取决于多种因素，如：脱垂的病因、类型、部位和程度；医生的训练和经验；患者的年龄和生育要求；以及患者对手术途径的偏好和对手术结果的期望值。修补缺陷组织，恢复解剖结构，同时应尽量减少创伤，充分体现个体化，适当、合理应用替代材料。手术应针对患者的脱垂部位、症状、年龄，以及是否有生育、性要求等予以综合考虑，最终缓解和改善盆腔脏器脱垂导致的临床症状，恢复解剖关系改善泌尿生殖、肠道及性功能，提高生活质量。手术成功与否应有解剖功能主观客观等多种标准加以评价。

盆底障碍性疾病的其他治疗方案

保守治疗是盆底功能障碍性疾病的另一种治疗方式，其中盆底康复训练是主要的选择。它不仅可用于治疗，还可用于预防。发达国家已经出现了训练有素的、专门从事该工作的专职康复师，分布在社区、养老院。我国目前对此重视不够，这应成为我们的发展方向。与多学科、多领域的交叉合作，互通信息，互相促进，互相发展将是很重要的发展方向。比如，与解剖学的合作将会进一步揭示盆底结构不为人知的部分，有助于对盆底功能的深入理解与手术改进；与材料学的合作将会进一步改善植入物的特性，使之更加适合人体需要；与生物力学的合作将会增进对盆底力学结构的理解，有助于手术构建。盆底的基础研究将更加重视向临床问题的转化，为盆底疾病的治疗提供新的平台。预防将成为盆底疾病管理中的重要内容。因此，将妊娠分娩、妇科手术、围绝经期等相关影响因素全部纳入盆底功能障碍性疾病的管理范畴亦是应尽早考虑的问题。

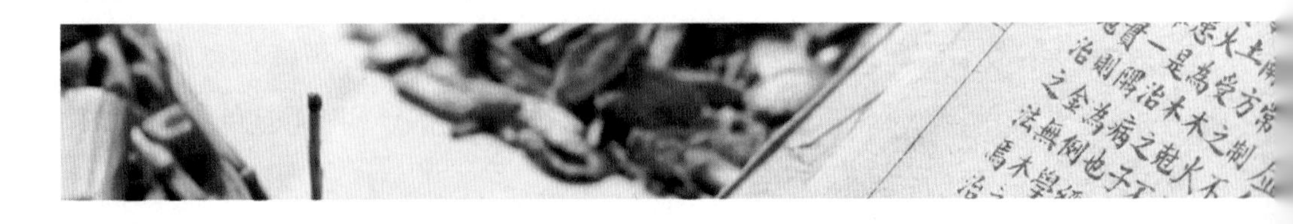

预防子宫脱垂的中西医治疗方案有哪些

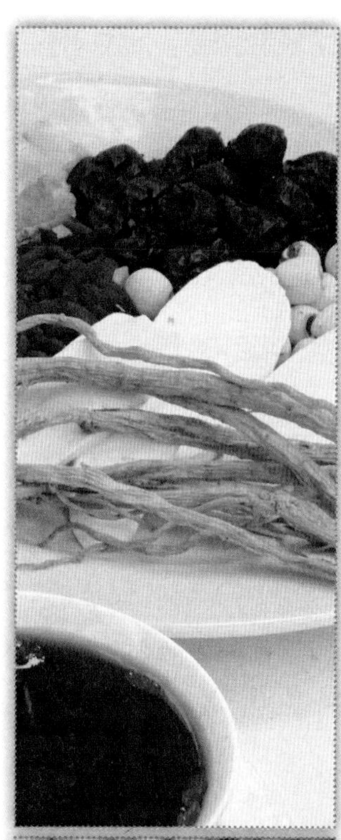

子宫脱垂虽然主要由分娩损伤引起，但不是在产后立即发病，而是经过一段时间后逐渐发病，且随时间推移而加重，当就诊时往往都已表现出体质虚弱，精神疲倦，四肢无力，面色黄白，形体呈脏器下垂体质。因此，无论何种程度的子宫脱垂治疗时都应首先考虑增强患者体质，提高机体的抗病能力，使全身状况得到改善，这就要采取中西医结合的方法。

（1）放子宫托前后的中医治疗：对一、二度子宫脱垂可首先考虑非手术疗法，根据中医学辨证施治的理论，气虚型者以补中益气、固摄升陷为原则，用补中益气汤加味：黄芪30~50克，人参15克，白术15克，当归15克，陈皮15克，升麻10克，柴胡15克，枳壳15克，益母草15克，牡蛎20克，甘草5克，鳖头1个，若兼肾虚腰痛加菟丝子20克，每日1剂，水煎服，连服2周为一疗程。肾虚型者，以补肾养血，益气升提为原则，用大补元煎加味：人参15克，山茱萸15克，枸杞子15克，杜仲15克，熟地15克，当归15克，山药30克，升麻10克，菟丝子15克，首乌15克，甘草10克，水煎服，每日1剂，2周为一疗程。

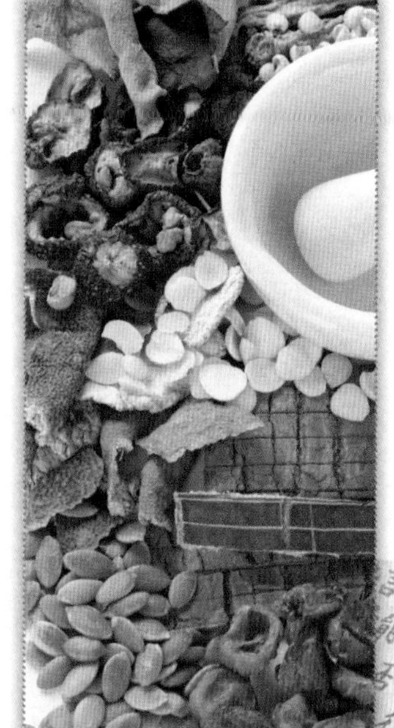

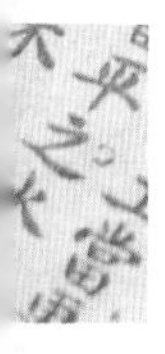

（2）手术前后的三度子宫脱垂的患者，一般都是病程长，病情较重，身体状况较差，不适宜直接

妇科篇

采取手术治疗，也应首先采用中医的辨证治疗，调整机体，增强体质。以补中益气、升提收摄、补肾固脱为原则，气虚型以补中益气汤为主加减用药，初用时黄芪可用至50~100克，升麻用至15克，但见效后，即应减量；如贫血，可加熟地、鹿角胶，以滋补营血；腰酸者加川断、杜仲；白带清稀量多者加鹿角霜、乌贼骨，以温肾固脱。肾虚者以大补元煎加味，若元气不足，命门火衰，多寒者，可酌加附子、肉桂、干姜之类，以温阳固肾。均以2周为一疗程，经治疗2个疗程后，视患者体质恢复情况择期手术。术后为加快身体恢复，巩固手术疗效，可选用十全大补汤或归脾汤，益气补血。

自疗注意事项：①注意卧床休息，睡时宜垫高臀部或脚部，抬高约2块砖的高度；②产后不过早下床活动，特别不能过早地参加重体力劳动；③避免长期站立或下蹲、屏气等增加腹压的动作；④保持大小便的通畅；⑤及时治疗慢性气管炎、腹泻等增加腹压的疾病；⑥哺乳期不应超过2年，以免子宫及其支持组织萎缩；⑦适当进行身体锻炼，提高身体素质。

盆底重建术有哪些并发症，怎样防治

女性盆底功能障碍性疾病，是中老年女性常见疾病。手术是治疗此病的主要方法，但传统术式复发率较高。近年来，利用网片进行盆底重建的手术方式迅速开展起来，网片的应用大大降低了女性盆底功能障碍性疾病的复发率，治愈率明显升高，但移植物所引发的并发症也随之而来。

（1）网片侵蚀：常表现为术后阴道排液、出血、性交困难、阴道痛。但少数患者无任何临床症状，常在术后复查时发现。严重者网片侵蚀邻近器官则会出现尿路刺激征、反复泌尿系感染、便秘等。目前，国外报道合成材料所致阴道侵蚀发生率为0.7%~12%，较大的差距可能与以下因素有关：选择材料、手术技巧、患者个体排异反应、术前准备等。

（2）出血：一般在分离组织及穿刺过程中发生，可表现为大出血及隐匿性出血，后者常形成血肿。采用穿刺器放置补片手术中并发出血者可达5.9%。郎景和等的一项研究显示，放置补片手术中并发出血者为4.8%。可见出血发生率的不同可能与术者手术技能及对解剖的熟悉差异导致。

（3）新发尿路症状：通常表现为术后尿急、尿频、尿潴留，有报道显示膀胱过度活动和急迫性尿失禁的发生率为28%。新发尿路症状的发生与术后感染、术后异物反应及尿道解剖学梗阻有一定的关系。

（4）疼痛及性生活障碍：盆底重建术后发生阴道、臀部及大腿疼痛的比例约为2%，可能与血肿形成压迫神经、穿刺损伤神经和肌肉等有关，部分会逐渐减轻或消失，少数患者疼痛持续，可行理疗或对症处理，若持续不缓解，必要时需要二次手术去除网片。

（5）组织损伤：主要见于组织分离及穿刺过程中，多见膀胱损伤和直肠损伤。组织损伤常与解剖结构不清及手术技能不足有关。在一项阴道前壁补片植入对照研究中，利用穿刺器放置的后路移植物膀胱损伤为0.9%~2.1%，直肠损伤为0~4%。膀胱损伤可用膀胱镜检查确诊，需开放保留foley导尿管7~10天。若损伤创面大，出现尿瘘，应及时用2-0可吸收线间断缝合膀胱撕裂口，术后持续留置导尿，大多1周后即可愈合。

总之，盆底重建术是一种治疗女性盆底功能障碍性疾病的安全、有效的手术方式，明显降低了患者手术后的复发率，应重视、熟知相关并发症的发生病因，以防止并发症的产生。

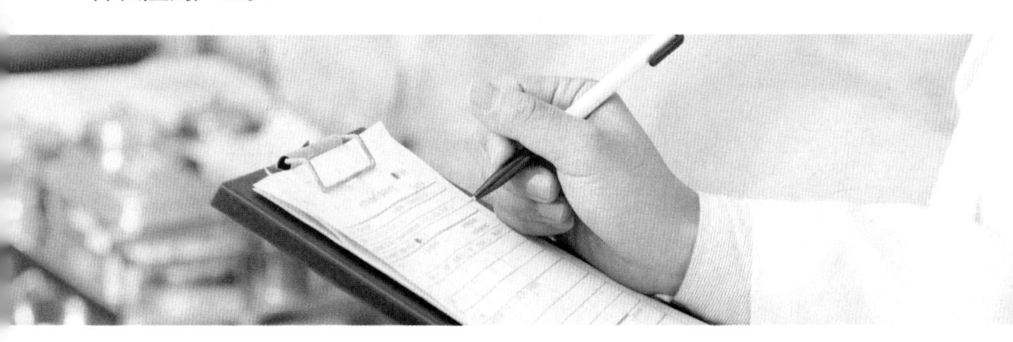

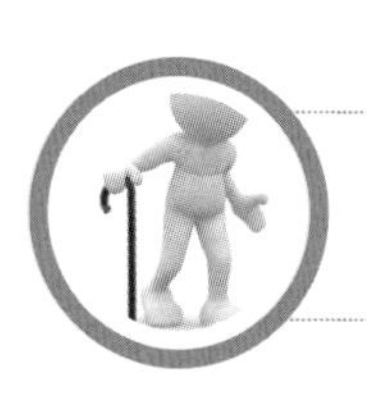

骨质疏松篇

什么是骨质疏松症

骨质疏松症是以骨量减少、骨的微观结构退化为特征，致使骨的脆性增加以及易于骨折的一种全身性骨骼疾病。它包括三个要点：①骨量减少，应包括骨矿物质和骨基质等比例的减少；②骨的微观结构退化，表现为骨小梁变细、变稀，乃至断裂，这实质上是一种微骨折；③骨的脆性增加，易发生骨折。

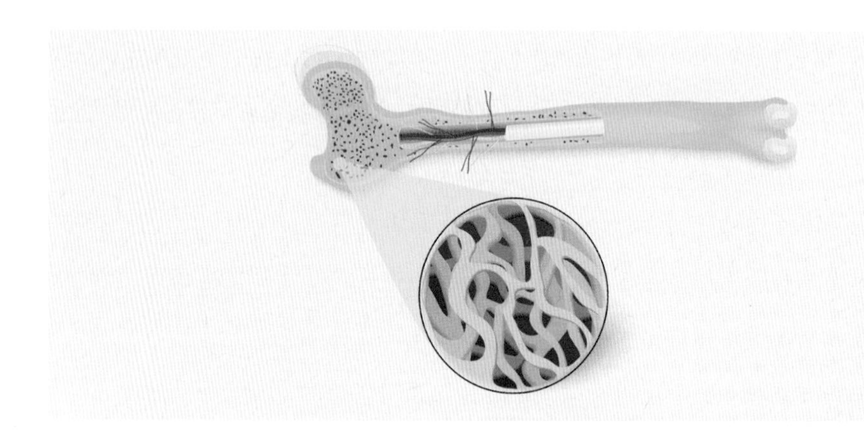

骨质疏松症可分为以下几类：①原发性骨质疏松症，如年老后引起的骨质疏松症、绝经后引起的骨质疏松症等；②继发性骨质疏松症，也就是由于患了其他疾病而引起的骨质疏松症，如甲亢性骨质疏松症、糖尿病性骨质疏松症等；③原因不明的特发性骨质疏松症，如遗传性骨质疏松症等。

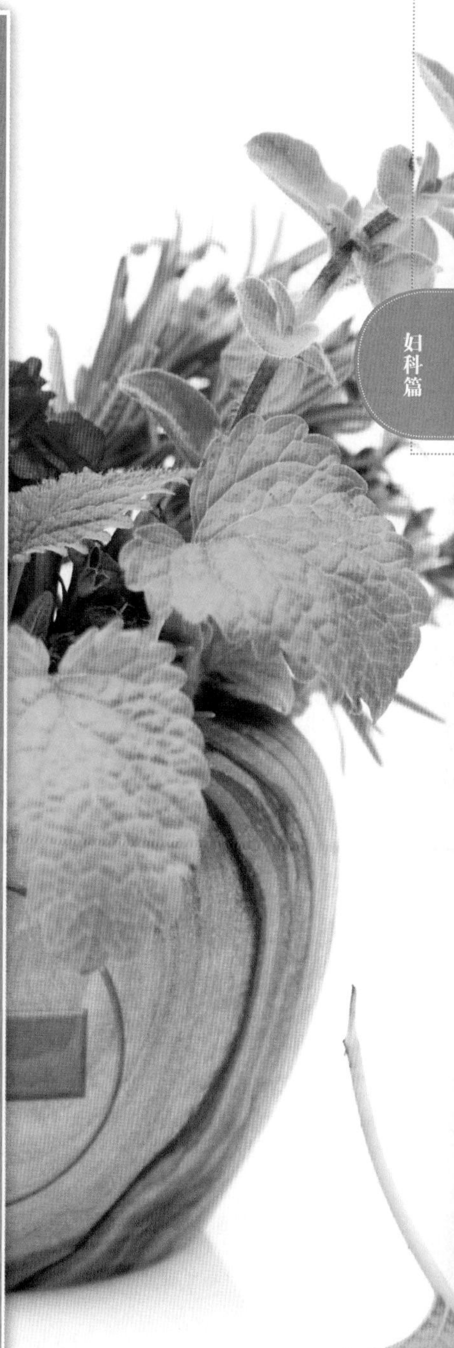

骨质疏松有什么危害

（1）疼痛。疼痛是原发性骨质疏松症最常见的症状，以腰背痛多见，占70%~80%。疼痛沿脊柱向两侧扩散，仰卧或坐位时疼痛减轻，直立时后伸或久立、久坐时疼痛加剧，日间疼痛轻，夜间和清晨醒来时加重，弯腰、肌肉运动、咳嗽、大便用力时加重。一般骨量丢失12%以上时即可出现骨痛。相应部位的脊柱棘突可有强烈压痛及叩击痛，一般2~3周后可逐渐减轻，部分患者可呈慢性腰痛。

（2）身长缩短、驼背。这种情况多在疼痛后出现。脊椎椎体前部多为松质骨组成，而且此部位是身体的支柱，负重量大，尤其第11、12胸椎及第3

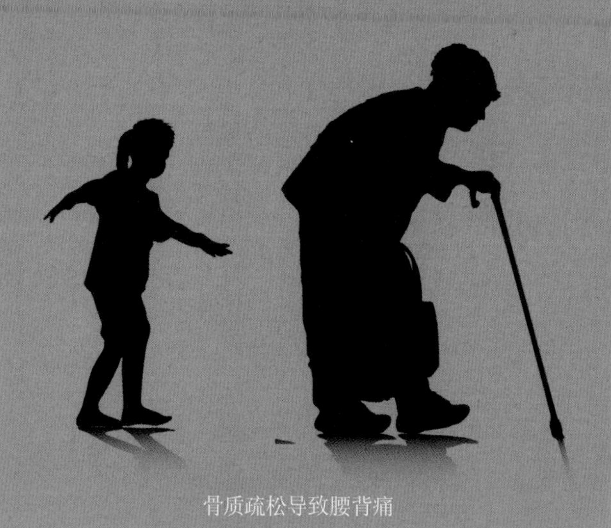

骨质疏松导致腰背痛

腰椎负荷量更大，容易压缩变形，使脊椎前倾，背曲加剧，形成驼背。随着年龄增长，骨质疏松加重，驼背曲度加大。每人有24节椎体，正常人每一椎体高度约2厘米，老年人骨质疏松时椎体压缩，每节椎体缩短2毫米左右，身长平均缩短3~6厘米。

（3）骨折。这是退行性骨质疏松症最常见和最严重的并发症。

（4）呼吸功能下降。胸、腰椎压缩性骨折，脊椎后弯，胸廓畸形，可使肺活量和最大换气量显著减少，患者往往可出现胸闷、气短、呼吸困难等症状。

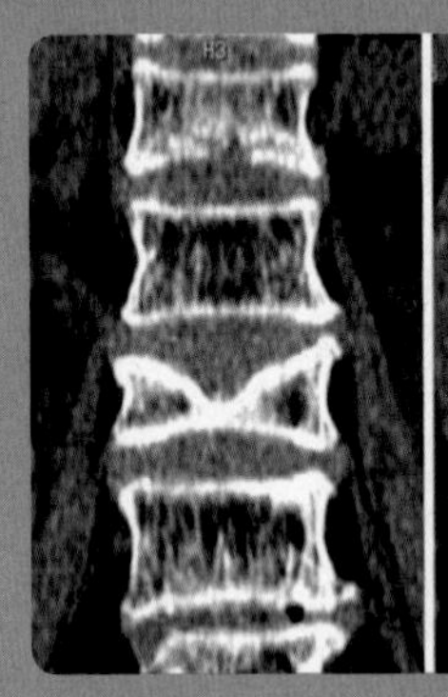
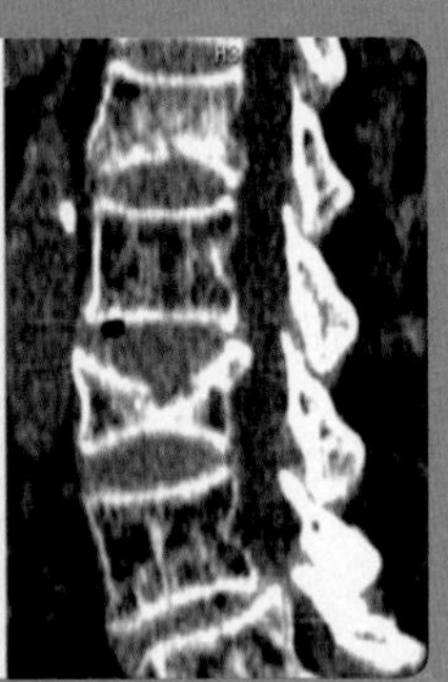
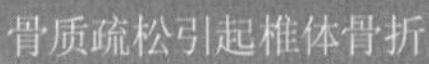
骨质疏松引起椎体骨折

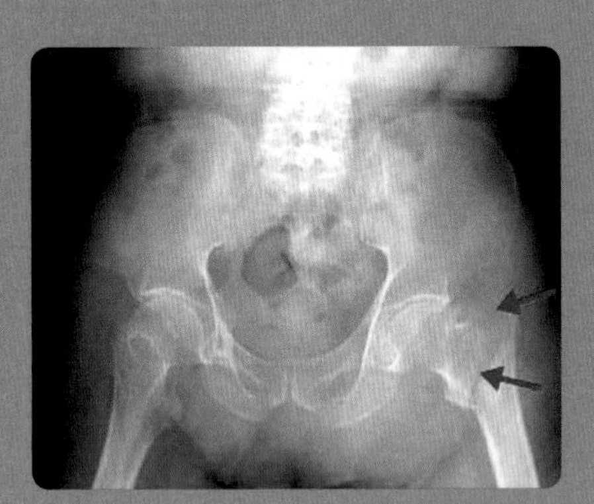
骨质疏松引起股骨粗隆间骨折

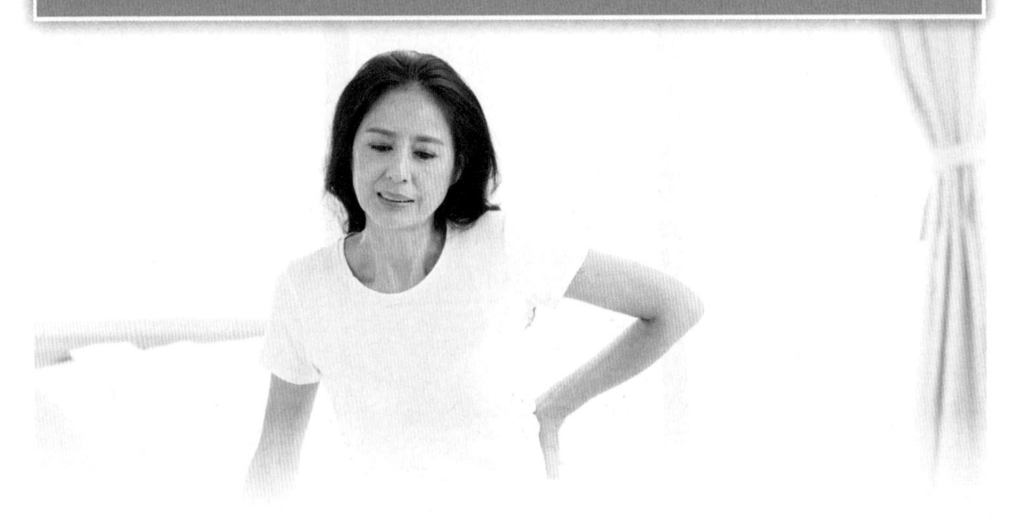

骨质疏松为什么会引起疼痛

骨质疏松是以骨组织退行性改变为主的疾病。骨痛是骨质疏松的主要症状，可出现不同部位、不同程度的骨痛，以腰背部痛为明显。疼痛特点是患者由安静状态转为活动时会出现明显的腰背痛及腰背部板硬感，活动后可以减轻或消失；长时间保持某一固定姿势时疼痛会加重；卧床时疼痛可减轻，夜间疼痛可缓解；随着骨量丢失的增加，骨痛逐渐加重，严重者可卧床不起。

骨质疏松骨痛的原因主要有：骨质疏松造成骨小梁的破坏、消失及骨膜下皮质骨的破坏；在受外力压迫，甚至没有外力作用情况下，脊椎椎体出现了压缩性骨折、楔形和鱼椎样变形；肌肉疲劳。健康人负重可达76千克，而骨质疏松症患者仅能负重26千克。因此，骨质疏松症患者躯干活动时，腰背肌必须进行超常活动，逐渐导致肌肉疲劳，从而产生肌肉及肌膜性腰背疼痛。

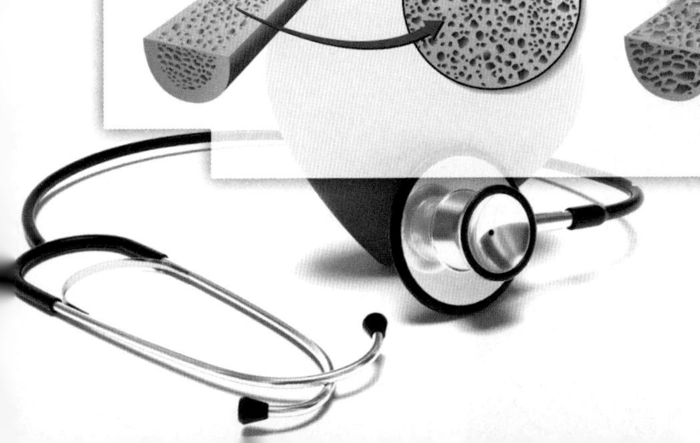

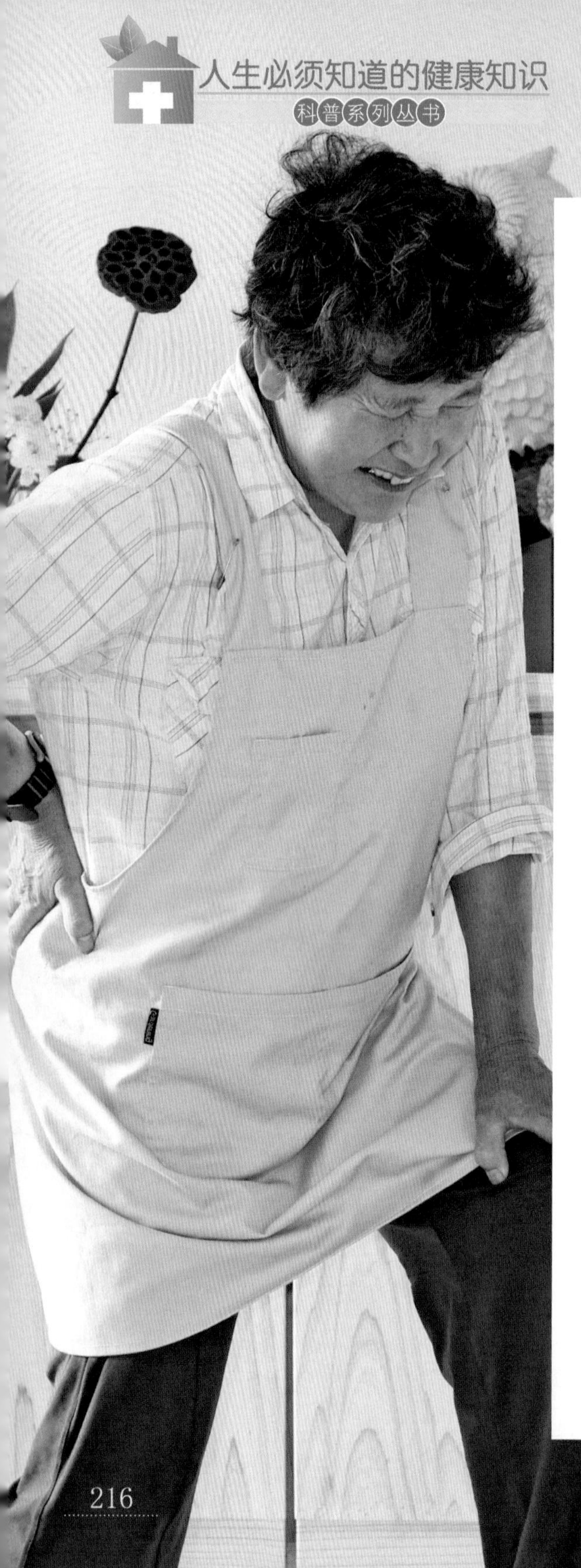

怎么知道得了骨质疏松症

如何才能尽早发现自己是不是得了骨质疏松呢？当出现以下症状时，应该引起高度警惕。

（1）骨痛：多为腰背酸疼，其次为肩背、颈部或腕踝部，可因坐位、立位、卧位或翻身时疼痛，时好时坏。

（2）驼背：脊柱骨变形，弯腰、驼背、身材变矮。

（3）骨折：常见骨折部位是脊椎骨、腕部和髋骨。骨折是骨质疏松症的严重并发症，很多中老年人仅在轻微外力作用下即可发生骨折，如转腰、咳嗽等，而并不一定都有外伤史。

（4）此外，抽筋、乏力、易出汗等症状也是骨质疏松症的常见表现。

您如果已出现以上症状，请到正规医院进行检查，进一步确定自己是否已患有骨质疏松。

诊断骨质疏松要做哪些检查

诊断骨质疏松症除需依靠临床表现外，还需做如下一些检查。

（1）X射线检查。骨量减少到30%以上，X射线检查才能显示。常规X射线照片可显示管状骨皮质变薄，髓腔变宽，骨小梁数目减少，其间隙也增宽，骨密度明显减低。

（2）实验室检查。无骨折时，血清钙、磷、碱性磷酸酶和尿磷、尿钙一般均在正常范围。骨折时，血清钙低，而血清磷高；血清碱性磷酸酶略增高；伴有软骨病时，血钙、血磷偏低，碱性磷酸酶增高。

（3）骨密度测定。骨密度测定是诊断骨质疏松症唯一客观的指标。最简单的方法是测定椎骨相对密度（RVD），即椎体与椎间盘密度的比较，正常应为1，即椎体密度高于椎间盘；若RVD为0，说明两者密度相同，肯定有骨质疏松；若RVD为负数，则说明椎体密度比椎间盘还小，显示有严重骨质疏松。

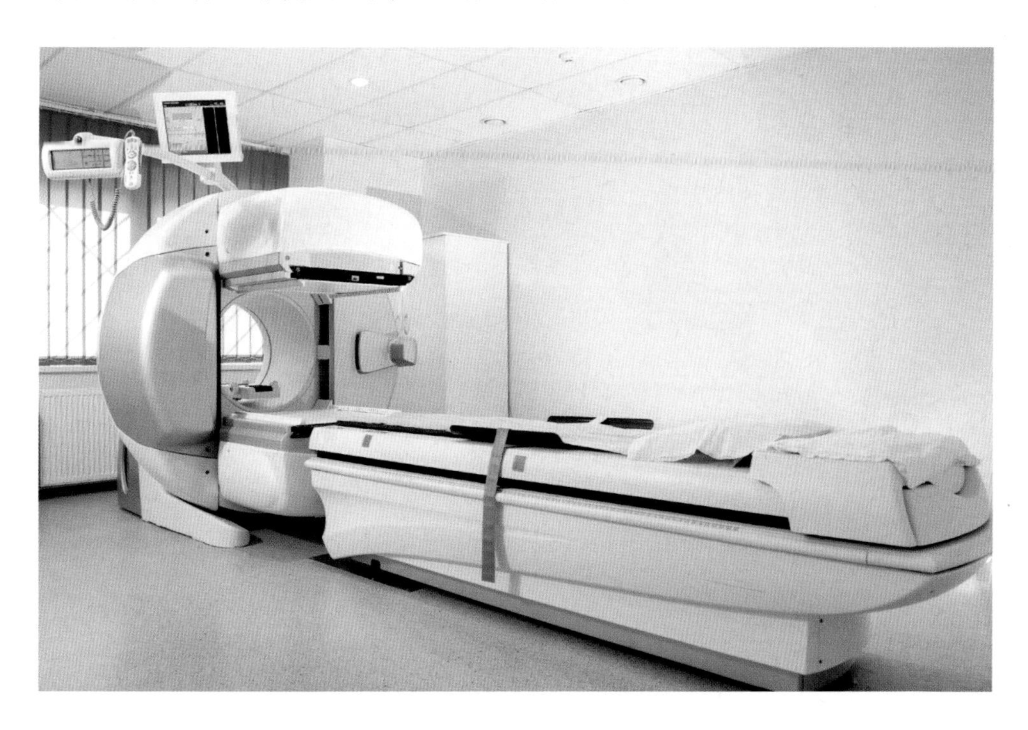

怎么预防骨质疏松

骨质疏松重在预防。有效地预防骨质疏松，要注意如下几点。

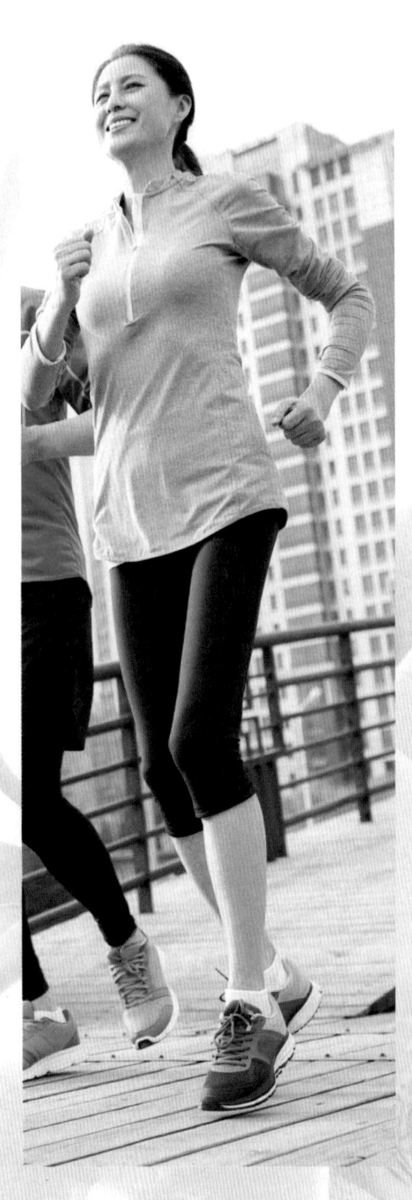

（1）控制饮食结构，避免酸性物质摄入过量，加剧酸性体质。大多数的蔬菜水果都属于碱性食物，而大多数的肉类、谷物、糖、酒、鱼虾等食物都属于酸性食物，健康人每天的酸性食物和碱性食物的摄入比例应为1∶4。碱性食物能排出人体体液偏酸性物质，能维持血液中钙浓度的稳定，保持人体弱碱性环境，从而预防和缓解骨质疏松。

（2）吸烟会影响骨的形成，过量饮酒不利于骨骼的新陈代谢，喝浓咖啡能增加尿钙排泄、影响身体对钙的吸收，摄取盐及蛋白质过量亦会增加钙流失。日常生活中应该避免上述不良习惯。

（3）适当运动。进行户外运动以及接受适量的日光照射，都有利于钙的吸收。运动中肌肉收缩，直接作用于骨骼的牵拉，会有助于增加骨密度。因此，适当运动对预防骨质疏松亦是有益的。

（4）养成良好的生活习惯。彻夜唱卡拉OK、打麻将、夜不归宿等不良生活习惯，都会加重体质酸化，导致骨质疏松。

（5）保持良好的心情。不要有过大的心理压力，压力过重会导致酸性物质的沉积，影响代谢的正常进行，导致骨质疏松的发生。

什么是骨质疏松的三级预防

三级预防是以人群为对象，以健康为目标，以消除影响健康的危险因素为主要内容，以促进健康、保护健康、恢复健康为目的的公共卫生策略与措施。其中，一级预防是病因预防；二级预防是三早预防，即早发现、早诊断、早治疗；三级预防是康复治疗。针对骨质疏松的三级预防措施如下。

（1）一级预防：从儿童、青少年做起，如注意合理膳食营养，多食用含钙、磷高的食品，如鱼、虾、虾皮、海带、牛奶（250毫升含钙300毫克）、乳制品、骨头汤、鸡蛋、豆类、精杂粮、芝麻、瓜子、绿叶蔬菜等。尽量摆脱“危险因子”，坚持科学的生活方式，如坚持体育锻炼，多接受日光浴，不吸烟、不饮酒、少喝咖啡、浓茶及含碳酸饮料，少吃糖及食盐，动物蛋白也不宜过多。

（2）二级预防：人到中年，尤其女性绝经后，骨丢失量加速进行。应每年进行一次骨密度检查，对快速骨量减少的人群，应及早采取防治对策。近年来欧美各国多数学者主张在女性绝经后3年内即开始长期雌激素替代治疗，同时坚持长期预防性补钙或用固体骨肽制剂（骨肽片）进行预防，以安全、有效地预防骨质疏松。日本则多主张用活性维生素D（骨化三醇）及钙预防骨质疏松症，注意积极治疗与骨质疏松症有关的疾病，如糖尿病、类风湿性关节炎、脂肪泻、慢性肾炎、甲旁亢/甲亢、骨转移癌、慢性肝炎、肝硬化等。

（3）三级预防：对退行性骨质疏松症患者应积极进行抑制骨吸收（雌激素、钙）、促进骨形成（活性维生素D骨肽片）等药物治疗，还应加强防摔、防碰、防绊、防颠等措施。对中老年骨折患者应积极手术，实行坚强内固定，早期活动，体疗、理疗心理、营养、补钙、止痛、促进骨生长、遏制骨丢失，提高免疫功能及整体素质等综合治疗。

引起骨质疏松症的危险因素有哪些

骨质疏松症的危险因素主要与以下方面有关：年龄（如50岁以上）、性别（如女性比男性患病率高3~5倍，尤其是绝经后女性或行卵巢切除术的女性）、体重（肥胖、超重者骨量高于瘦弱纤细者）、骨质疏松的家族史、个人不良生活习惯（缺乏适当的活动和日晒，烟酒过量或咖啡因过量，食物结构不合理、偏食等）以及某些疾病（有慢性肝病、肾病及甲亢者和长期服用类固醇激素及抗癫痫药者）。

防治骨质疏松需要哪种维生素

近年通过研究发现，防治骨质疏松不仅需要钙、维生素D，而且还需要维生素K。维生素K的作用并不仅与凝血有关，它是一种多功能维生素，对钙的代谢起着举足轻重的作用。

研究证明，维生素K促进钙代谢，对防治骨质疏松的作用是肯定的。研究确认，维生素K可作用于成骨细胞，促进骨组织钙化，同时还能抑制破骨细胞，抑制骨吸收，从而增加骨密度，不仅可防还可治骨质疏松。

人对维生素K的正常需要量一般是每千克体重约1微克。由于维生素K是脂溶性的，可以在体内蓄积，过量摄入，特别是通过药物补充，有可能引起维生素K过剩症，出现呼吸困难、胸闷、皮肤水疱，甚至出现溶血性贫血等不良反应。对治疗严重骨质疏松需要剂量较高时，用药要在医生的指导与密切观察下进行。

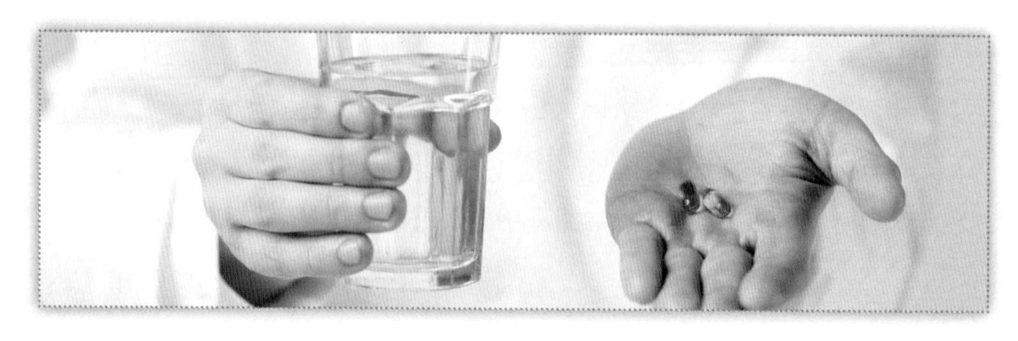

常晒太阳可防治骨质疏松症吗

经常“晒太阳”对防治骨质疏松症是非常必要的。晒太阳及室外活动既有治疗骨质疏松症的作用，又有预防骨质疏松症发生的作用，尤其是对老年人、儿童及妊娠期、哺乳期、绝经后女性来说，是非常必要的。

晒太阳实际是在户外活动时接受阳光中的紫外线照射，紫外线的照射可使人体皮肤产生维生素D。而维生素D是骨骼代谢中必不可少的物质，可以促进钙在肠道中吸收，从而使摄入的钙更有效地吸收，有利于骨钙的沉积。反之，维生素D缺乏可导致骨质疏松症。

骨质疏松与缺钙的距离有多远

现今，越来越多的老年人罹患骨质疏松症。如果反复出现腰部、背部及髋部的酸痛，同时伴有驼背、身高短缩、早醒、夜间抽搐等现象，以及关节酸胀疼痛和步态不稳，容易摔倒，受到轻微的外伤就发生骨折，那么很有可能已经患有骨质疏松症了。

有人认为骨质疏松症就是缺钙，治疗骨质疏松就是补钙，这是错误的。骨质疏松的预防，一方面要食用富含钙、低盐和适量蛋白质的均衡膳食，另一方面要积极参与适合自己的户外活动，多晒太阳。保证每天补充400~600毫克的钙和10~20微克的维生素D，是治疗骨质疏松症的基础。然而仅有这些是不够的，需要根据具体情况选用治疗骨质疏松症的药物。目前，已经使用的有双膦酸类、降钙素类、雌激素类、选择性雌激素受体调节剂类、甲状旁腺激素与雄激素等药物。每种药物作用的环节与机制不同，适用的人群也不同，必须在医生的指导下应用，才能安全有效。

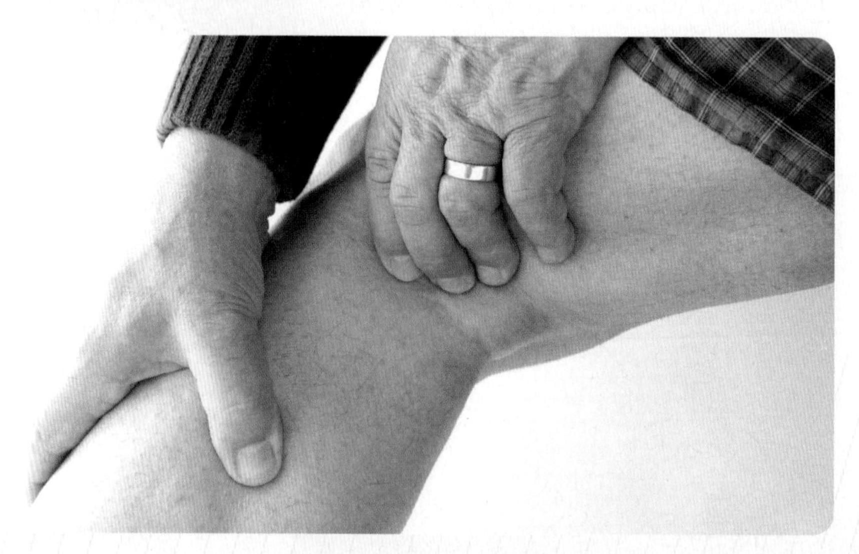

妇科篇

更年期女性需补钙防骨质疏松吗

骨质疏松症防治的关键是保持足够钙的摄入。这个过程是从女性进入更年期前一直延伸到老年期的长期过程，为此每个女性都应掌握补钙的原则。

更年期女性的补钙原则主要有以下几点。

(1)早补。女性体内的钙质从40岁前后就开始出现“支出”大于“收入”的情况，补钙应从更年期开始就同步进行，一般应从40岁时就开始。而对骨质疏松症的预防则应从更年期开始前就加以注意和重视了。

(2)食补。人们每天都要进食，注意选择食物的种类，尽量选用含钙量高的食物，有意识地从中得到钙的补充，并长期坚持。

(3)注意摄入时机。牛奶中含钙量最高，食入后肠道对钙的吸取在餐后3~5小时即能完成，而尿中又有钙排出，并主要从血液中转入尿液，夜间入睡后空腹时排的尿钙，则几乎完全来自骨钙的丢失。故睡前喝牛奶较为适宜，同时临睡前喝牛奶还能改善失眠。有些食物中动物蛋白和钠含量过高会增加尿钙的排出，抗酸药中的铝也会显著增加钙的丢失，所以在补充钙剂时，应注意这些因素的影响，或错开服药时间。此外，补充钙剂最好不要在空腹时补，否则吸收不佳，应在饭后服用。

(4)补钙药物的选择。传统的葡萄糖酸钙，因其含钙量太低，已很少使用。目前，推荐的是碳酸钙和葡萄糖醛酸钙。对这类钙剂的要求是：①含钙量高；②价格适中；③容易被吸收；④不含钠、钾、糖、胆固醇和防腐剂，对糖尿病、肾病、高血压患者无影响；⑤最好同时含有维生素D，如钙尔奇-D，每片含钙600毫克，还含有维生素D_3，服后容易吸收，适合于中老年女性补钙的需要。

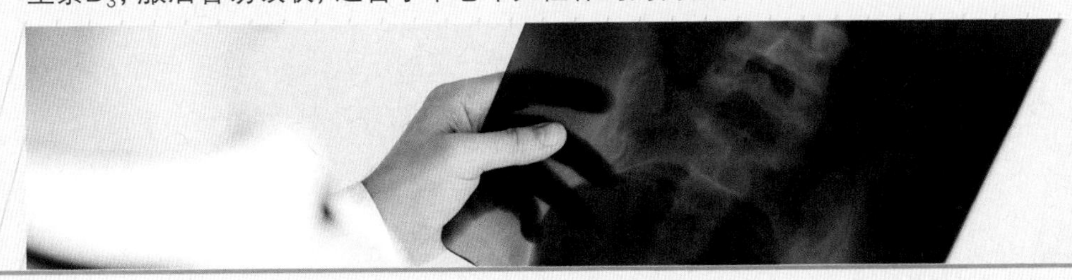

女性骨质疏松需及早预防

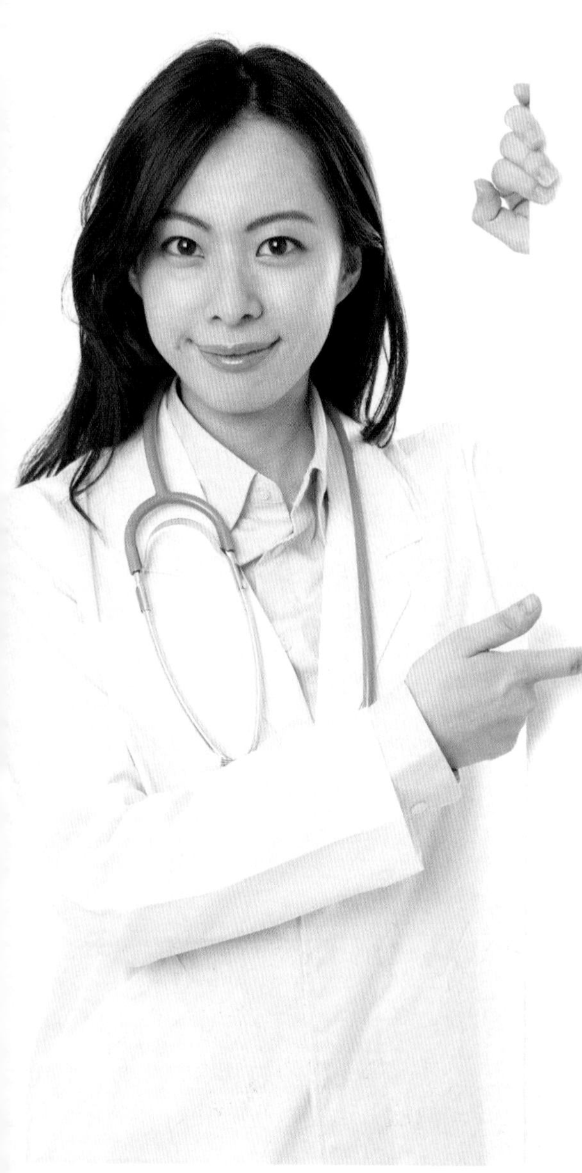

一般来说，骨质疏松与骨骼萎缩的女性要比男性多得多，尤其是更年期的女性。女性从28岁以后钙就开始流失，随着年龄的增加，这种流失的速度也随之加快。那么我们该如何应对呢？

（1）多食含丰富钙质的食品。如牛奶、紫菜、虾皮、豆制品、芹菜、油菜、胡萝卜、黑木耳、蘑菇、芝麻等。食物保鲜储存可减少钙耗损。高粱、荞麦、燕麦、玉米等杂粮较稻米、面粉含钙多，平时应适当吃些杂粮。

（2）适当安排可以强健骨骼的运动项目。太极拳、体操、步行与站立等对骨质疏松症的治疗有很大意义。每日累计2~3小时的站立与步行，可防止钙流失。跑步、打球、跳舞及腹背和四肢适当负重可使肌肉保持一定的张力，令骨骼承受一定的压力，从而强健骨骼，减少骨折的机会，对抑制骨质疏松有良好的作用。

常喝可乐影响骨密度

女性的骨质密度建立高峰期在少女时期就完成了40%~60%，所以这时期的骨质建立对于将来一生的骨质密度有很大的影响，如果这期间有因素干扰到骨质建立，或是钙质摄取不足，将来得骨质疏松症的机会就会大增。

研究发现，常喝汽水者比不喝汽水者的骨折记录高出2倍，常喝可乐者更高出3倍。或许我们不应该再将骨质疏松症视为妇科疾病，或是更年期才有的疾病，因为随着饮食习惯的改变，将会有更多“青少年型”的骨质疏松症病例。

可乐解渴又清凉，但是我们也知道它是减肥的大克星，因为它所含热量很高。另外，你可能不知道，爱喝可乐的人，将来患上骨质疏松症的机会较高。

可乐中含有大量的磷酸盐，会干扰到骨质的形成，因此，青少年喜欢的可乐可能是影响他们一生骨质健康的重要因素。

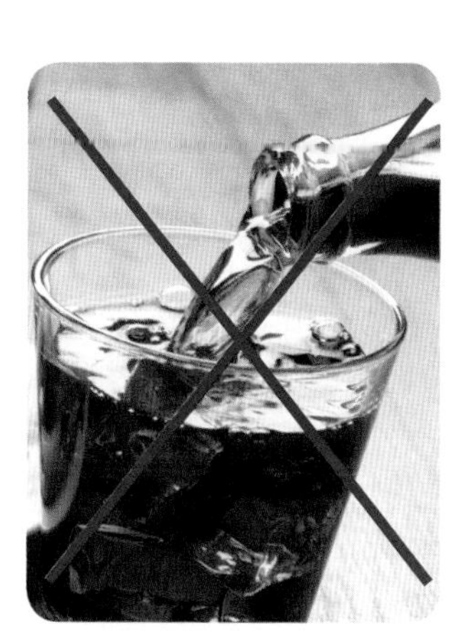

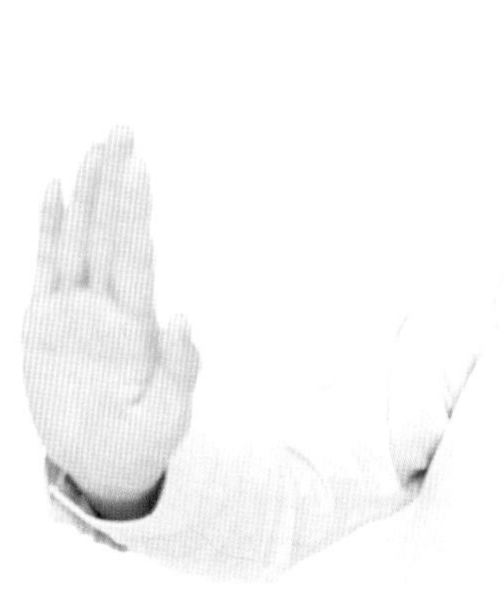

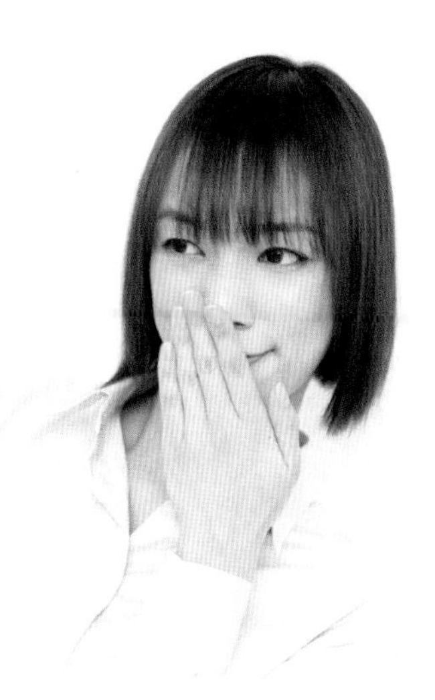

（本章编者：宋　琪　张咏梅　夏义欣　陈　琳）

参考文献

[1] 谢幸，苟文丽. 妇产科学［M］. 8版. 北京：人民卫生出版社，2013.

[2] 张咏梅，闫志凤. 备孕·妊娠·分娩 全程指导［M］. 北京：中国妇女出版社，2014.

[3] 同军，张咏梅. 80后准爸准妈的第一本孕育书［M］. 北京：中国妇女出版社，2014.

[4] 王红，张咏梅. 280天全程好孕［M］. 北京：中国妇女出版社，2015.

[5] 张咏梅，姜淑芳. 月经病合理用药一册通晓［M］. 北京：人民军医出版社，2012.

[6] 曹泽毅. 中华妇产科学［M］. 2版. 北京：人民卫生出版社，2004.

[7] 丰有吉，沈铿. 妇产科学［M］. 2版. 北京：人民卫生出版社，2010.

[8] 李亚里，姚元庆. 妇产科聚焦［M］. 北京：人民军医出版社，2011.

[9] 郎景和，周应芳，杨慧霞，等. 妇产科热点问题聚焦［M］. 北京：北京大学医学出版社，2006.

[10] 乔东艳，于红，任慕兰，等. 卵巢早衰危险因素的Meta分析［J］. 生殖与避孕，2013，33（1）：30–35.

[11] 沈丹华，陈定宝. 解读第4版WHO女性生殖器官肿瘤分类中的变化［J］. 中华妇产科杂志，2014，49（9）：717–720.